Atlas de Bolso de Anatomia Seccional

Tomografia Computadorizada e Ressonância Magnética

Atlas de Bolso de

Anatomia Seccional

Tomografia Computadorizada e Ressonância Magnética

Volume II: Tórax, Coração, Abdome e Pelve

Quarta Edição
Revisada e Ampliada

599 Ilustrações

Torsten B. Moeller, MD
Department of Radiology
Marienhaus Klinikum Saarlouis–Dillingen
Dillingen/Saarlouis, Germany

Emil Reif, MD
Department of Radiology
Marienhaus Klinikum Saarlouis–Dillingen
Dillingen/Saarlouis, Germany

REVINTER

Atlas de Bolso de Anatomia Seccional –
Tomografia Computadorizada e Ressonância Magnética, Quarta Edição Revisada e Ampliada
Volume II: Tórax, Coração, Abdome e Pelve

ISBN 978-85-372-0633-1

Tradução/Revisão Técnica:
NELSON GOMES DE OLIVEIRA
Graduação em Medicina pela
Universidade Federal do Rio de Janeiro (UFRJ)
Especialização em Medicina do Trabalho pela
Universidade do Estado do Rio de Janeiro (UERJ)

CIP-BRASIL. CATALOGAÇÃO-NA-FONTE
SINDICATO NACIONAL DOS EDITORES DE LIVROS, RJ
M711a
4. ed.
v. 2

Moeller, Torsten B.
Atlas de bolso de anatomia seccional: tomografia computadorizada e ressonância magnética: tórax, coração, abdome e pelve / Torsten B. Moeller, Emil Reif; [tradução Nelson Gomes de Oliveira]. – 4. ed. rev. ampli. – Rio de Janeiro: Revinter, 2016.
il.

Tradução de: pocket atlas of sectional anatomy – computed tomography and magnetic resonance imaging
Inclui bibliografia e índice
ISBN 978-85-372-0633-1

1. Anatomia humana – Atlas. 2. Imagem de ressonância magnética – Atlas. I. Reif, Emil. II. Título.

15-22497 CDD: 611
CDU: 611

Nota: A medicina é uma ciência em constante evolução. À medida que novas pesquisas e experiências ampliam os nossos conhecimentos, são necessárias mudanças no tratamento clínico e medicamentoso. Os autores e o editor fizeram verificações junto a fontes que se acredita sejam confiáveis, em seus esforços para proporcionar informações acuradas e, em geral, de acordo com os padrões aceitos no momento da publicação. No entanto, em vista da possibilidade de erro humano ou mudanças nas ciências médicas, nem os autores e o editor nem qualquer outra parte envolvida na preparação ou publicação deste livro garantem que as instruções aqui contidas são, em todos os aspectos, precisas ou completas, e rejeitam toda a responsabilidade por qualquer erro ou omissão ou pelos resultados obtidos com o uso das prescrições aqui expressas. Incentivamos os leitores a confirmar as nossas indicações com outras fontes. Por exemplo e em particular, recomendamos que verifiquem as bulas em cada medicamento que planejam administrar para terem a certeza de que as informações contidas nesta obra são precisas e de que não tenham sido feitas mudanças na dose recomendada ou nas contraindicações à administração. Esta recomendação é de particular importância em conjunto com medicações novas ou usadas com pouca frequência.

Título original:
Pocket Atlas of Sectional Anatomy –
Computed Tomography and Magnetic
Resonance Imaging, Fourth Edition
Volume II: Thorax, Heart, Abdomen, and Pelvis

ISBN 978-3-13-125604-1

Livraria e Editora REVINTER Ltda.
Rua do Matoso, 170 – Tijuca
20270-135 – Rio de Janeiro – RJ
Tel.: (21) 2563-9700 – Fax: (21) 2563-9701
livraria@revinter.com.br –
www.revinter.com.br

À nova geração da parte americana da minha família,
especialmente a Jamie, Rick e Bill, a quem desejo
toda a felicidade do mundo pelos seus casamentos
com Shawn, Krista e Kayla

Prefácio

A Medicina, felizmente, está constantemente evoluindo, e o imageamento diagnóstico não constitui exceção. A tomografia computadorizada com múltiplas fileiras de detectores agora se tornou tão padrão quanto o imageamento diagnóstico, usando CT ou MRI. Esta nova edição do *Atlas de Bolso de Anatomia Seccional* reconhece estes avanços, e o imageamento com CT do tórax e abdome agora inclui imagens sagitais e coronais em adição aos escaneamentos axiais. O imageamento por multiestações tornou-se o padrão de imageamento vascular, especialmente da pelve e membros inferiores. Consequentemente, mais espaço foi dedicado aos estudos de imageamento vascular, que são apresentados nos capítulos sobre Exames Especiais de MR e MR Angiografia.

Evidentemente, a resolução aperfeiçoada das imagens tomográficas tornou necessário rotular nossas imagens com mais detalhe. O trabalho de arte em múltiplas cores ajudou a assegurar que o Atlas ainda seja fácil de usar. As mesmas estruturas anatômicas são representadas na mesma cor em todo o livro. Assim, o usuário pode dizer de imediato se uma estrutura é um vaso ou um nervo, um músculo ou um líquido, e pode facilmente identificar um órgão específico. As cores também ajudam a distinguir os diferentes grupos musculares. As seleções de cores foram tiradas do *Atlas de Bolso de Anatomia Seccional III: Membros, Articulações e Coluna Vertebral.*

Ativemo-nos ao formato precedente de apresentar pares formados por uma imagem de CT ou MR com um desenho correlacionado "legendado" em cores na página da frente. Também são oferecidos pequenos diagramas de localização, como nas edições precedentes. Segmentos pulmonares e hepáticos e estações linfonodais específicas encontram-se convenientemente listados em uma 3ª capa desdobrável. Esforçamo-nos em obedecer às convenções anatômicas e clínicas estabelecidas, ao numerar os vasos cardíacos (de acordo com a *American Heart Association*), por exemplo, e os linfonodos mediastinais (de acordo com os sistemas de classificação do *American Joint Committee on Cancer* e *Union for International Cancer Control* para câncer de pulmão, bem como o seu sistema de cores para os gânglios linfáticos).

Tal como nas edições precedentes, nenhum destes aperfeiçoamentos teria sido possível sem a ajuda de muitos colaboradores. Expressamos especiais agradecimentos aos nossos tecnólogos Silke Köhl, Sabine Mattil, Stefanie Müller, Brigitte Schild e Biggi Pieles, bem como a Michaela Martin e Bernhard Klueh do *Siemens Manufacturing Center* pelo seu entusiasmo constante na produção de imagens de alta qualidade, e aos nossos colegas Eberhard Bauer e Christoph Buntru pelo fornecimento de imagens de CT de alta resolução.

Mais uma vez, trabalhamos com afinco em incontáveis detalhes e fazemos votos de que os usuários apreciem este livro tanto quanto nós o apreciamos.

Torsten B. Moeller
Emil Reif

Sumário

Tórax

Abdome

Pelve

Exames Especiais de MR

Ressonância Magnética (MR) Angiografia

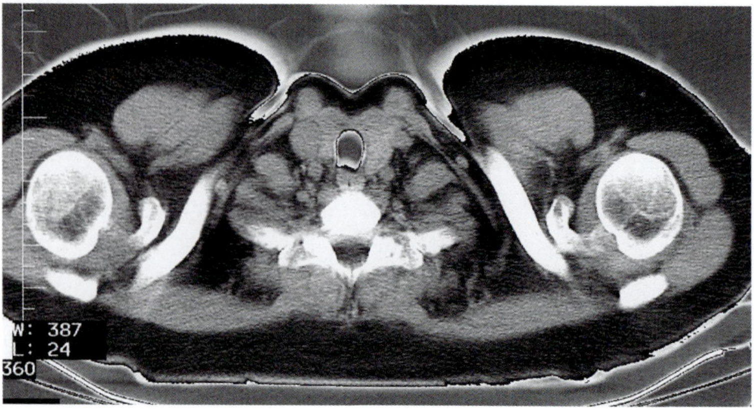

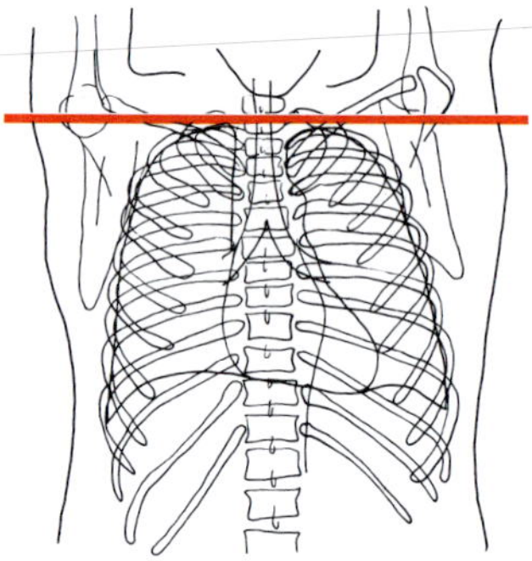

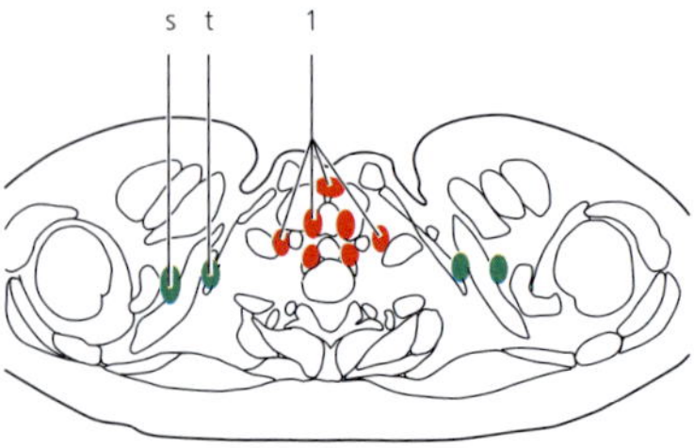

• • = Linfonodo (ver 3ª capa)

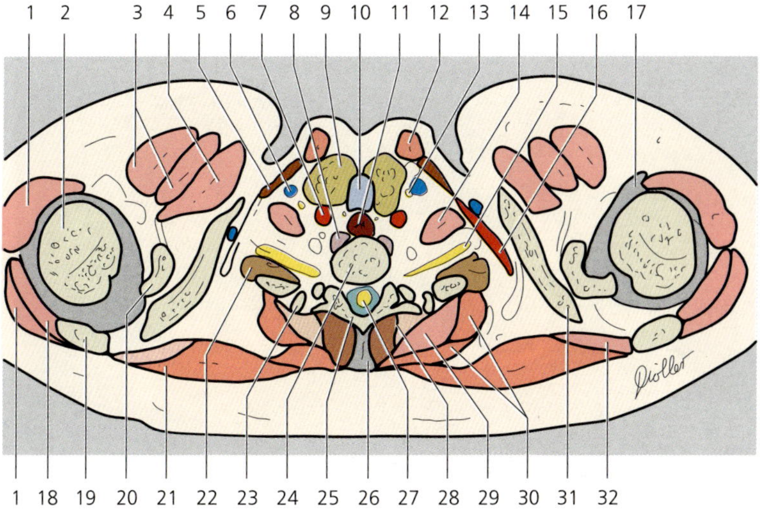

1 Músculo deltoide
2 Cabeça do úmero
3 Músculo peitoral maior
4 Músculo peitoral menor
5 Músculo esterno-hióideo
6 Veia jugular interna
7 Artéria carótida interna
8 Músculo longo do pescoço
9 Glândula tireoide
10 Traqueia
11 Esôfago
12 Músculo esternoclidomastóideo
13 Nervo vago (ramo)
14 Músculo escaleno anterior
15 Plexo braquial
16 Artéria subclávia
17 Cápsula articular com ligamentos capsulares
18 Músculo infraespinal
19 Espinha da escápula
20 Processo coracoide
21 Músculo trapézio
22 Músculos escalenos médio e posterior
23 Articulação costovertebral (Costela 1)
24 Corpo vertebral (T1)
25 Arco vertebral (lâmina)
26 Ligamento supraespinal
27 Medula espinal
28 Músculo eretor da espinha (trato medial)
29 Músculo serrátil anterior
30 Músculo romboide
31 Clavícula
32 Músculo supraespinal

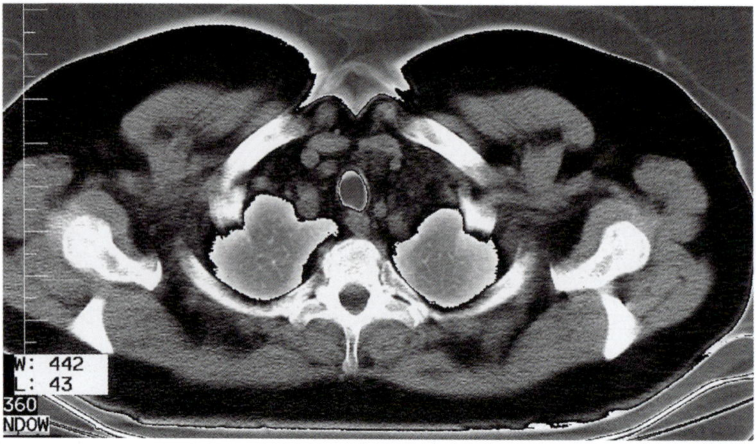

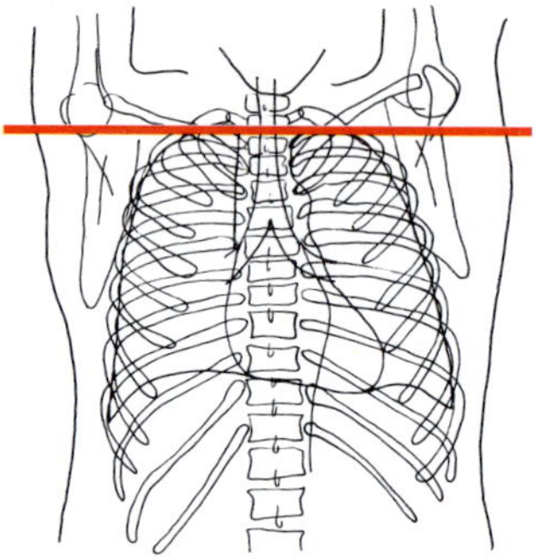

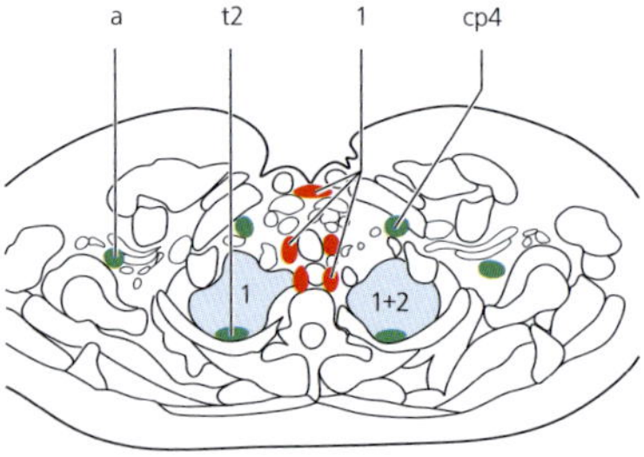

Pulmão Direito

1 Segmento apical do lobo superior

Pulmão Esquerdo

1 + 2 Segmento apicoposterior do lobo superior

● ● = Linfonodo (ver 3ª capa)

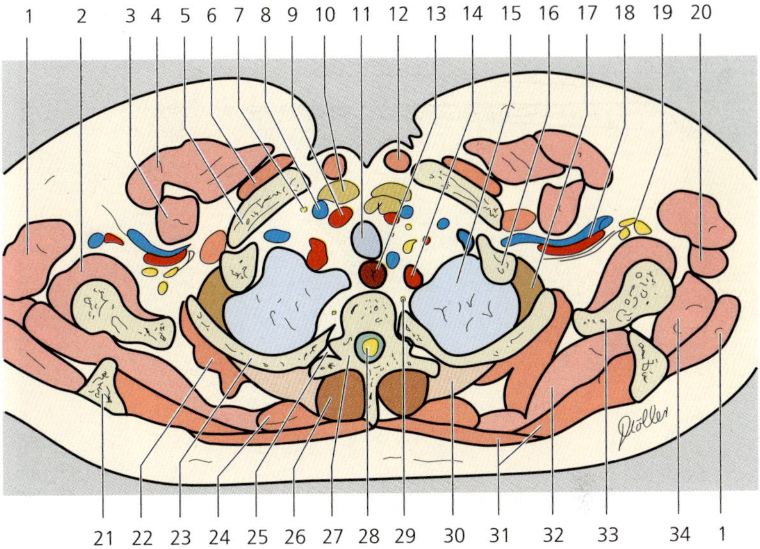

1 Músculo deltoide
2 Músculo subescapular
3 Músculo peitoral menor
4 Músculo peitoral maior
5 Clavícula
6 Músculo subclávio
7 Nervo vago (ramo)
8 Veia jugular interna
9 Artéria carótida interna
10 Glândula tireoide
11 Traqueia
12 Músculo esternoclidomastóideo
13 Esôfago
14 Artéria subclávia
15 Pulmão esquerdo
16 Costela 1
17 Músculos intercostais
18 Artéria e veia subclávias
19 Plexo braquial
20 Músculos redondo maior e latíssimo do dorso
21 Espinha da escápula
22 Músculo serrátil anterior
23 Costela 2
24 Músculo romboide, trato medial
25 Articulação costovertebral
26 Músculo eretor da espinha, trato medial
27 Corpo vertebral (T2)
28 Medula espinal
29 Tronco simpático
30 Músculo eretor da espinha, trato lateral
31 Músculo trapézio
32 Músculo supraespinal
33 Escápula
34 Músculo infraespinal

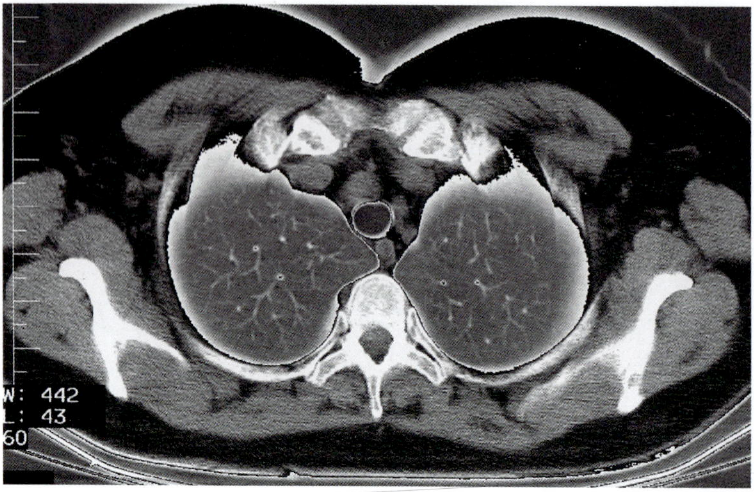

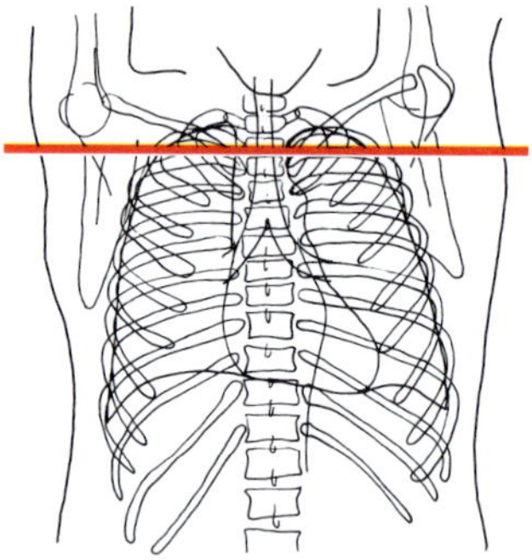

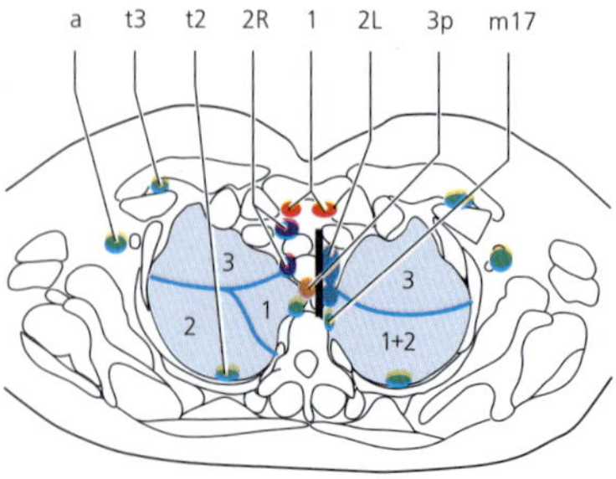

Pulmão Direito

1 Segmento apical do lobo superior

2 Segmento posterior do lobo superior

3 Segmento anterior do lobo superior

Pulmão Esquerdo

1 + 2 Segmento apicoposterior do lobo superior

3 Segmento anterior do lobo superior

• • • = Linfonodo
• • (ver 3ª capa)

—— = Limites dos segmentos pulmonares

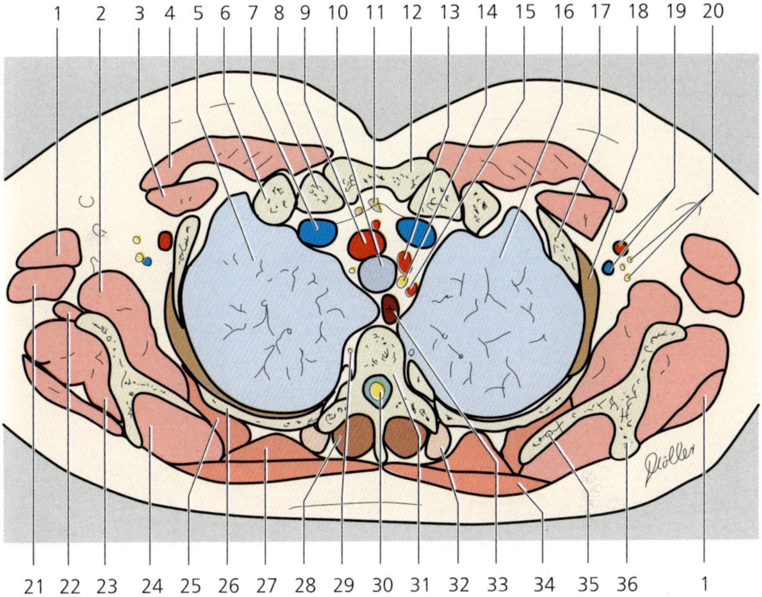

1 Músculo deltoide
2 Músculo subescapular
3 Músculo peitoral menor
4 Músculo peitoral maior
5 Pulmão direito
6 Costela 1
7 Veia braquiocefálica
8 Clavícula
9 Artéria braquiocefálica
10 Traqueia
11 Timo
12 Esterno (manúbrio)
13 Arteria carótida comum esquerda
14 Nervo laríngeo recorrente
15 Artéria subclávia esquerda
16 Pulmão esquerdo
17 Costela 2
18 Músculos intercostais
19 Artéria e veia axilares
20 Plexo braquial
21 Músculos redondo maior e latíssimo do dorso
22 Músculo tríceps braquial (cabeça longa)
23 Músculo infraespinal
24 Músculo supraespinal
25 Músculo serrátil anterior
26 Costela 3
27 Músculo romboide
28 Músculo eretor da espinha, trato medial
29 Tronco simpático
30 Medula espinal
31 Corpo vertebral
32 Músculo eretor da espinha, trato lateral
33 Esôfago
34 Músculo trapézio
35 Escápula
36 Espinha da escápula

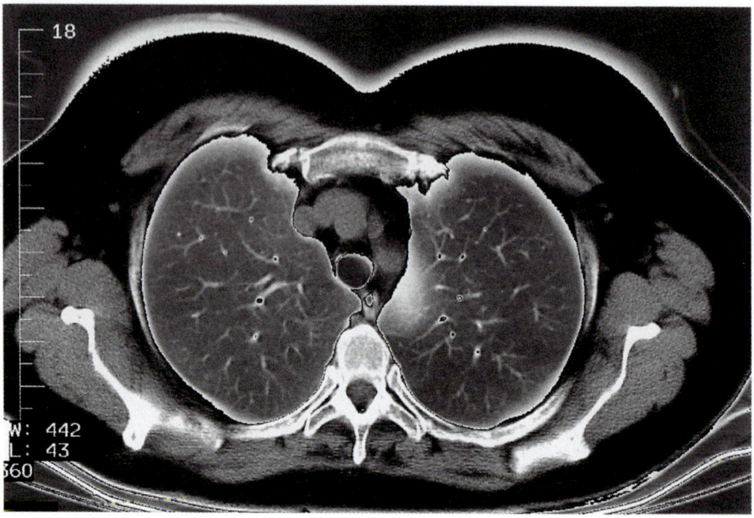

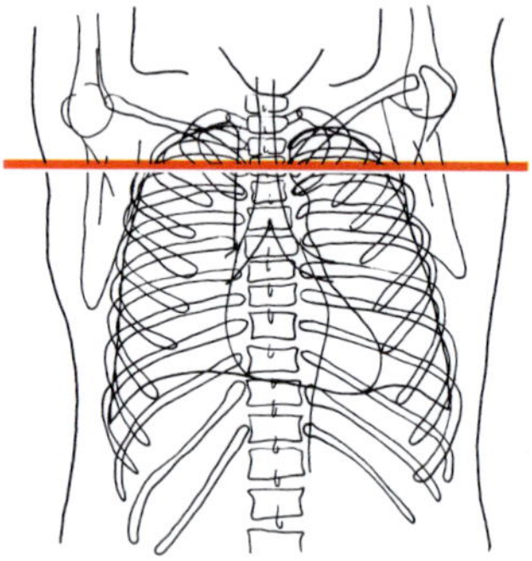

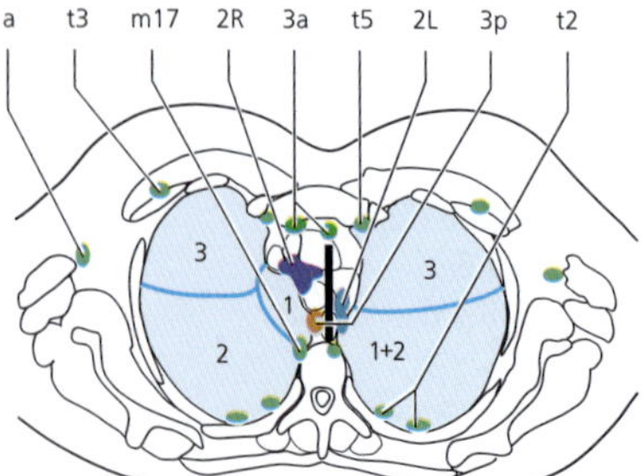

Pulmão Direito

2 Segmento posterior do lobo superior

3 Segmento anterior do lobo superior

Pulmão Esquerdo

1 + 2 Segmento apicoposterior do lobo superior

3 Segmento anterior do lobo superior

• • • • = Linfonodo (ver 3ª capa)

—— = Limites dos segmentos pulmonares

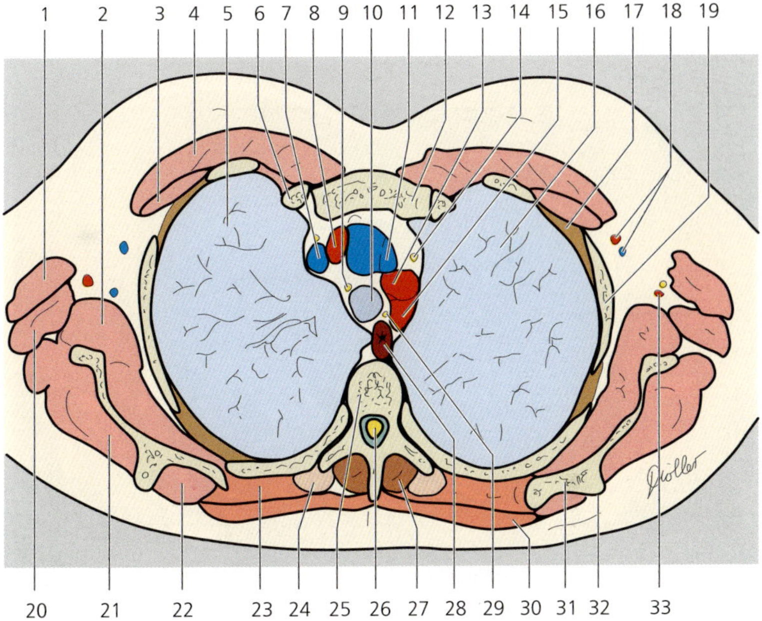

1 Músculo deltoide
2 Músculo subescapular
3 Músculo peitoral menor
4 Músculo peitoral maior
5 Pulmão direito
6 Costela 1
7 Veia braquiocefálica direita
8 Artéria braquiocefálica
9 Nervo vago
10 Traqueia
11 Veia braquiocefálica esquerda
12 Esterno (manúbrio)
13 Artéria carótida comum esquerda
14 Nervo frênico
15 Artéria subclávia esquerda
16 Pulmão esquerdo
17 Músculos intercostais
18 Artéria e veia axilares
19 Costela 3
20 Músculos redondo maior e latíssimo do dorso
21 Músculo infraespinal
22 Músculo supraespinal
23 Músculo romboide maior
24 Músculo eretor da espinha, trato lateral
25 Corpo vertebral (T3)
26 Medula espinal (parte torácica)
27 Músculo eretor da espinha, trato medial
28 Esôfago
29 Nervo laríngeo recorrente
30 Músculo trapézio
31 Escápula
32 Espinha da escápula
33 Artéria toracodorsal

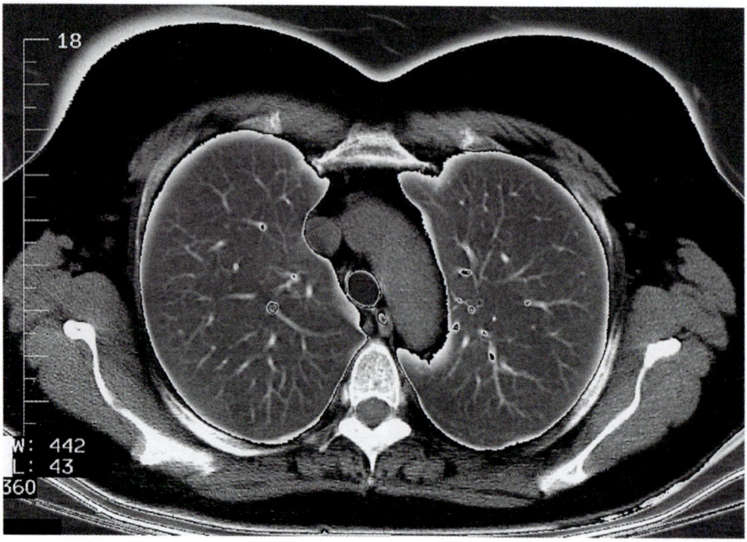

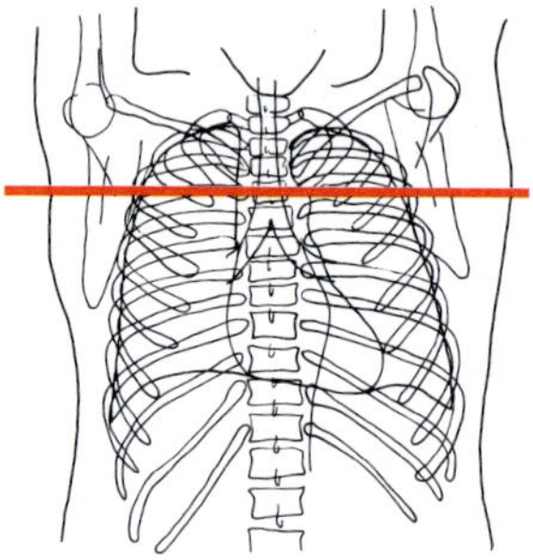

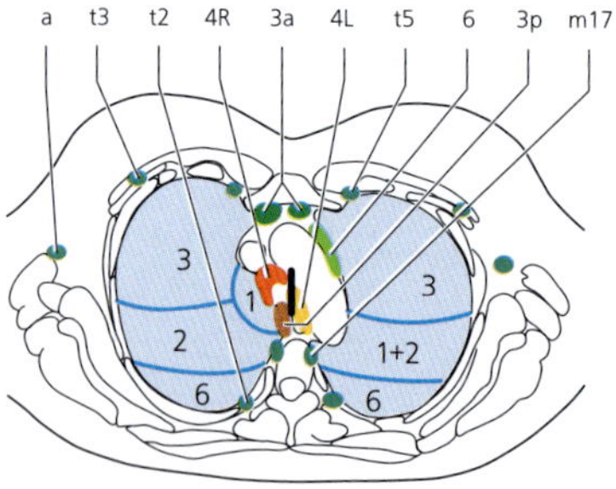

Pulmão Direito

2 Segmento posterior do lobo superior
3 Segmento anterior do lobo superior
6 Segmento superior do lobo inferior

Pulmão Esquerdo

1 + 2 Segmento apicoposterior do lobo superior
3 Segmento anterior do lobo superior
6 Segmento superior do lobo inferior

● ● ● ● = Linfonodo (ver 3ª capa)
—— = Limites dos segmentos pulmonares

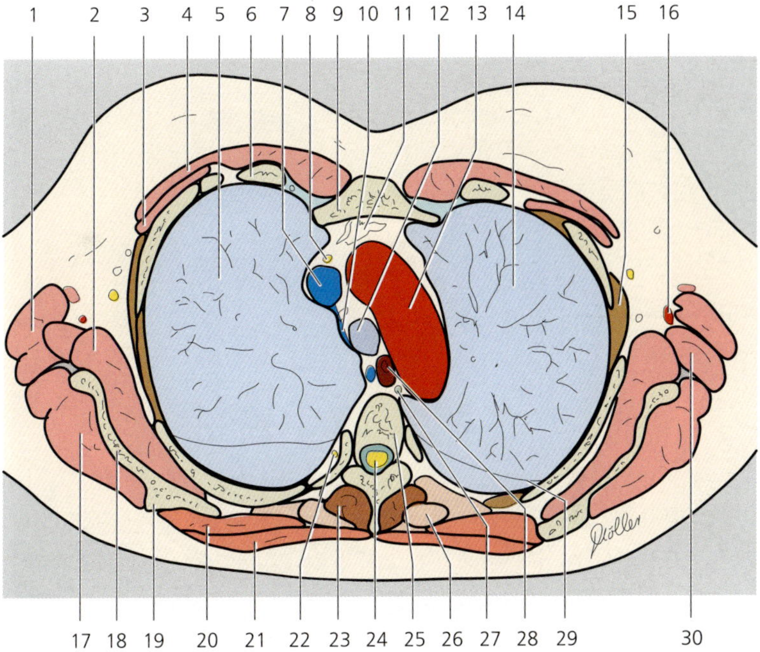

1 Músculo latíssimo do dorso
2 Músculo subescapular
3 Músculo peitoral menor
4 Músculo peitoral maior
5 Pulmão direito
6 Costela 2
7 Veia braquiocefálica direita
8 Nervo frênico
9 Esterno (manúbrio)
10 Veia ázigo
11 Timo
12 Traqueia
13 Arco aórtico
14 Pulmão esquerdo
15 Músculos intercostais
16 Artéria toracodorsal
17 Músculo infraespinal
18 Escápula
19 Espinha da escápula
20 Músculo romboide maior
21 Músculo trapézio
22 Tronco simpático
23 Músculo eretor da espinha, trato medial
24 Medula espinal
25 Corpo vertebral (T4)
26 Músculo eretor da espinha, trato lateral
27 Ducto torácico
28 Esôfago
29 Fissura oblíqua
30 Músculo redondo maior

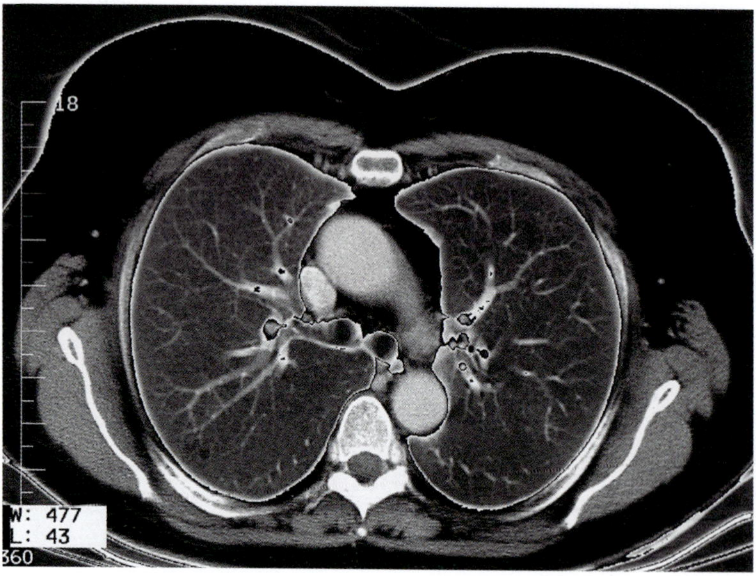

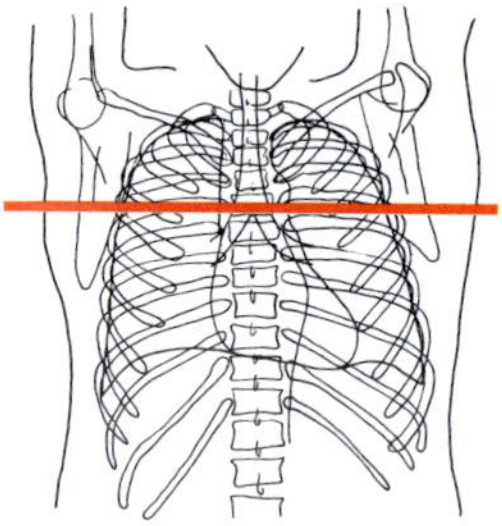

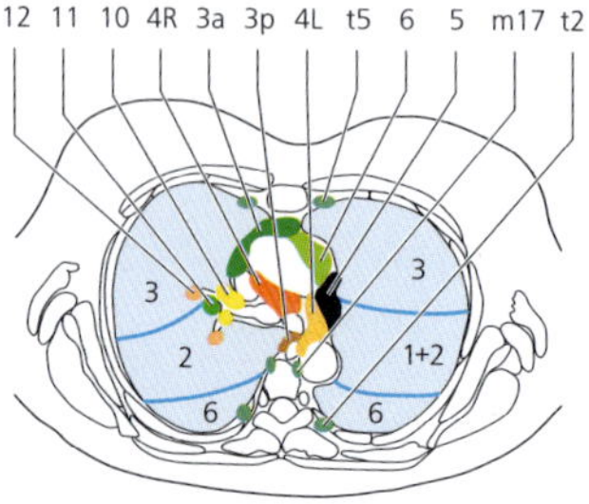

Pulmão Direito

2	Segmento posterior do lobo superior
3	Segmento anterior do lobo superior
6	Segmento superior do lobo inferior

Pulmão Esquerdo

1 + 2	Segmento apicoposterior do lobo superior
3	Segmento anterior do lobo superior
6	Segmento superior do lobo inferior

● ● ● ● = Linfonodo
● ● ● ● (ver 3ª capa)
—— = Limites dos segmentos pulmonares

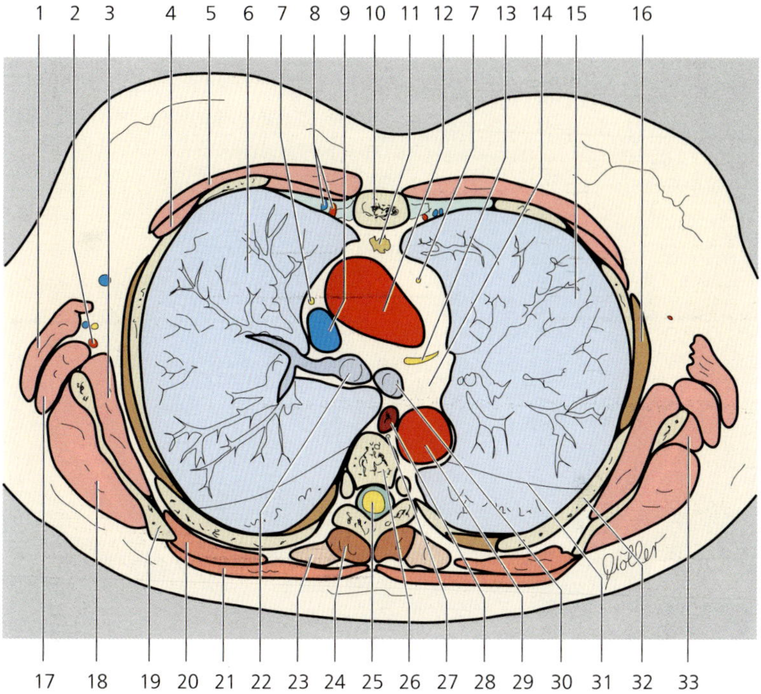

1 Músculo latíssimo do dorso
2 Artéria toracodorsal
3 Músculo subescapular
4 Músculo peitoral menor
5 Músculo peitoral maior
6 Pulmão direito
7 Nervo frênico
8 Artéria e veia torácicas internas
9 Veia cava superior
10 Esterno (corpo)
11 Timo
12 Aorta ascendente
13 Nervo laríngeo recorrente
14 Janela aortopulmonar
15 Pulmão esquerdo
16 Músculos intercostais
17 Músculo redondo maior
18 Músculo infraespinal
19 Escápula
20 Músculo romboide maior
21 Músculo trapézio
22 Brônquio principal direito
23 Músculo eretor da espinha, trato lateral
24 Músculo eretor da espinha, trato medial
25 Medula espinal
26 Corpo vertebral (T5)
27 Ducto torácico
28 Esôfago
29 Aorta descendente
30 Brônquio principal esquerdo
31 Fissura oblíqua
32 Costela 5
33 Músculo redondo menor

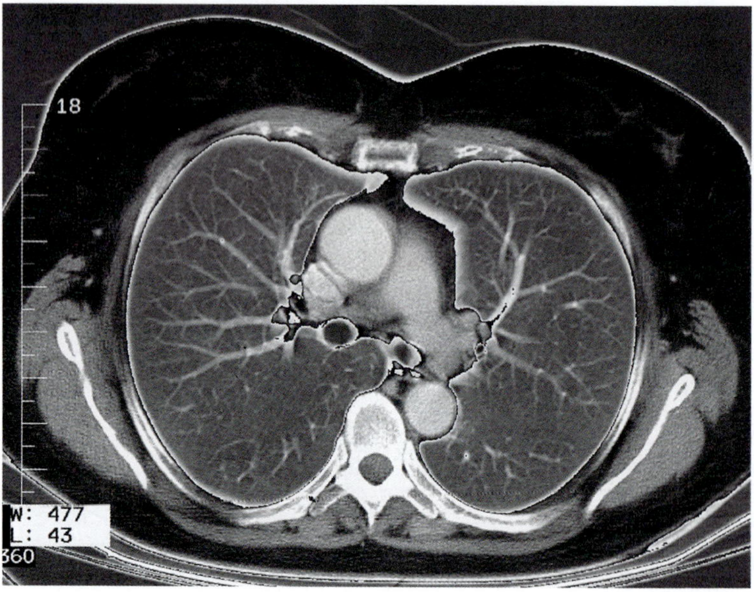

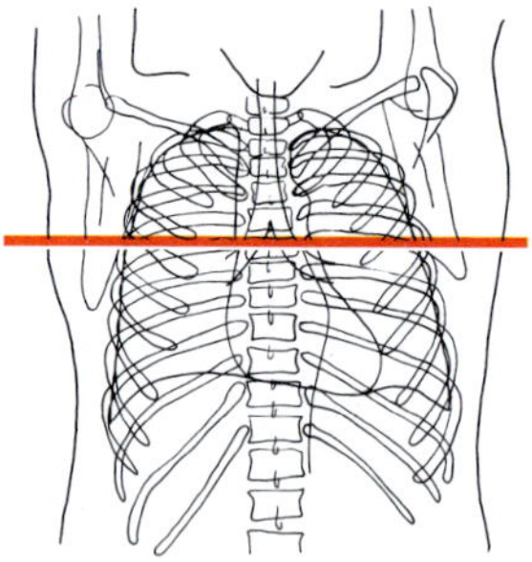

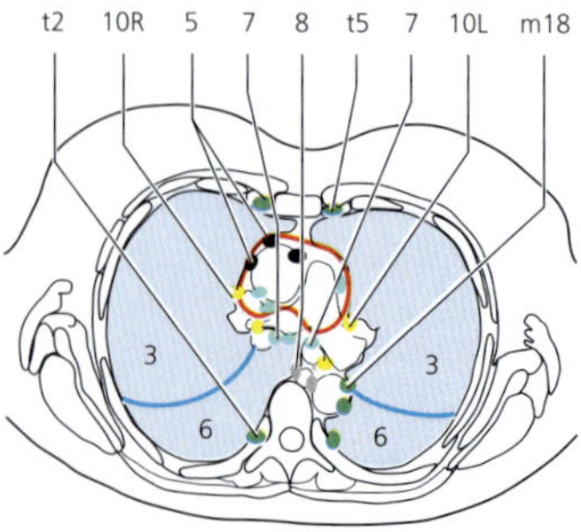

Pulmão Direito
3 Segmento anterior do lobo superior
6 Segmento superior do lobo inferior

Pulmão Esquerdo
3 Segmento anterior do lobo superior
6 Segmento superior do lobo inferior

= Linfonodo (ver 3ª capa)
= Limites dos segmentos pulmonares
= Pericárdio

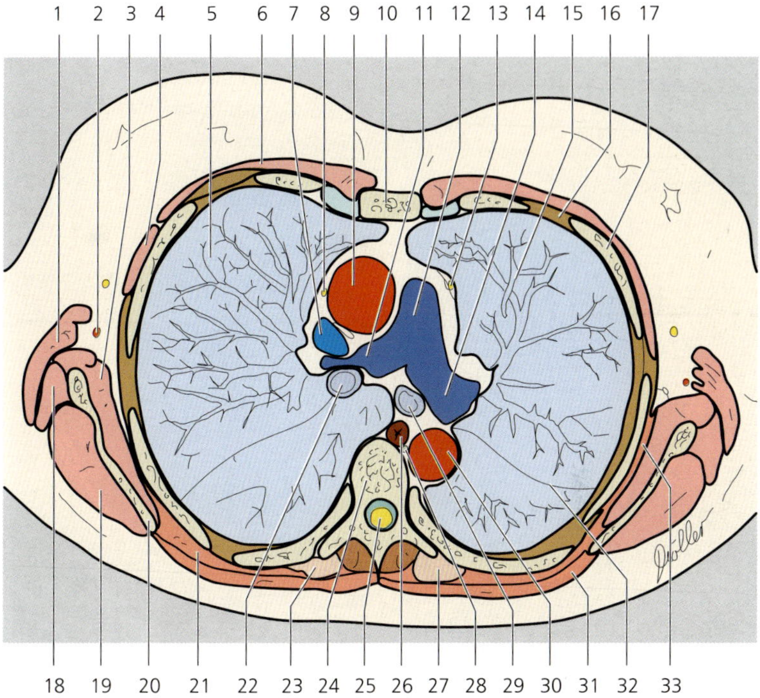

1 Músculo latíssimo do dorso
2 Artéria toracodorsal
3 Músculo subescapular
4 Músculo peitoral menor
5 Pulmão direito
6 Músculo peitoral maior
7 Veia cava superior
8 Nervo frênico
9 Aorta ascendente
10 Esterno
11 Artéria pulmonar direita
12 Tronco pulmonar
13 Nervo laríngeo recorrente
14 Artéria pulmonar esquerda
15 Pulmão esquerdo
16 Músculos intercostais
17 Costela 4
18 Músculo redondo maior
19 Músculo infraespinal
20 Escápula
21 Músculo romboide maior
22 Brônquio principal direito
23 Músculo eretor da espinha, parte lateral
24 Corpo vertebral (T6)
25 Medula espinal
26 Esôfago
27 Músculo eretor da espinha, trato medial
28 Ducto torácico
29 Brônquio principal esquerdo
30 Aorta descendente
31 Músculo trapézio
32 Fissura oblíqua
33 Músculo serrátil anterior

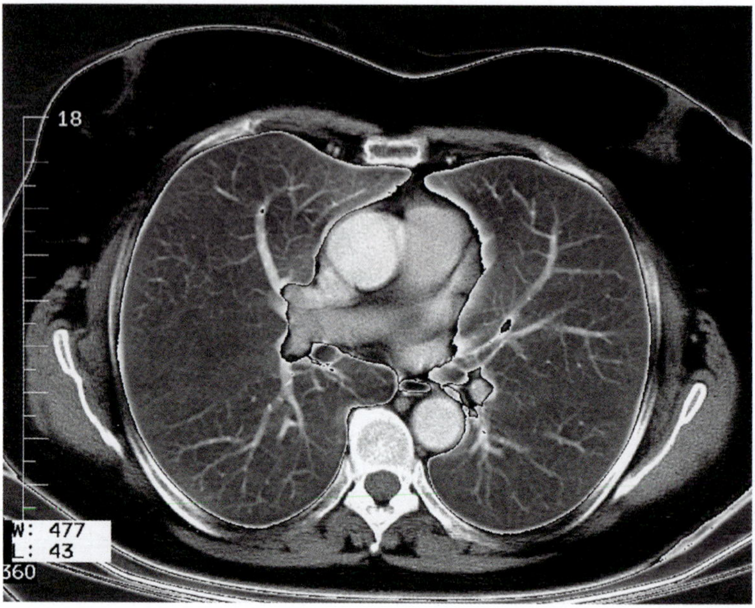

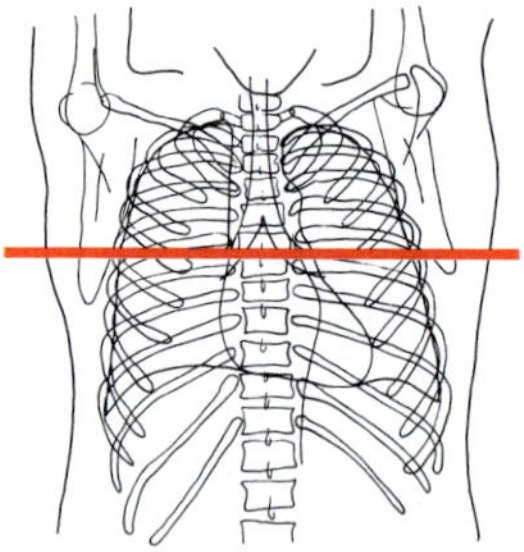

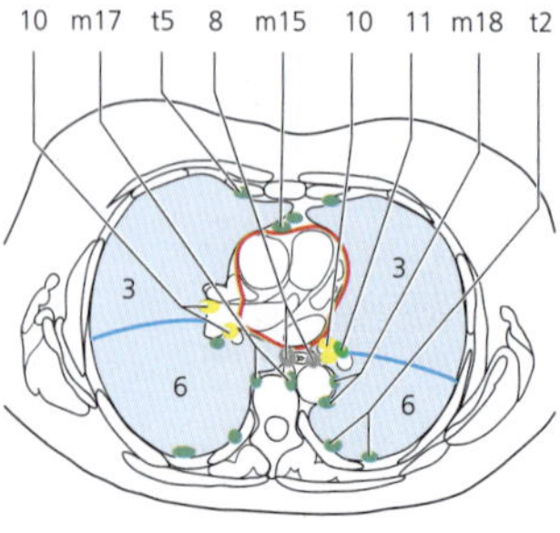

Pulmão Direito
3 Segmento anterior do lobo superior
6 Segmento superior do lobo inferior

Pulmão Esquerdo
3 Segmento anterior do lobo superior
6 Segmento superior do lobo inferior

• • • = Linfonodo (ver 3ª capa)
—— = Limites dos segmentos pulmonares
—— = Pericárdio

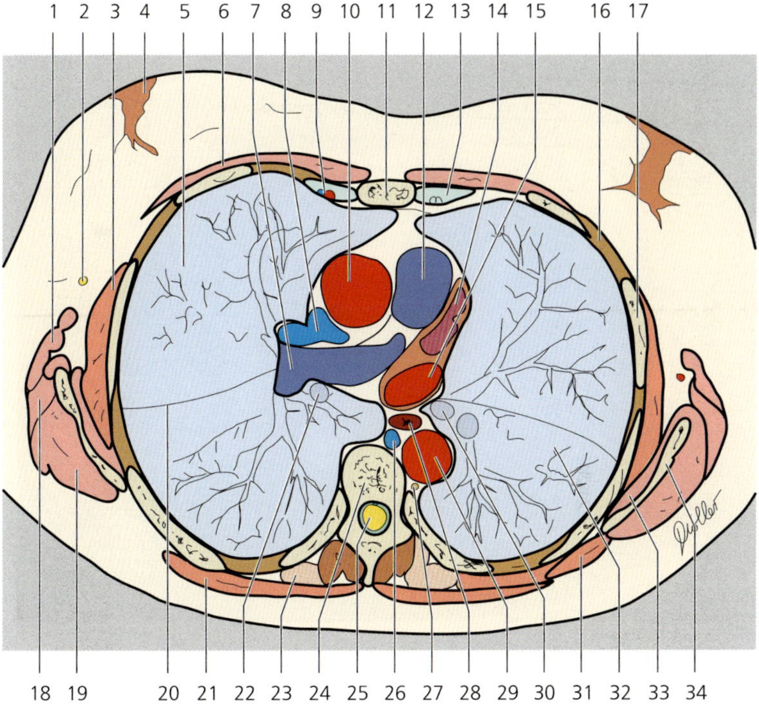

1 Músculo latíssimo do dorso
2 Nervo torácico longo
3 Músculo serrátil anterior
4 Tecido glandular da mama e mamilo
5 Pulmão direito
6 Músculo peitoral maior
7 Artéria pulmonar direita
8 Veia cava superior
9 Artéria e veia torácicas internas
10 Aorta ascendente
11 Esterno
12 Tronco pulmonar
13 Costela 3 (cartilagem costal)
14 Veia pulmonar esquerda
15 Átrio esquerdo
16 Músculos intercostais
17 Costela 5
18 Músculo redondo maior
19 Músculo infraespinal
20 Fissura oblíqua
21 Músculo trapézio
22 Brônquio lobar inferior direito
23 Músculo eretor da espinha
24 Corpo vertebral (T7)
25 Medula espinal
26 Veia ázigo
27 Ducto torácico
28 Esôfago
29 Aorta descendente
30 Brônquio lobar inferior esquerdo
31 Músculo romboide maior
32 Pulmão esquerdo
33 Músculo subescapular
34 Escápula

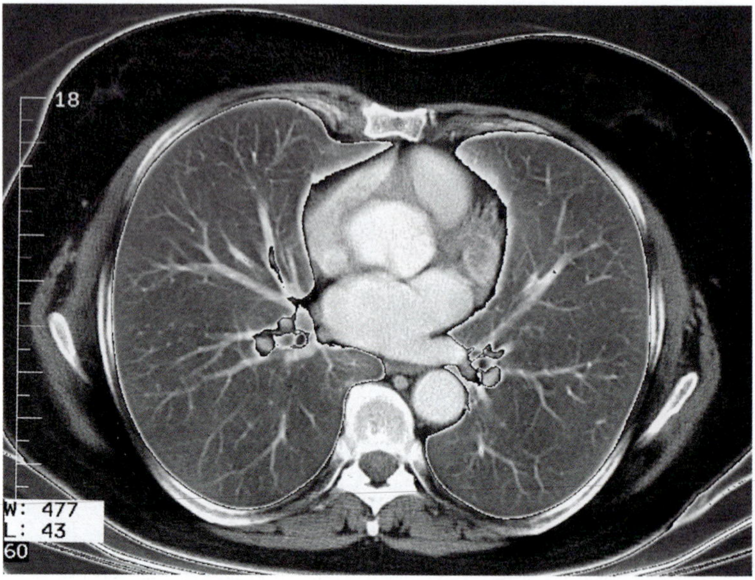

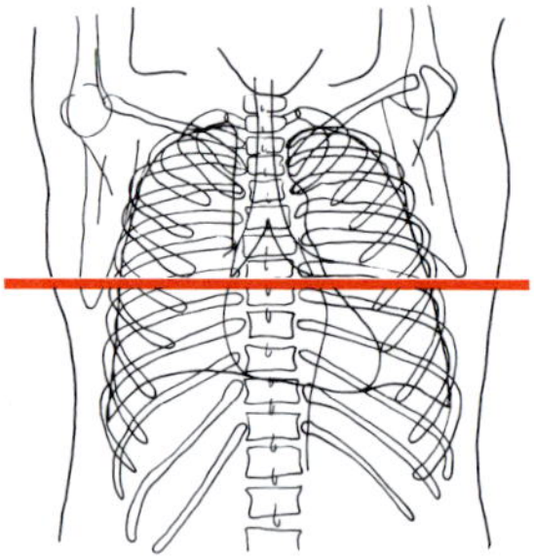

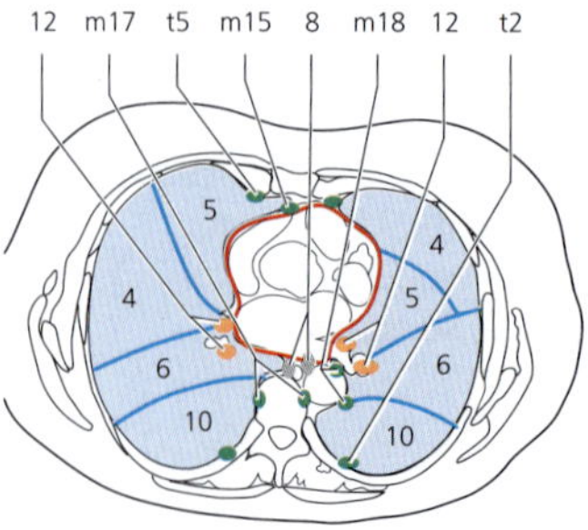

Pulmão Direito

4 Segmento lateral do lobo médio
5 Segmento medial do lobo médio
6 Segmento superior do lobo inferior
10 Segmento basal posterior do lobo inferior

Pulmão Esquerdo

4 Segmento lingular superior do lobo superior
5 Segmento lingular inferior do lobo superior
6 Segmento superior do lobo inferior
10 Segmento basal posterior do lobo inferior

• • • = Linfonodo (ver 3ª capa)
—— = Limites dos segmentos pulmonares
—— = Pericárdio

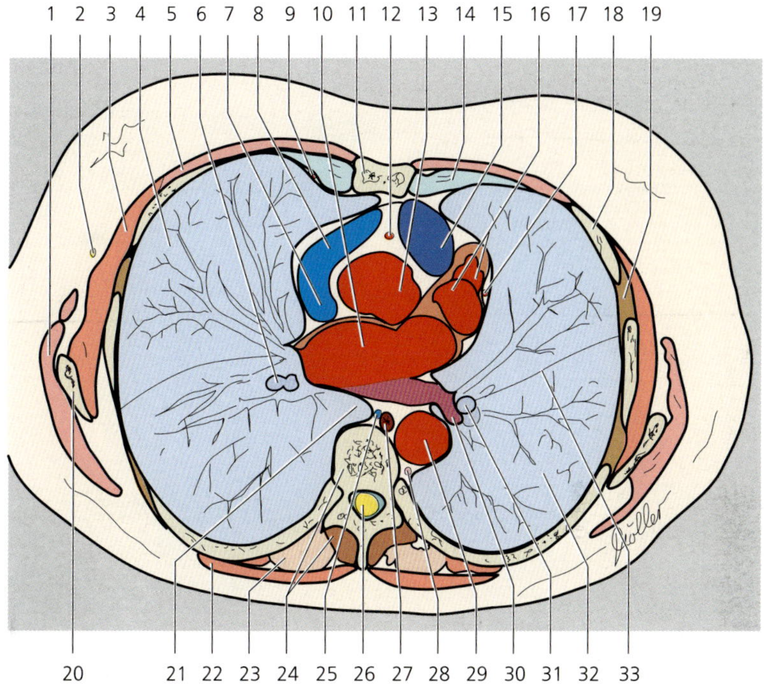

1 Músculo latíssimo do dorso
2 Nervo torácico longo
3 Músculo serrátil anterior
4 Pulmão direito
5 Músculo peitoral maior
6 Brônquio lobar inferior direito
7 Veia cava superior
8 Aurícula do átrio direito
9 Artéria e veia torácicas internas
10 Átrio esquerdo
11 Esterno
12 Artéria coronária direita
13 Aorta ascendente
14 Costela 4 (cartilagem costal)
15 Cone arterial
16 Ventrículo esquerdo
17 Artéria coronária esquerda, ramo diagonal
18 Costela 5
19 Músculos intercostais
20 Escápula
21 Pulmão direito no recesso retroesofágico
22 Músculo trapézio
23 Músculo eretor da espinha, trato lateral
24 Corpo vertebral (T7) + músculo eretor da espinha, trato medial
25 Veia ázigo
26 Medula espinal
27 Esôfago
28 Ducto torácico
29 Aorta descendente
30 Veia pulmonar esquerda
31 Brônquio lobar inferior esquerdo
32 Pulmão esquerdo
33 Fissura oblíqua

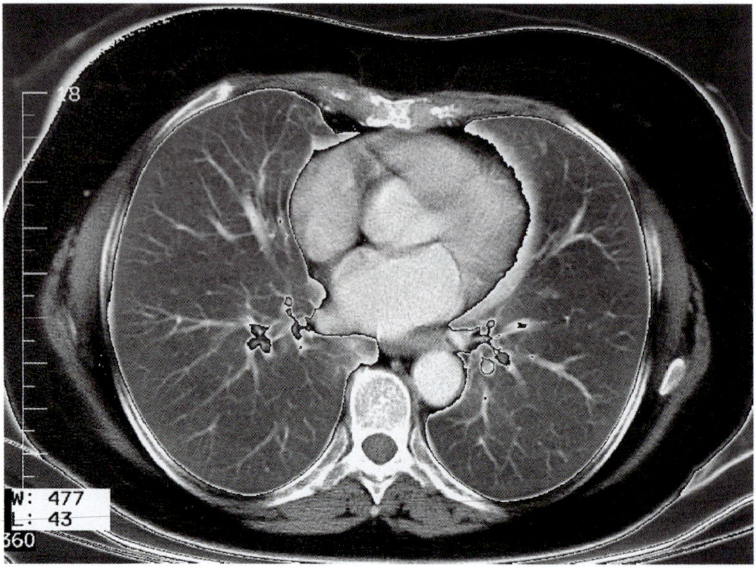

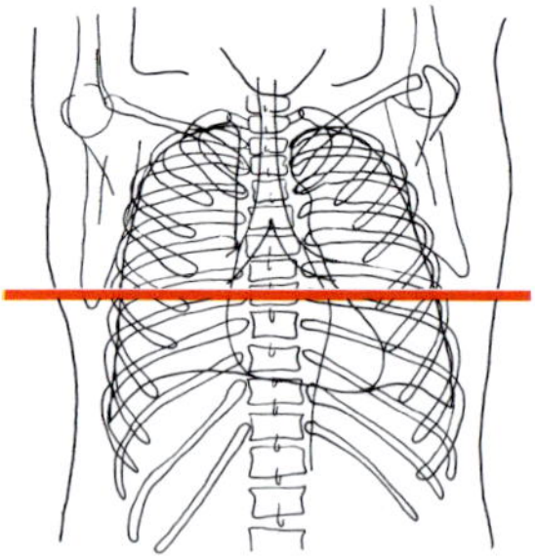

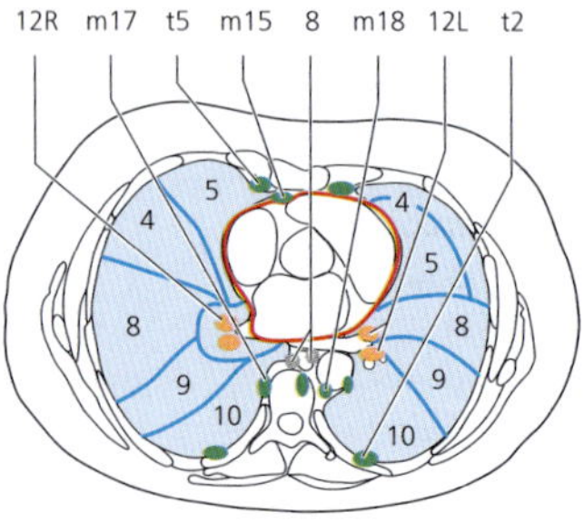

Pulmão Direito

4 Segmento lateral do lobo médio
5 Segmento medial do lobo médio
8 Segmento basal anterior do lobo inferior
9 Segmento basal lateral do lobo inferior
10 Segmento basal posterior do lobo inferior

Pulmão Esquerdo

4 Segmento lingular superior do lobo superior
5 Segmento lingular inferior do lobo superior
8 Segmento basal anterior do lobo inferior
9 Segmento basal lateral do lobo inferior
10 Segmento basal posterior do lobo inferior

● ● ● = Linfonodo (ver 3ª capa)
—— = Limites dos segmentos pulmonares
—— = Pericárdio

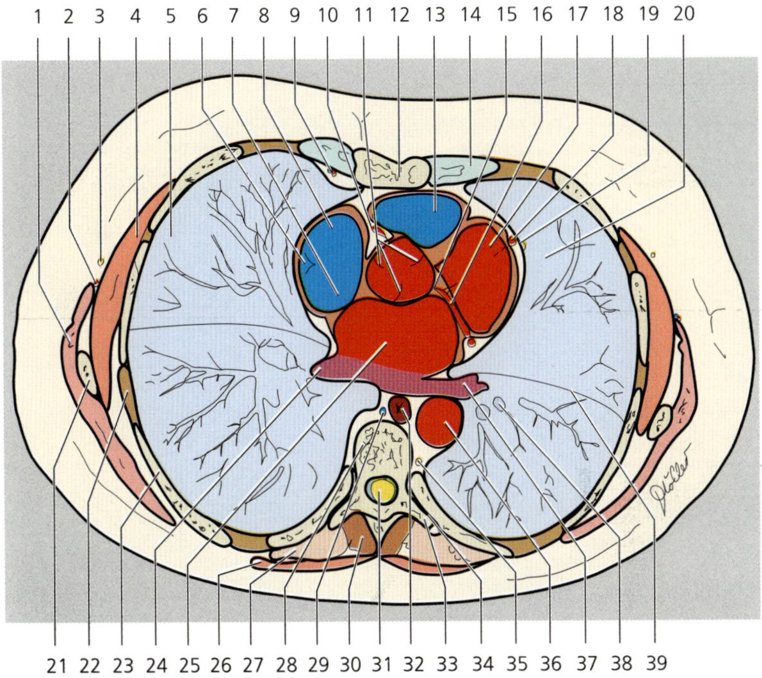

1 Músculo latíssimo do dorso
2 Artéria toracodorsal
3 Nervo torácico longo
4 Músculo serrátil anterior
5 Pulmão direito
6 Crista terminal
7 Veia cava superior
8 Átrio direito
9 Artéria e veia torácicas internas
10 Artéria coronária direita
11 Valva aórtica
12 Esterno
13 Cone arterial
14 Costela 4 (cartilagem costal)
15 Artéria coronária esquerda
16 Sulco coronário
17 Ventrículo esquerdo
18 Artéria coronária esquerda, ramo diagonal
19 Nervo frênico e pericárdio
20 Pulmão esquerdo
21 Escápula
22 Músculos intercostais
23 Costela 7
24 Veia pulmonar esquerda
25 Átrio esquerdo
26 Músculo trapézio
27 Músculo eretor da espinha, trato lateral
28 Corpo vertebral (T8)
29 Veia ázigo
30 Músculo eretor da espinha, trato medial
31 Medula espinal
32 Esôfago
33 Processo transverso
34 Articulação costovertebral
35 Ducto torácico
36 Aorta descendente
37 Veia pulmonar esquerda
38 Brônquio lobar inferior esquerdo
39 Fissura oblíqua

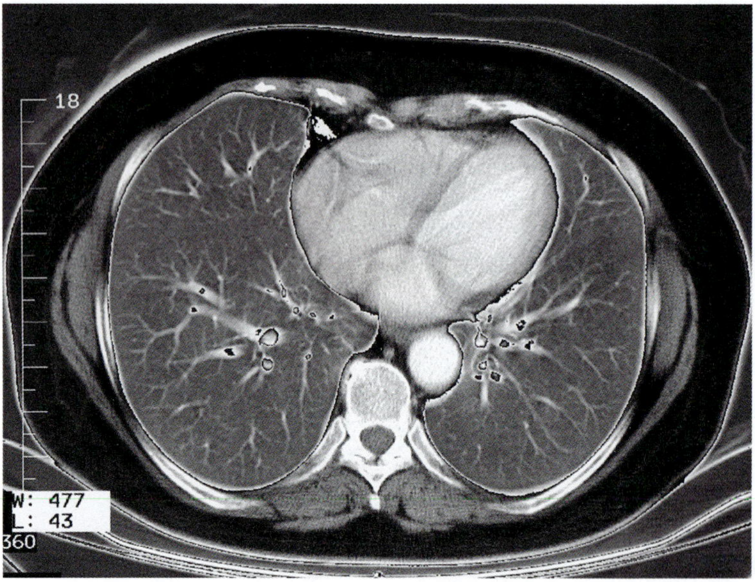

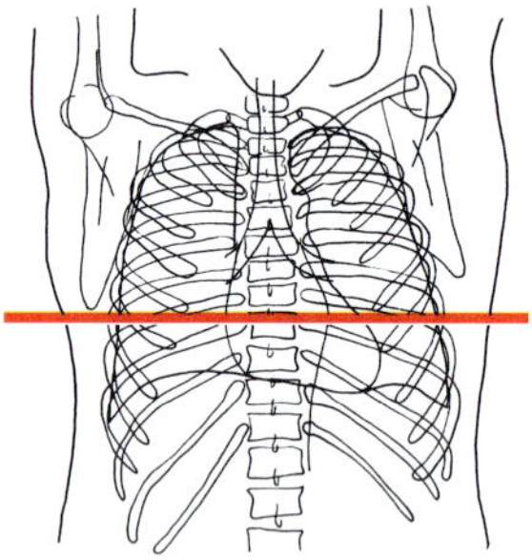

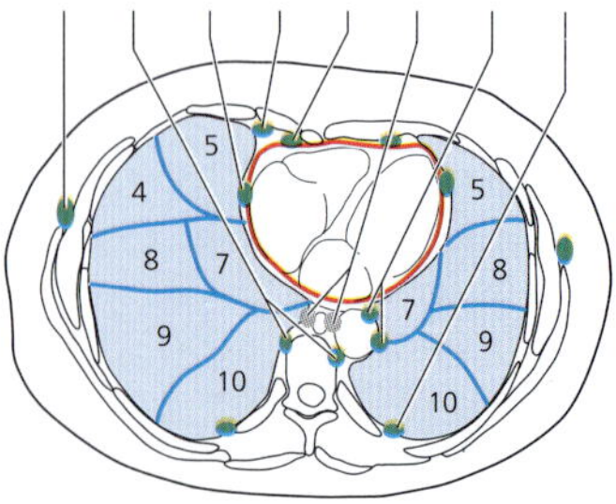

Pulmão Direito

4 Segmento lateral do lobo médio
5 Segmento medial do lobo médio
7 Segmento basal medial (cardíaco) do lobo inferior
8 Segmento basal anterior do lobo inferior
9 Segmento basal lateral do lobo inferior
10 Segmento basal posterior do lobo inferior

Pulmão Esquerdo

5 Segmento lingular inferior do lobo superior
7 Segmento basal medial (cardíaco) do lobo inferior
8 Segmento basal anterior do lobo inferior
9 Segmento basal lateral do lobo inferior
10 Segmento basal posterior do lobo inferior

● ● = Linfonodo (ver 3ª capa)
—— = Limites dos segmentos pulmonares
—— = Pericárdio

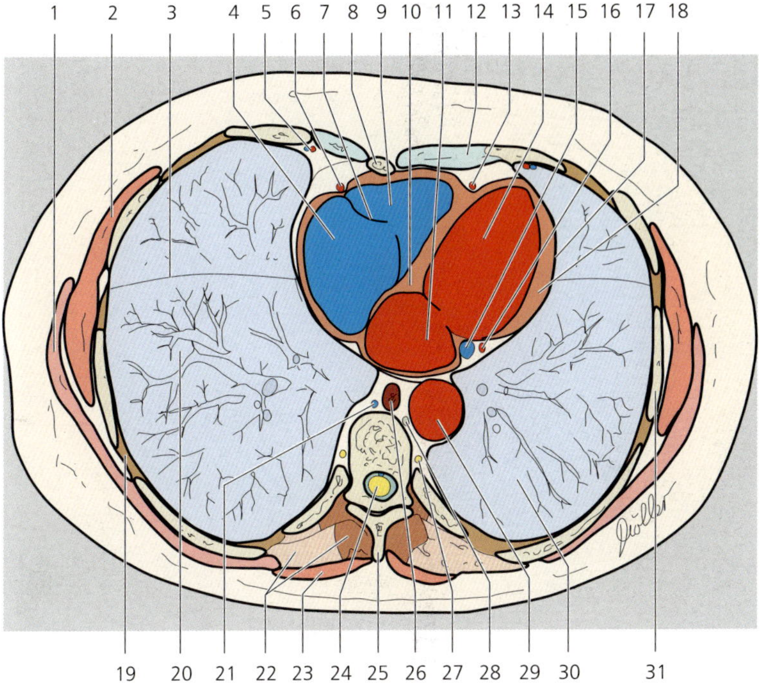

1 Músculo latíssimo do dorso
2 Músculo serrátil anterior
3 Fissura oblíqua
4 Átrio direito
5 Artéria e veia torácicas internas
6 Artéria coronária direita
7 Valva atrioventricular direita (tricúspide)
8 Esterno (corpo)
9 Ventrículo direito
10 Septo interventricular
11 Átrio esquerdo
12 Costela 4+5 (cartilagem costal)
13 Arteria coronária esquerda (ramo interventricular anterior)
14 Ventrículo esquerdo
15 Seio coronário
16 Artéria coronária esquerda (ramo circunflexo)
17 Nervo frênico e pericárdio
18 Miocárdio
19 Músculos intercostais
20 Pulmão direito
21 Veia ázigo
22 Músculo eretor da espinha, tratos lateral e medial
23 Músculo trapézio
24 Medula espinal
25 Processo espinhoso
26 Esôfago
27 Tronco simpático
28 Ducto torácico
29 Aorta descendente
30 Pulmão esquerdo
31 Costela 7

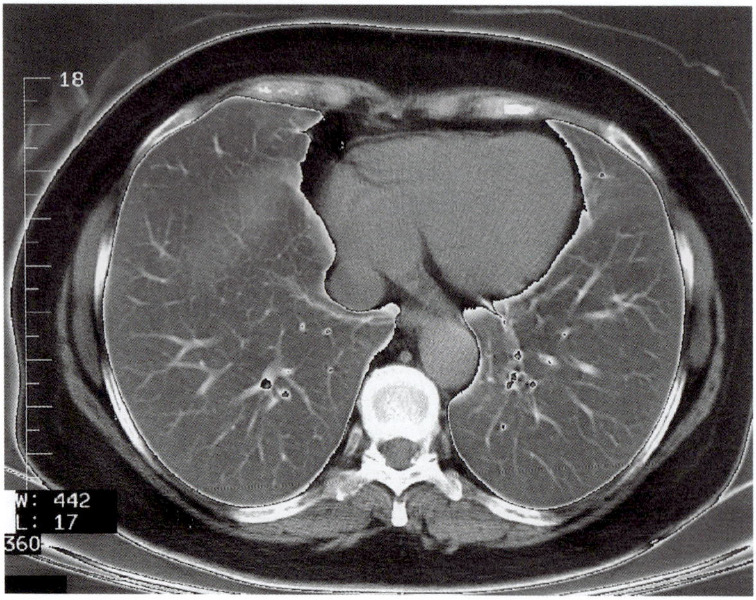

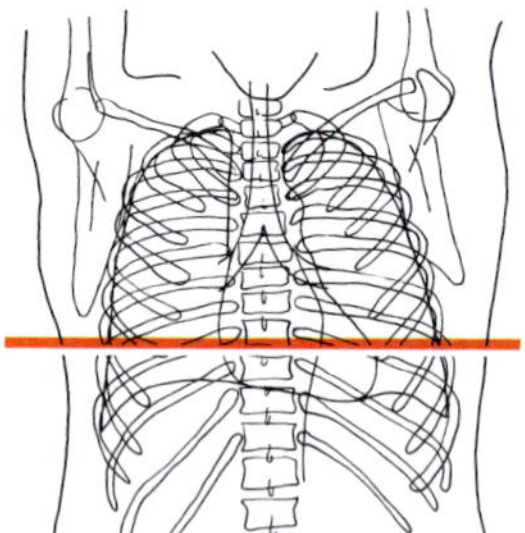

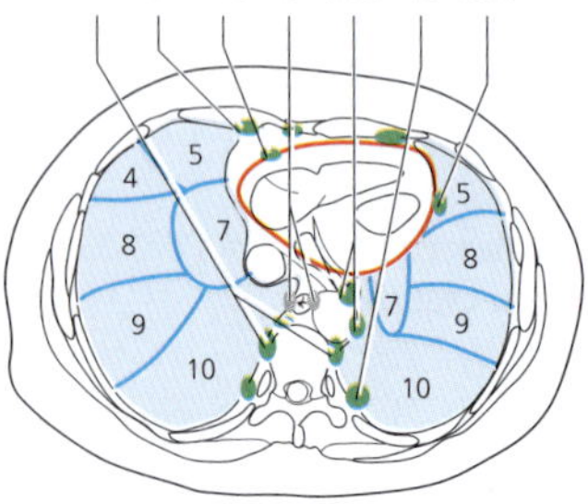

Pulmão Direito

4 Segmento lateral do lobo médio
5 Segmento medial do lobo médio
7 Segmento basal medial (cardíaco) do lobo inferior
8 Segmento basal anterior do lobo inferior
9 Segmento basal lateral do lobo inferior
10 Segmento basal posterior do lobo inferior

Pulmão Esquerdo

5 Segmento lingular inferior do lobo superior
7 Segmento basal medial (cardíaco) do lobo inferior
8 Segmento basal anterior do lobo inferior
9 Segmento basal lateral do lobo inferior
10 Segmento basal posterior do lobo inferior

• • = Linfonodo (ver 3ª capa)
—— = Limites dos segmentos pulmonares
—— = Pericárdio

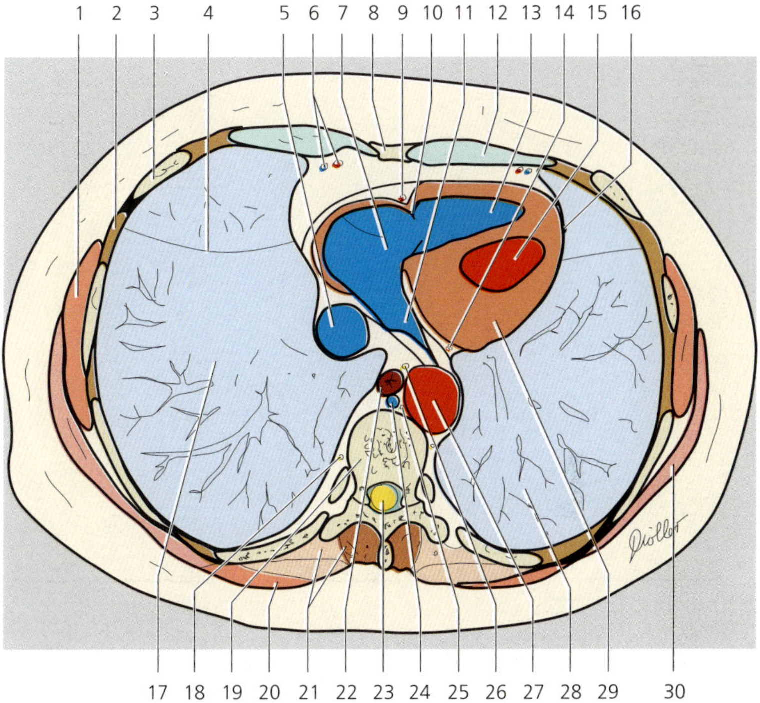

1 Músculo latíssimo do dorso
2 Músculos intercostais
3 Costela 6
4 Fissura oblíqua
5 Veia cava inferior
6 Artéria e veia torácicas internas
7 Átrio direito
8 Processo xifoide
9 Artéria coronária direita
10 Valva atrioventricular direita (tricúspide)
11 Seio coronário
12 Costela 5 (cartilagem costal)
13 Ventrículo direito
14 Ramo circunflexo da artéria coronária esquerda
15 Ventrículo esquerdo
16 Nervo frênico e pericárdio
17 Pulmão direito
18 Tronco simpático
19 Corpo vertebral (T10)
20 Músculo trapézio
21 Músculo eretor da espinha, tratos lateral e medial
22 Esôfago
23 Medula espinal
24 Veia ázigo
25 Ducto torácico
26 Nervo vago
27 Aorta descendente
28 Pulmão esquerdo
29 Miocárdio do ventrículo esquerdo
30 Músculo serrátil anterior

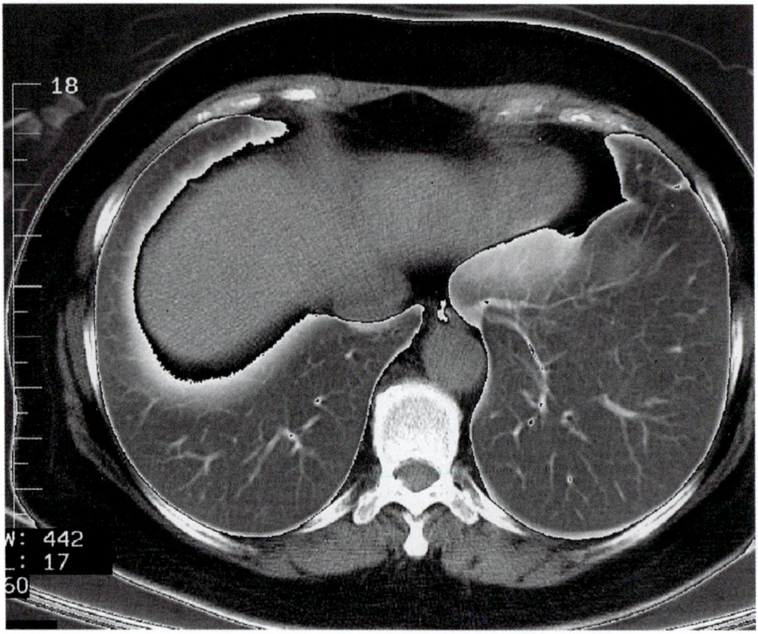

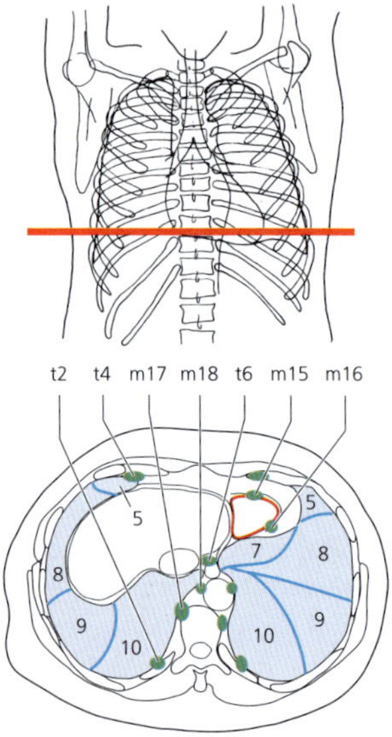

Pulmão Direito

5 Segmento medial do lobo médio
8 Segmento basal anterior do lobo inferior
9 Segmento basal lateral do lobo inferior
10 Segmento basal posterior do lobo inferior

Pulmão Esquerdo

5 Segmento lingular inferior do lobo superior
7 Segmento basal medial (cardíaco) do lobo inferior
8 Segmento basal anterior do lobo inferior
9 Segmento basal lateral do lobo inferior
10 Segmento basal posterior do lobo inferior

• = Linfonodo (ver 3ª capa)
—— = Limites dos segmentos pulmonares
—— = Pericárdio

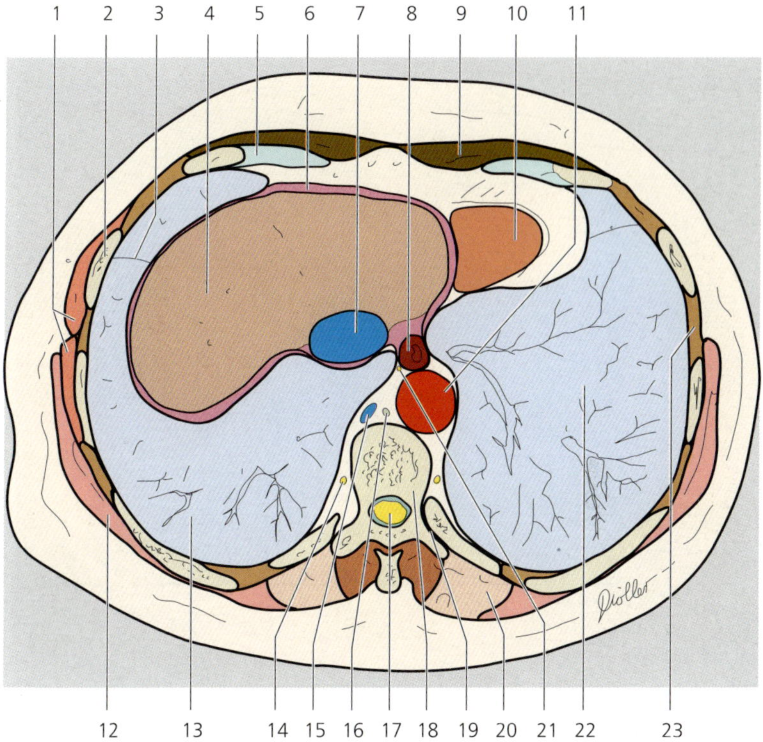

1 Músculo serrátil anterior
2 Costela 7
3 Fissura oblíqua
4 Fígado
5 Costela 6 (cartilagem costal)
6 Diafragma
7 Veia cava inferior
8 Esôfago
9 Músculo reto do abdome
10 Base do coração
11 Aorta descendente
12 Músculo latíssimo do dorso
13 Pulmão direito
14 Tronco simpático
15 Veia ázigo
16 Ducto torácico
17 Medula espinal
18 Corpo vertebral (T10)
19 Articulação costovertebral
20 Músculo eretor da espinha, trato lateral
21 Nervo vago
22 Pulmão esquerdo
23 Músculos intercostais

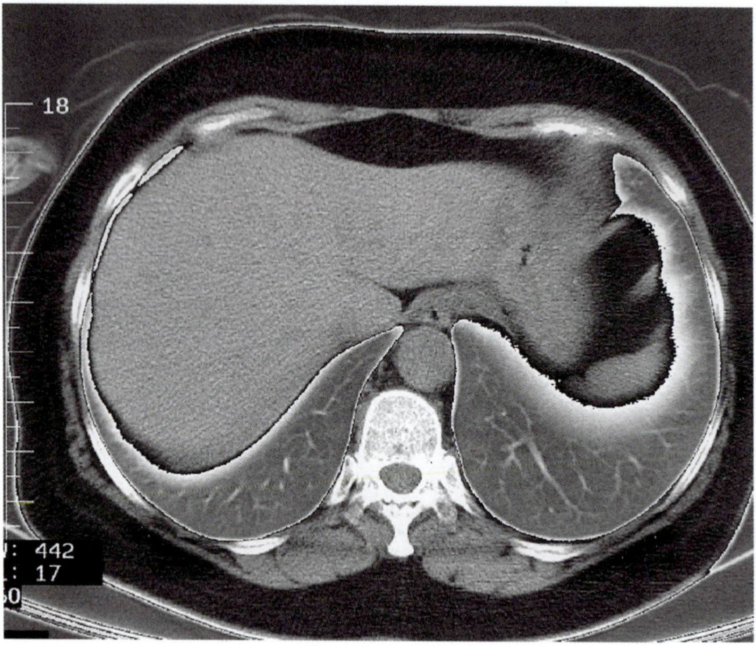

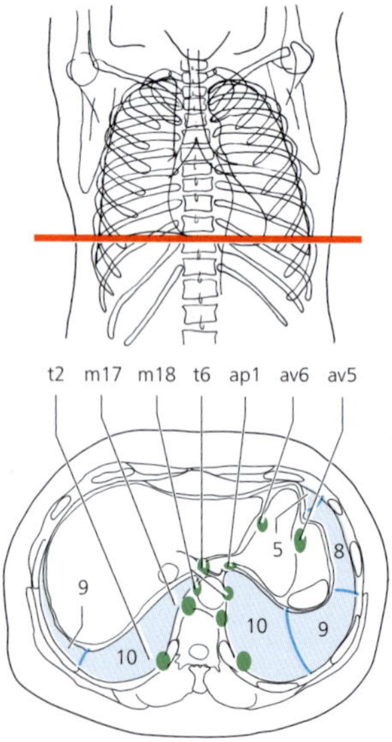

Pulmão Direito

9 Segmento basal lateral do lobo inferior

10 Segmento basal posterior do lobo inferior

Pulmão Esquerdo

5 Segmento lingular inferior do lobo superior

8 Segmento basal anterior do lobo inferior

9 Segmento basal lateral do lobo inferior

10 Segmento basal posterior do lobo inferior

• = Linfonodo (ver 3ª capa)

—— = Limites dos segmentos pulmonares

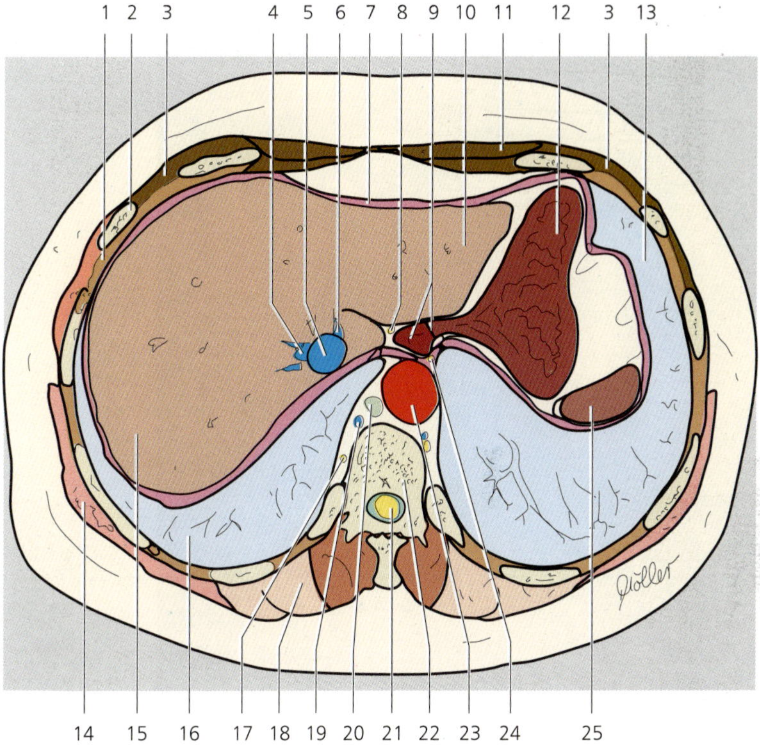

1 Músculos intercostais
2 Costela 7
3 Músculo oblíquo externo
4 Veia hepática direita
5 Veia cava inferior
6 Veia hepática esquerda
7 Diafragma
8 Nervo vago (parte anterior, tronco vagal anterior)
9 Esôfago
10 Fígado (lobo esquerdo)
11 Músculo reto do abdome
12 Estômago
13 Pulmão esquerdo
14 Músculo latíssimo do dorso
15 Fígado (lobo direito)
16 Pulmão direito
17 Tronco simpático
18 Músculo eretor da espinha, trato lateral
19 Veia ázigo
20 Ducto torácico
21 Medula espinal
22 Corpo vertebral (T11)
23 Aorta descendente
24 Tronco vagal posterior
25 Baço

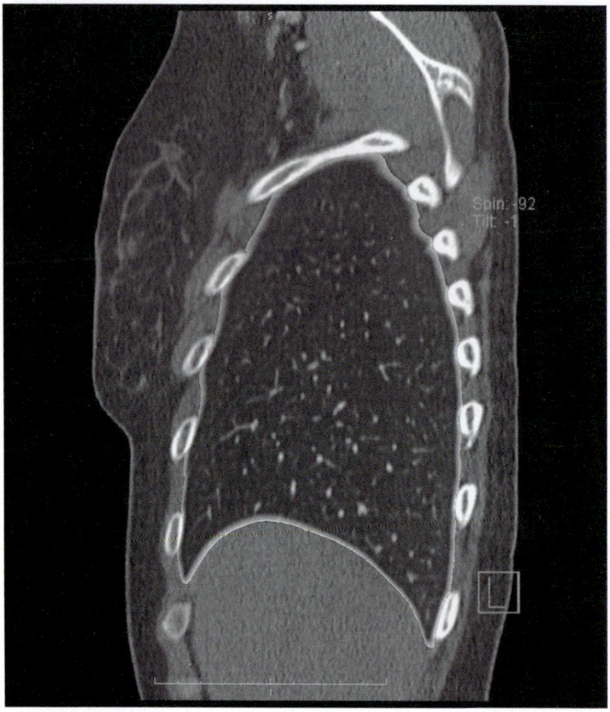

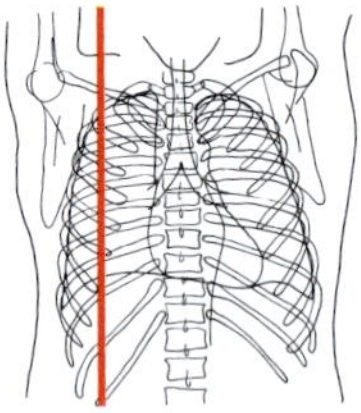

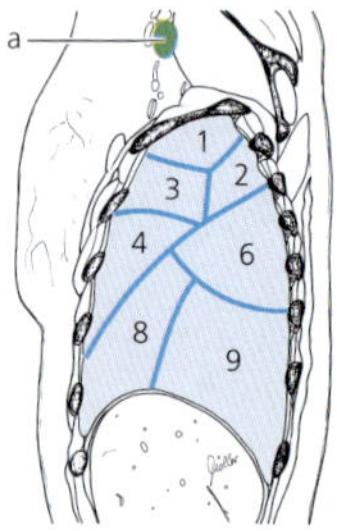

1 Segmento apical do lobo superior
2 Segmento posterior do lobo superior
3 Segmento anterior do lobo superior
4 Segmento lateral do lobo médio
6 Segmento superior do lobo inferior
8 Segmento basal anterior do lobo inferior
9 Segmento basal lateral do lobo inferior

• = Linfonodo (ver 3ª capa)
—— = Limites dos segmentos pulmonares

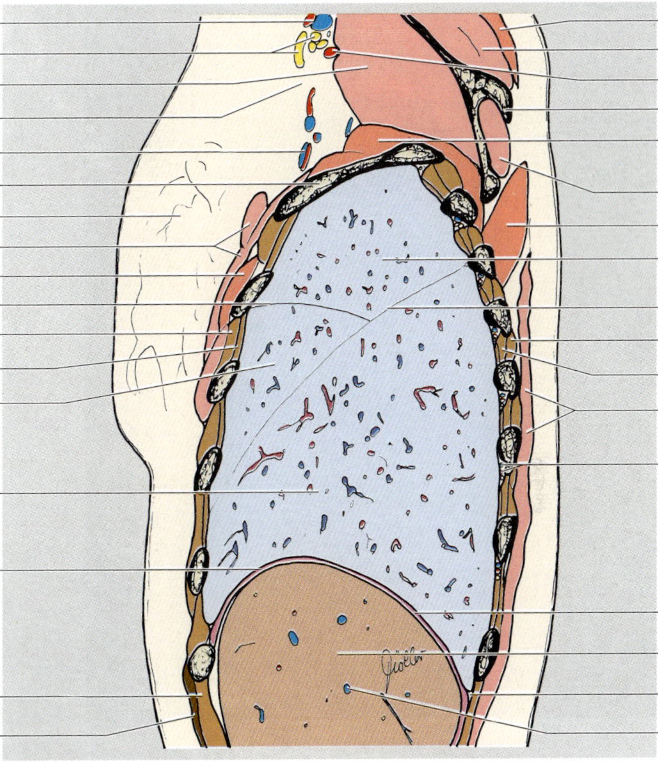

1 Artéria e veia axilares
2 Músculo trapézio
3 Plexo braquial
4 Músculo supraespinal
5 Músculo subescapular
6 Artéria subescapular
7 Fossa axilar
8 Espinha da escápula
9 Artéria e veia torácicas laterais
10 Músculo serrátil anterior
11 Costela 3
12 Músculo infraespinal
13 Mama
14 Músculo romboide maior
15 Músculo peitoral maior
16 Pulmão direito (lobo superior)
17 Músculo peitoral menor
18 Fissura oblíqua
19 Fissura horizontal
20 Músculo intercostal externo
21 Músculo intercostal interno
22 Músculo latíssimo do dorso
23 Pulmão direito (lobo médio)
24 Veia, artéria e nervo intercostais
25 Pulmão direito (lobo inferior)
26 Diafragma (parte costal)
27 Diafragma (tendão central)
28 Fígado (lobo direito)
29 Músculos oblíquo interno e transverso do abdome
30 Recesso costodiafragmático
31 Músculo oblíquo externo
32 Veia hepática direita

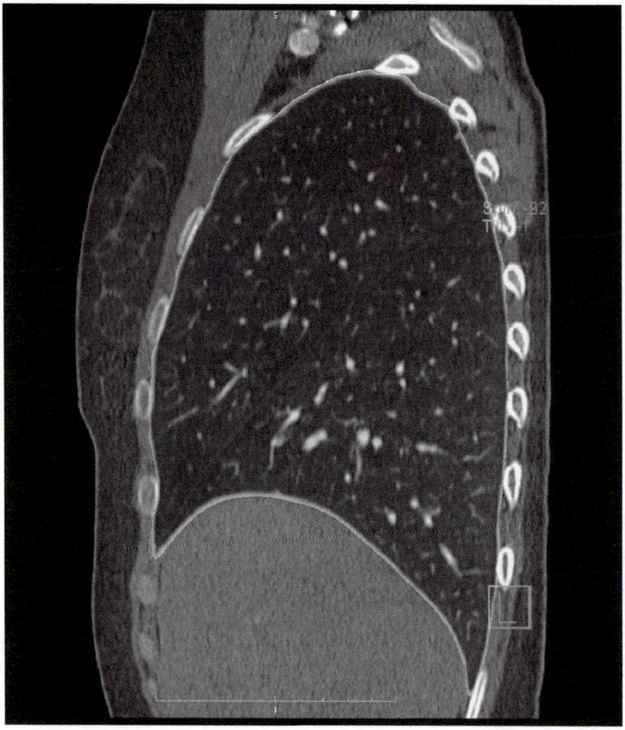

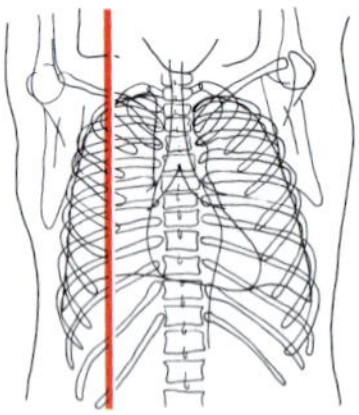

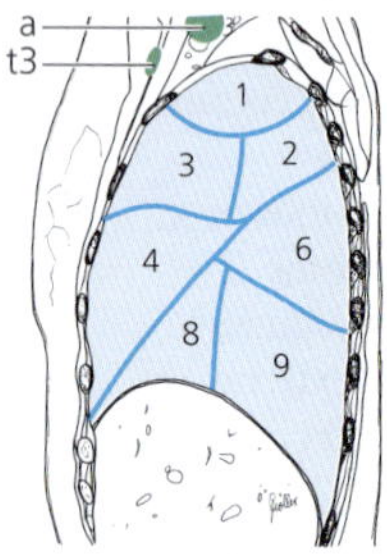

1 Segmento apical do lobo superior
2 Segmento posterior do lobo superior
3 Segmento anterior do lobo superior
4 Segmento lateral do lobo médio
6 Segmento superior do lobo inferior
8 Segmento basal anterior do lobo inferior
9 Segmento basal lateral do lobo inferior

• = Linfonodo (ver 3ª capa)
—— = Limites dos segmentos pulmonares

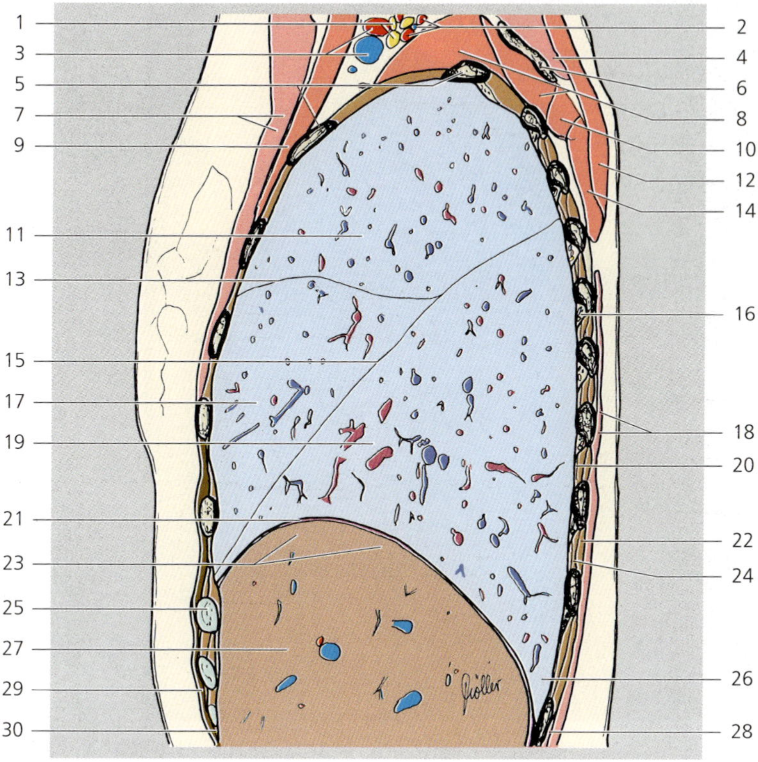

1 Plexo braquial
2 Artéria e veia subescapulares
3 Artéria e veia axilares
4 Músculo supraespinal
5 Costela 2
6 Escápula (margem medial)
7 Músculo peitoral maior
8 Músculo serrátil anterior
9 Músculo peitoral menor
10 Músculo serrátil posterior superior
11 Pulmão direito (lobo superior)
12 Músculo trapézio
13 Fissura horizontal
14 Músculo romboide maior
15 Fissura oblíqua
16 Veia, artéria e nervo intercostais
17 Pulmão direito (lobo médio)
18 Músculo latíssimo do dorso
19 Pulmão direito (lobo inferior)
20 Músculo intercostal íntimo
21 Diafragma
22 Músculo intercostal externo
23 Fígado (parte superior)
24 Músculo intercostal interno
25 Costela 7 (cartilagem costal)
26 Recesso costodiafragmático
27 Fígado (lobo direito)
28 Músculo serrátil posterior inferior
29 Músculo oblíquo externo
30 Músculos oblíquo interno e transverso do abdome

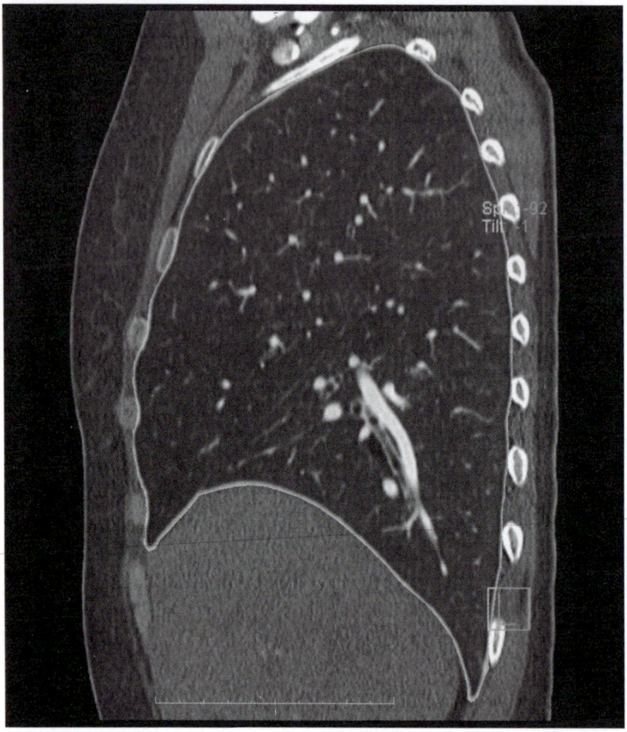

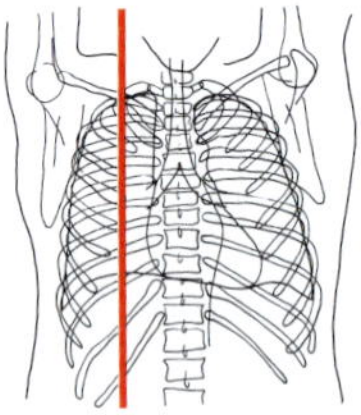

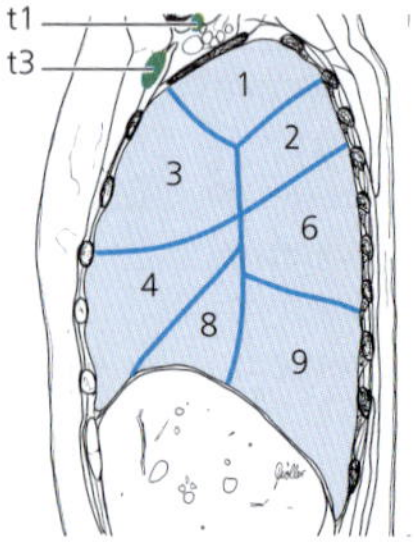

1 Segmento apical do lobo superior
2 Segmento posterior do lobo superior
3 Segmento anterior do lobo superior
4 Segmento lateral do lobo médio
6 Segmento superior do lobo inferior
8 Segmento basal anterior do lobo inferior
9 Segmento basal lateral do lobo inferior

• = Linfonodo (ver 3ª capa)
—— = Limites dos segmentos pulmonares

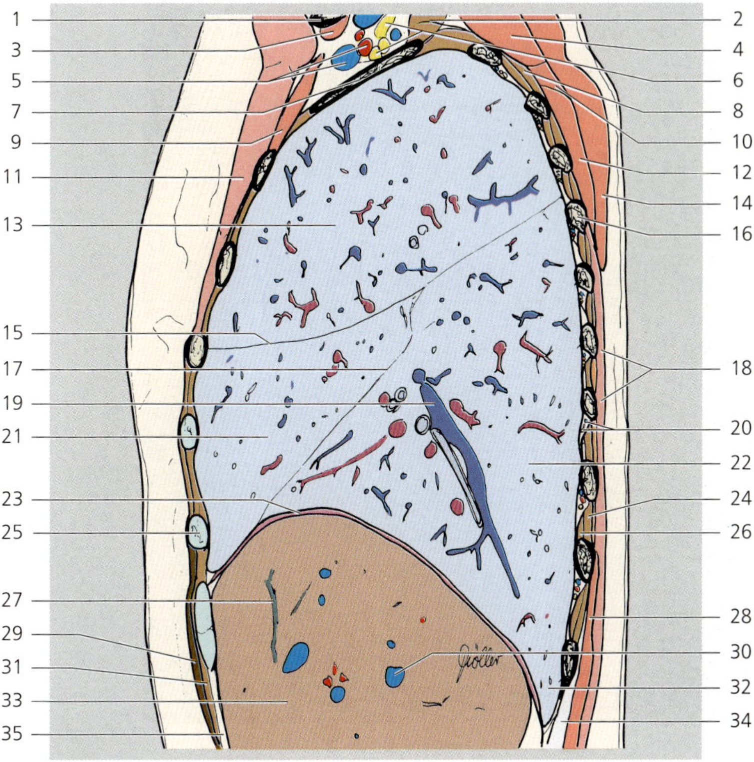

1 Clavícula
2 Músculo escaleno médio
3 Músculo subclávio
4 Músculo levantador da escápula
5 Artéria e veia subclávias
6 Plexo braquial
7 Costela 1
8 Músculo serrátil posterior superior
9 Músculo peitoral menor
10 Músculo romboide menor
11 Músculo peitoral maior
12 Músculo romboide maior
13 Pulmão direito (lobo superior)
14 Músculo trapézio
15 Fissura horizontal
16 Costela 5 (parte posterior)
17 Fissura oblíqua
18 Músculo latíssimo do dorso
19 Artéria basal comum da artéria pulmonar inferior direita
20 Veia, artéria e nervo intercostais
21 Pulmão direito (lobo médio)
22 Pulmão direito (lobo inferior)
23 Diafragma
24 Músculo intercostal externo
25 Costela 6 (cartilagem costal)
26 Músculo intercostal interno
27 Ramo da veia porta
28 Músculo serrátil posterior inferior
29 Músculo oblíquo externo
30 Ramo da veia hepática direita
31 Músculo oblíquo interno
32 Recesso costodiafragmático
33 Fígado (lobo direito)
34 Músculo eretor da espinha (trato lateral)
35 Músculo transverso do abdome

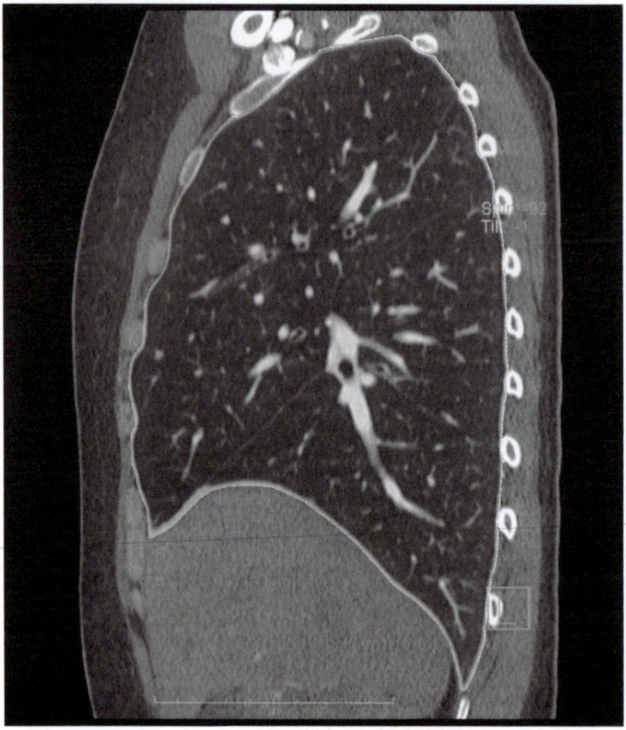

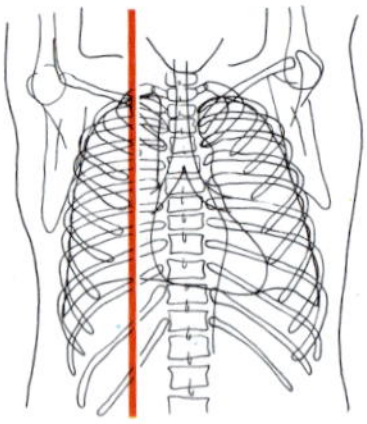

1 Plexo cervical
2 Músculo escaleno médio
3 Veia jugular externa
4 Músculo levantador da escápula
5 Clavícula
6 Músculo romboide menor
7 Músculo peitoral maior (parte clavicular)

▶

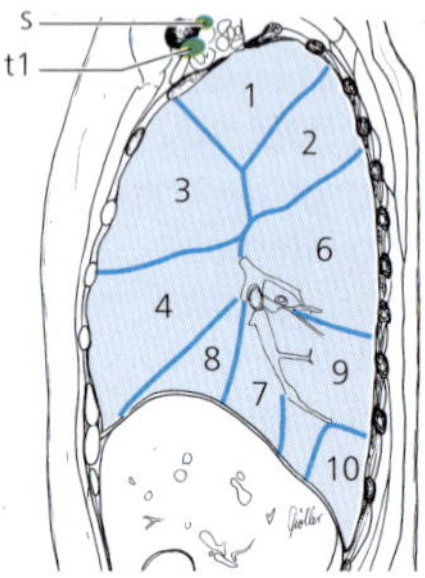

1 Segmento apical do lobo superior
2 Segmento posterior do lobo superior
3 Segmento anterior do lobo superior
4 Segmento lateral do lobo médio
6 Segmento superior do lobo inferior
7 Segmento basal medial do lobo inferior
8 Segmento basal anterior do lobo inferior
9 Segmento basal lateral do lobo inferior
10 Segmento basal posterior do lobo inferior

• = Linfonodo (ver 3ª capa)
—— = Limites dos segmentos pulmonares

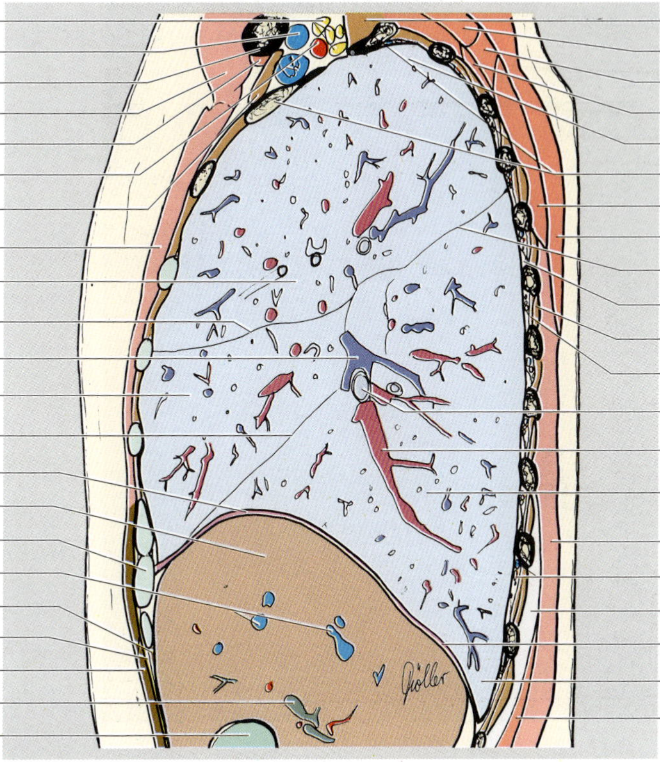

8 Músculo serrátil posterior superior
9 Músculo subclávio
10 Pulmão (ápice)
11 Artéria e veia subclávias
12 Costela 1
13 Músculo escaleno anterior
14 Músculo romboide maior
15 Músculo peitoral maior (parte esternocostal)
16 Músculo trapézio
17 Pulmão direito (lobo superior)
18 Fissura oblíqua
19 Fissura horizontal
20 Músculo intercostal íntimo
21 Tronco comum das artérias segmentares basais anterior, lateral, posterior e medial
22 Músculo intercostal externo
23 Pulmão direito (lobo médio)
24 Músculo intercostal interno
25 Diafragma (tendão central)
26 Brônquio lobar inferior
27 Fígado (lobo direito)
28 Veia basal comum da veia pulmonar inferior direita
29 Costela 7 (cartilagem costal)
30 Pulmão direito (lobo inferior)
31 Ramo da veia hepática direita
32 Músculo latíssimo do dorso
33 Músculo transverso do abdome
34 Veia, artéria e nervo intercostais
35 Músculo reto do abdome
36 Músculo eretor da espinha (trato lateral)
37 Músculo oblíquo externo
38 Diafragma (parte costal)
39 Ramo da veia porta
40 Recesso costodiafragmático
41 Vesícula biliar
42 Músculo serrátil posterior inferior

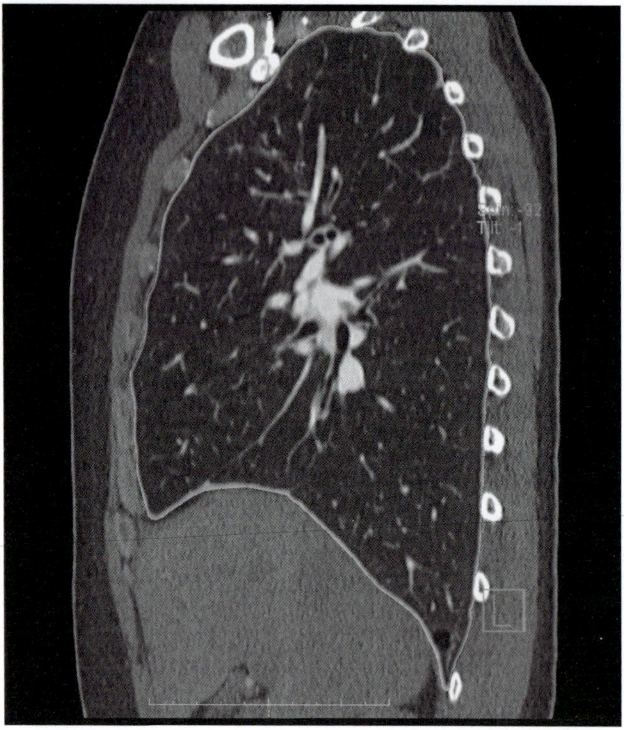

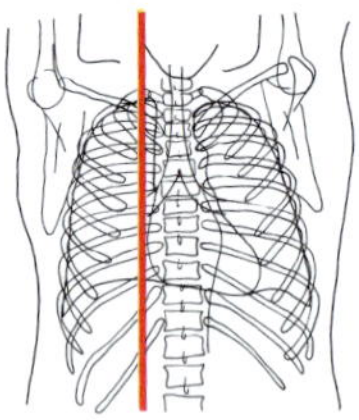

1 Plexo cervical
2 Músculo escaleno médio
3 Músculo esternoclidomastóideo
4 Músculo levantador da escápula
5 Músculo escaleno anterior
6 Pulmão (ápice)
7 Artéria subclávia ▶

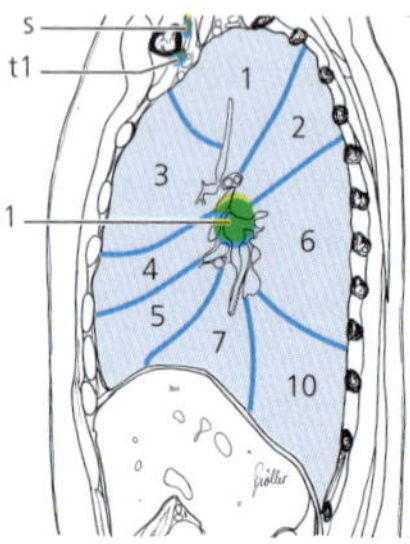

1 Segmento apical do lobo superior
2 Segmento posterior do lobo superior
3 Segmento anterior do lobo superior
4 Segmento lateral do lobo médio
5 Segmento medial do lobo médio
6 Segmento superior do lobo inferior
7 Segmento basal medial do lobo inferior
10 Segmento basal posterior do lobo inferior

• = Linfonodo (ver 3ª capa)
—— = Limites dos segmentos pulmonares

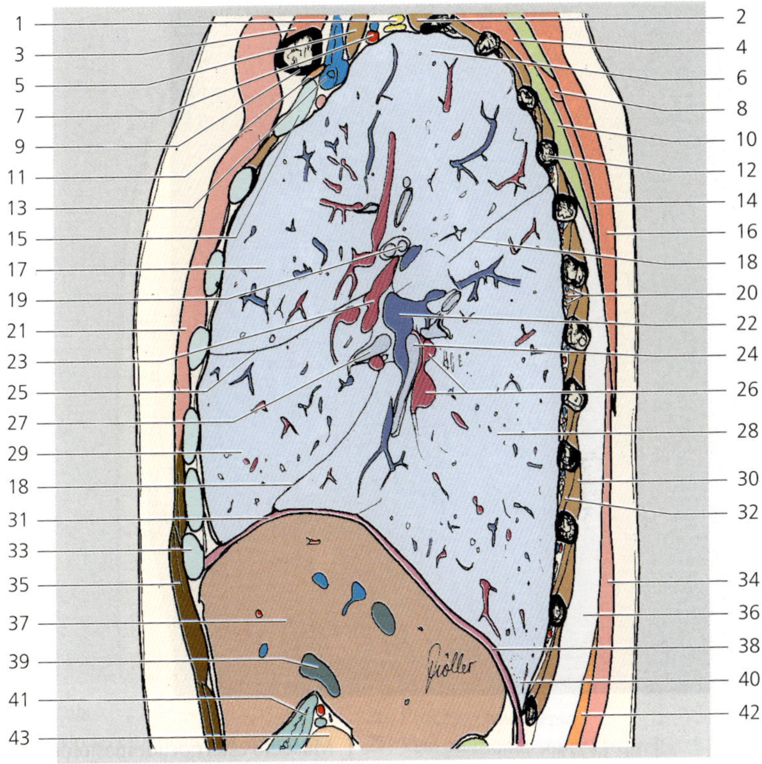

8 Músculo romboide menor
9 Clavícula
10 Músculo serrátil posterior superior
11 Músculo subclávio
12 Costela 4 (parte posterior)
13 Veia subclávia
14 Músculo romboide maior
15 Costela 1 (cartilagem costal)
16 Músculo trapézio
17 Pulmão direito (lobo superior)
18 Fissura oblíqua
19 Brônquio lobar superior direito
20 Veia, artéria e nervo intercostais
21 Músculo peitoral maior (parte esternal)
22 Artéria pulmonar inferior
23 Veia lobar média
24 Brônquio lobar inferior direito
25 Fissura horizontal
26 Veia basal comum das veias pulmonares inferiores direitas
27 Brônquio lobar médio direito
28 Pulmão direito (lobo inferior)
29 Pulmão direito (lobo médio)
30 Músculo intercostal externo
31 Diafragma (tendão central)
32 Músculo intercostal interno
33 Costela 7 (cartilagem costal)
34 Músculo latíssimo do dorso
35 Músculo reto do abdome
36 Músculo eretor da espinha (trato lateral)
37 Fígado (lobo direito)
38 Diafragma (parte costal)
39 Veia porta (ramo principal direito)
40 Recesso costodiafragmático
41 Vesícula biliar
42 Músculo serrátil posterior inferior
43 Duodeno

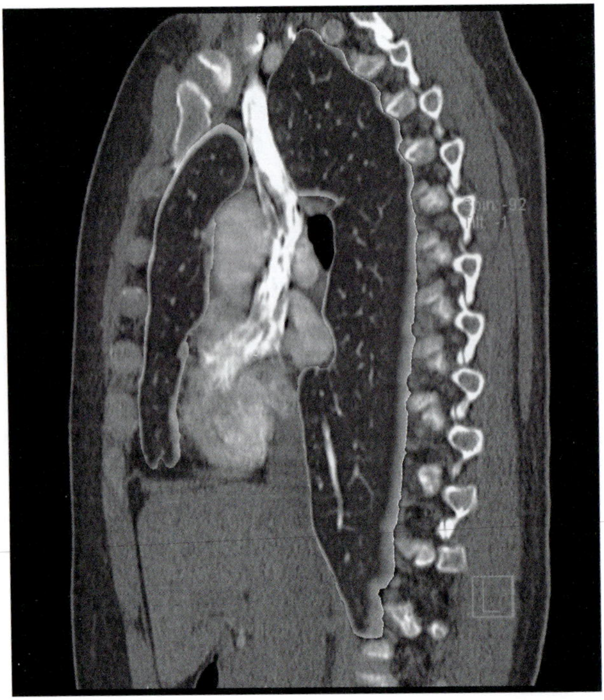

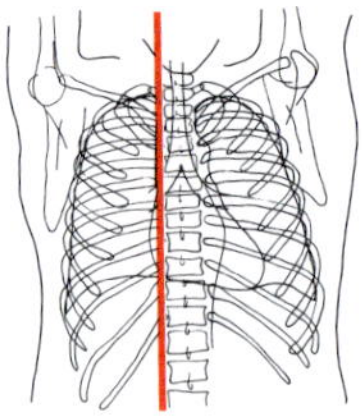

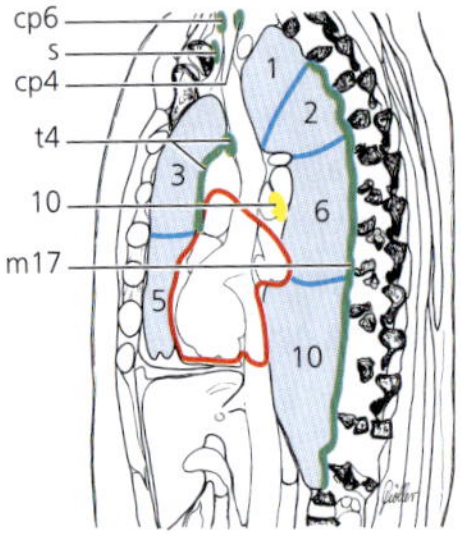

1 Músculo esternoclidomastóideo
2 Músculo escaleno médio
3 Músculo esterno-hióideo
4 Músculos espinal do pescoço e multífido
5 Plexo cervical ▶

1 Segmento apical do lobo superior
2 Segmento posterior do lobo superior
3 Segmento anterior do lobo superior
5 Segmento medial do lobo médio
6 Segmento superior do lobo inferior
10 Segmento basal posterior do lobo inferior

● ● = Linfonodo (ver 3ª capa)
—— = Limites dos segmentos pulmonares
—— = Pericárdio

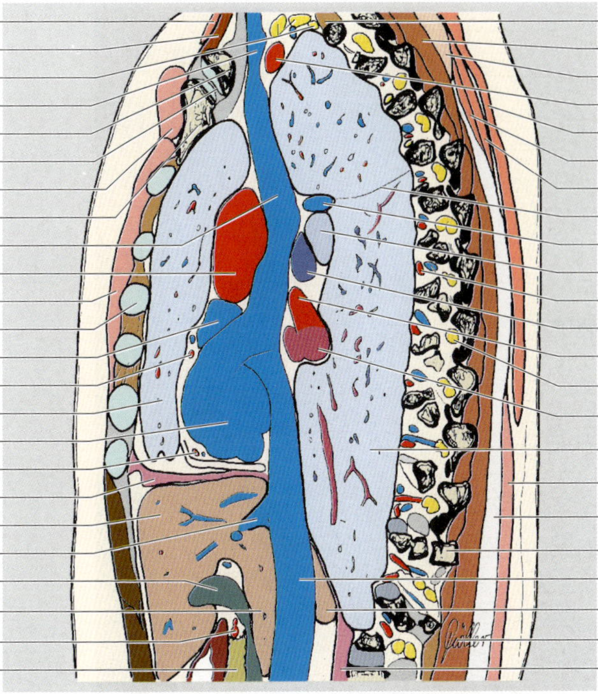

6 Músculos esplênios do pescoço e da cabeça
7 Veia jugular interna
8 Artéria subclávia direita
9 Clavícula
10 Músculo trapézio
11 Articulação esternoclavicular
12 Músculo serrátil posterior superior
13 Músculo peitoral maior (parte clavicular)
14 Músculo romboide maior
15 Esterno (manúbrio)
16 Fissura oblíqua
17 Veia cava superior
18 Veia ázigo
19 Aorta ascendente
20 Brônquio principal direito
21 Músculo peitoral maior (parte esternocostal)
22 Artéria e veia intercostais posteriores (ramo dorsal)
23 Costela 4 (cartilagem costal)
24 Artéria pulmonar direita
25 Átrio direito (aurícula)
26 Átrio esquerdo
27 Artéria coronária direita
28 Gânglio espinal
29 Pulmão direito
30 Veia pulmonar inferior direita
31 Átrio direito
32 Pulmão direito (lobo inferior)
33 Artéria coronária direita (ramo marginal direito)
34 Músculo latíssimo do dorso
35 Diafragma (parte costal)
36 Músculo eretor da espinha
37 Fígado (lobo esquerdo)
38 Processo transverso
39 Veias hepáticas
40 Veia cava inferior
41 Veias portas (ramo esquerdo)
42 Fígado (lobo caudado)
43 Artéria hepática
44 Músculo multífido
45 Pâncreas
46 Diafragma (parte lombar)

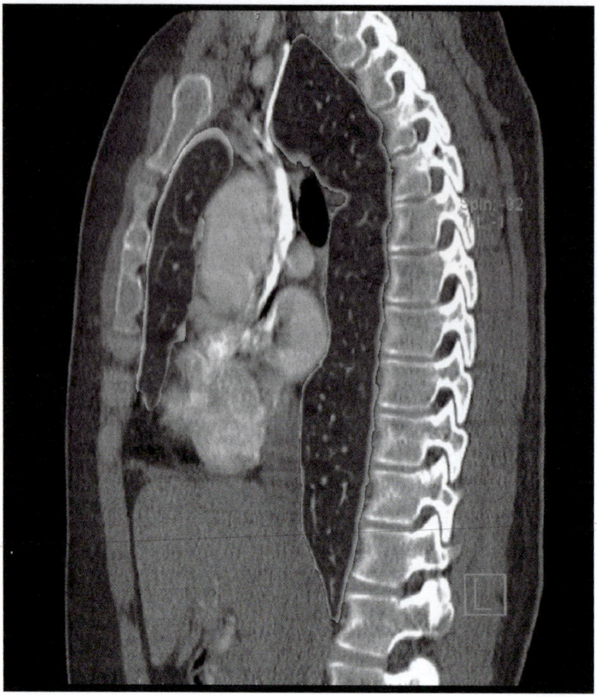

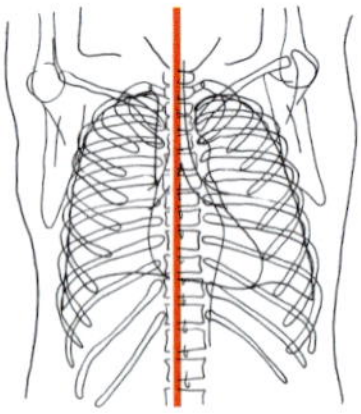

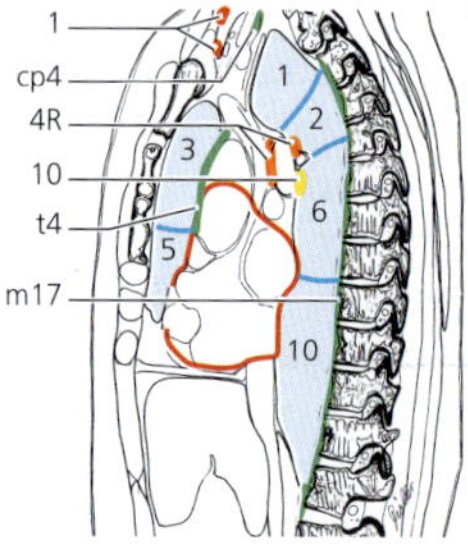

1 Músculo esternoclidomastóideo
2 Músculo semiespinal da cabeça
3 Músculo escaleno anterior
4 Músculos espinal do pescoço e multífido
5 Artéria vertebral
6 Artéria subclávia direita
7 Articulação esternoclavicular ▶

1 Segmento apical do lobo superior
2 Segmento posterior do lobo superior
3 Segmento anterior do lobo superior
5 Segmento medial do lobo medial
6 Segmento superior do lobo inferior
10 Segmento basal posterior do lobo inferior

• • • • = Linfonodo (ver 3ª capa)
—— = Limites dos segmentos pulmonares
—— = Pericárdio

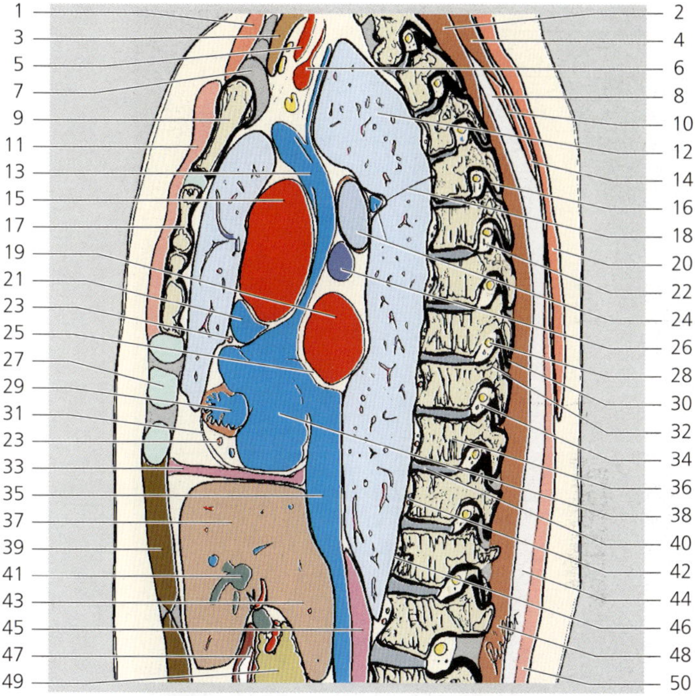

8 Músculo espinal do tórax
9 Esterno (manúbrio)
10 Músculo serrátil posterior superior
11 Músculo peitoral maior
12 Pulmão direito
13 Veia cava superior
14 Músculo romboide maior
15 Aorta ascendente
16 Articulação zigapofisária
17 Esterno (corpo)
18 Fissura oblíqua
19 Átrio esquerdo
20 Músculo trapézio
21 Aurícula do átrio direito
22 Veias intervertebrais
23 Artéria coronária direita
24 Brônquio principal direito e veia ázigo
25 Septo interatrial
26 Artéria pulmonar direita
27 Costela 6 (cartilagem costal)
28 Gânglio espinal
29 Ventrículo direito
30 Processo articular inferior
31 Cavidade pericárdica
32 Processo articular superior
33 Diafragma
34 Forame intervertebral (neural)
35 Veia cava inferior
36 Corpo vertebral (T8)
37 Fígado (lobo esquerdo)
38 Átrio direito
39 Músculo reto do abdome
40 Disco intervertebral
41 Veia porta (ramo esquerdo)
42 Artéria e veia intercostais posteriores (ramo dorsal)
43 Fígado (lobo caudado)
44 Músculo eretor da espinha
45 Diafragma (parte lombar)
46 Ligamento longitudinal anterior
47 Duodeno
48 Músculos semiespinal do tórax e multífido
49 Pâncreas
50 Músculo latíssimo do dorso

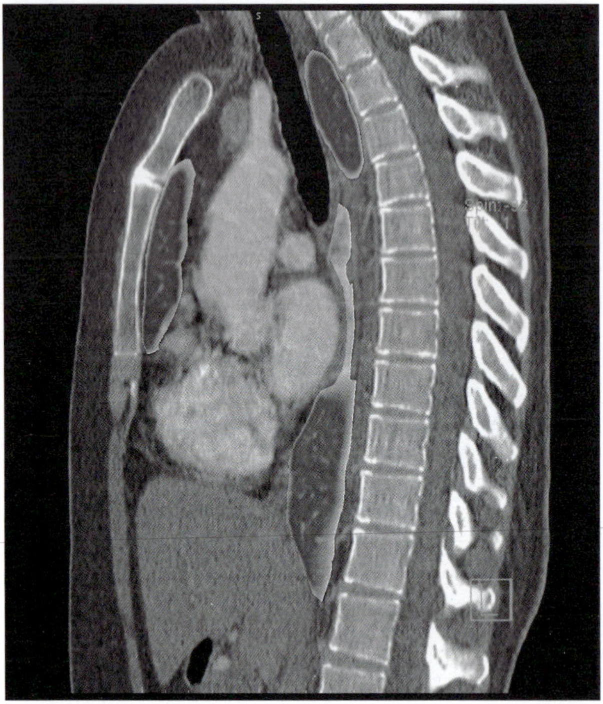

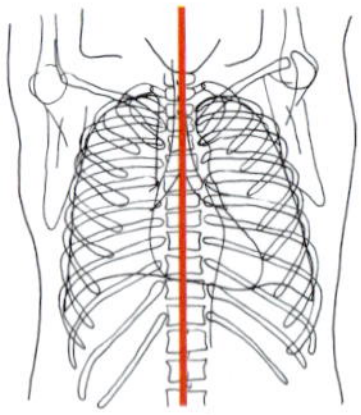

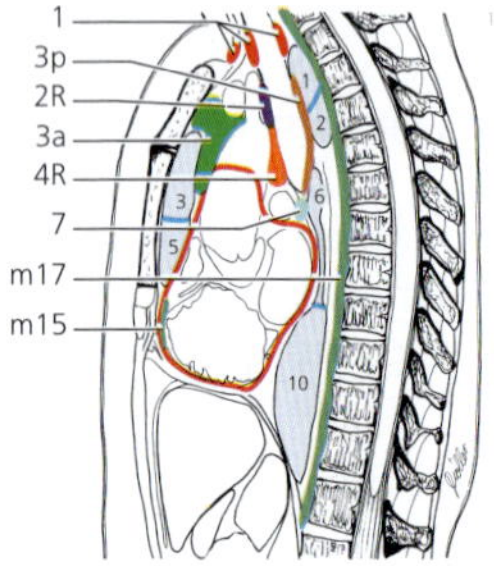

1 Segmento apical do lobo superior
2 Segmento posterior do lobo superior
3 Segmento anterior do lobo superior
5 Segmento medial do lobo médio
6 Segmento superior do lobo inferior
10 Segmento basal posterior do lobo inferior

● ● ● = Linfonodo
● ● ● (ver 3ª capa)
—— = Limites dos segmentos pulmonares
—— = Pericárdio

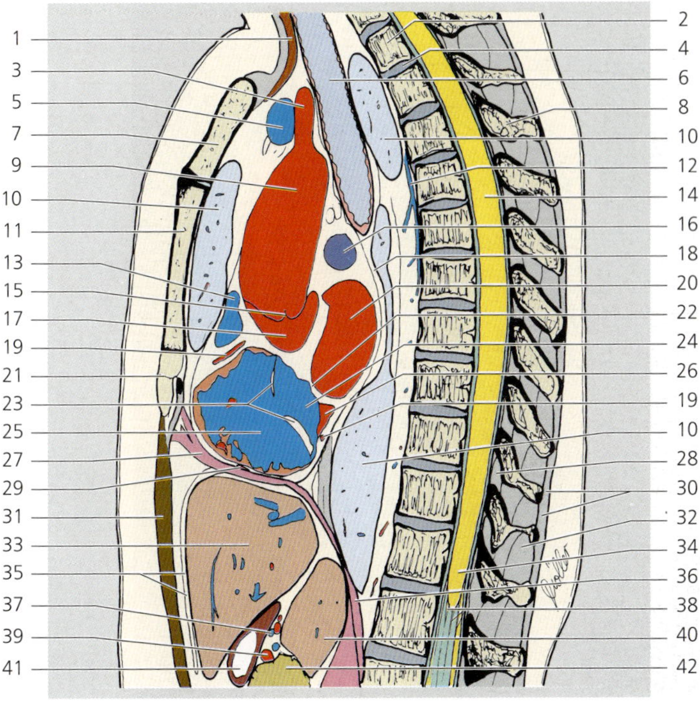

1 Músculo esterno-hióideo
2 Corpo vertebral (T1)
3 Tronco braquiocefálico
4 Disco intervertebral
5 Veia braquiocefálica esquerda
6 Traqueia
7 Esterno (manúbrio)
8 Processo espinhoso
9 Aorta ascendente
10 Pulmão direito
11 Esterno (corpo)
12 Veia ázigo
13 Aurícula do átrio direito
14 Medula espinal torácica
15 Valva aórtica
16 Artéria pulmonar esquerda
17 Ventrículo esquerdo
18 Seio pericárdico oblíquo
19 Artéria coronária direita (ramo anterior)
20 Átrio esquerdo
21 Processo xifoide
22 Septo interatrial
23 Valva atrioventricular direita (tricúspide)
24 Átrio direito
25 Ventrículo direito
26 Seio coronário
27 Diafragma
28 Ligamento amarelo
29 Artéria coronária direita (ramo marginal direito)
30 Ligamento supraespinhoso
31 Músculo reto do abdome
32 Ligamento interespinal
33 Fígado (lobo esquerdo)
34 Cone medular
35 Omento maior
36 Diafragma (parte lombar)
37 Veia gástrica esquerda
38 Filamentos nervosos (cauda equina)
39 Artéria hepática comum
40 Fígado (lobo caudado)
41 Duodeno
42 Pâncreas

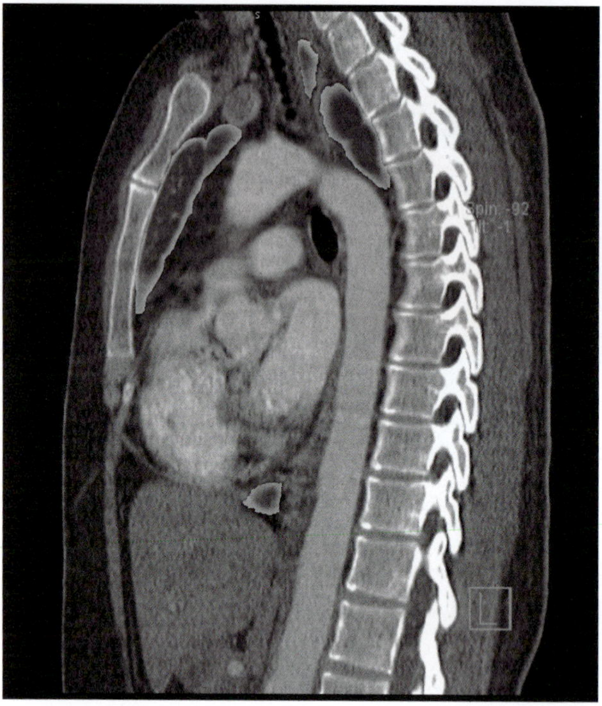

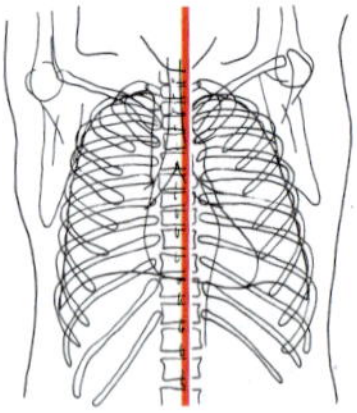

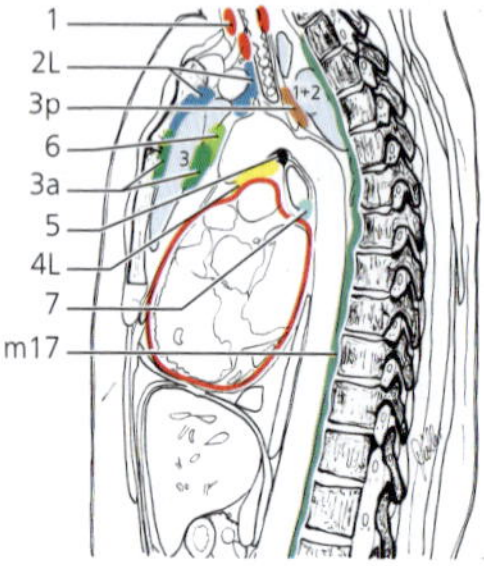

1 Músculo esternotireóideo
2 Esplênio do pescoço (parte do músculo eretor da espinha, trato lateral)
3 Traqueia
4 Músculos semiespinal da cabeça (trato medial) e longuíssimo do tórax (parte do músculo eretor da espinha)
5 Veia braquiocefálica
6 Pulmão esquerdo
7 Esterno (manúbrio)
8 Músculo romboide maior
9 Tronco braquiocefálico
10 Músculo serrátil posterior superior
11 Músculo peitoral maior
12 Forame espinal
13 Arco aórtico
14 Corpo vertebral (T4)
15 Artéria pulmonar direita ▶

● ● ● ● = Linfonodo
● ● ● ● (ver 3ª capa)

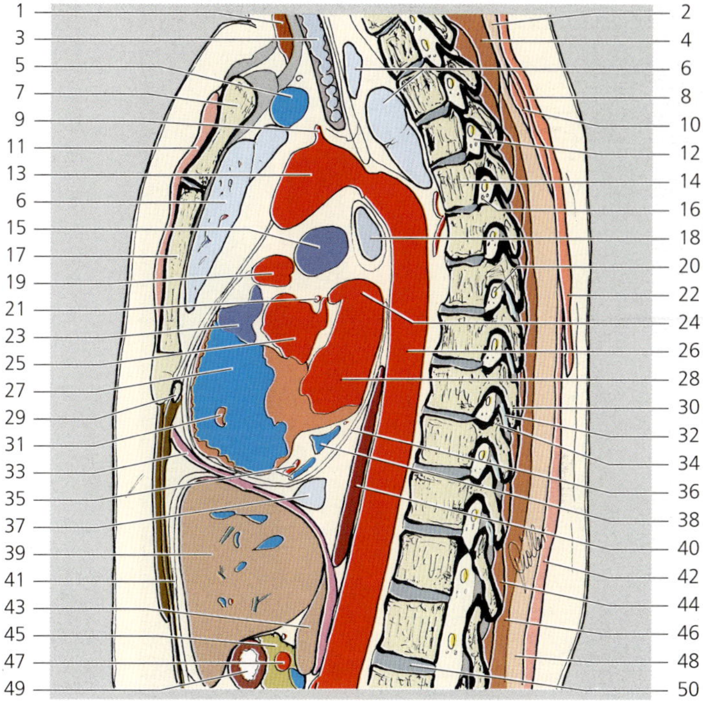

16 Veias intervertebrais
17 Esterno (corpo)
18 Ramos leptomeníngeos
19 Aorta ascendente (bulbo)
20 Gânglio espinal (raiz nervosa T4)
21 Artéria coronária esquerda
22 Músculo trapézio
23 Trato de ejeção pulmonar
24 Aurícula do átrio esquerdo
25 Ventrículo esquerdo
26 Aorta descendente (torácica)
27 Ventrículo direito
28 Átrio esquerdo
29 Processo xifoide
30 Processo articular inferior
31 Músculo papilar anterior
32 Articulação zigapofisária
33 Diafragma
34 Processo articular superior
35 Artéria coronária direita e veia cardíaca média
36 Pericárdio
37 Pulmão esquerdo (lobo inferior)
38 Seio coronário
39 Fígado (lobo esquerdo)
40 Esôfago
41 Omento maior
42 Músculo latíssimo do dorso
43 Fígado (lobo caudado)
44 Músculos rotadores longos e curtos (parte do músculo eretor da espinha, sistema transversoespinal, trato medial)
45 Pâncreas
46 Músculos semiespinal do tórax e multífido (parte do músculo eretor da espinha, sistema transversoespinal, trato medial)
47 Artéria esplênica
48 Músculos longuíssimo, iliocostal do lombo e iliocostal do tórax (parte do músculo eretor da espinha, sistema sacroespinal, trato lateral)
49 Duodeno
50 Disco intervertebral

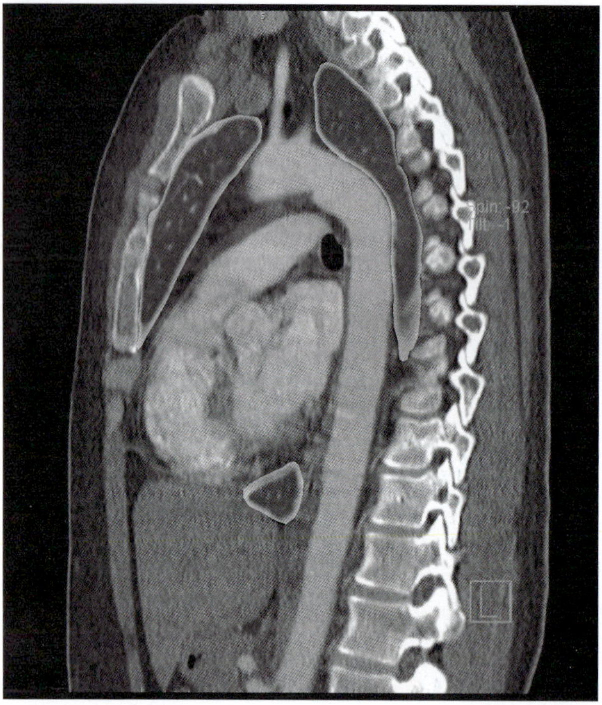

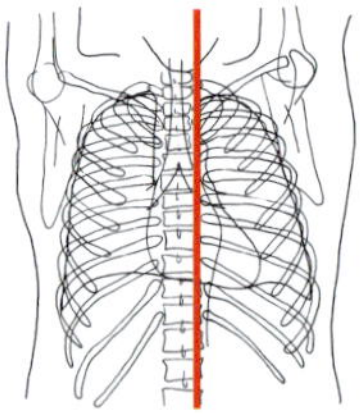

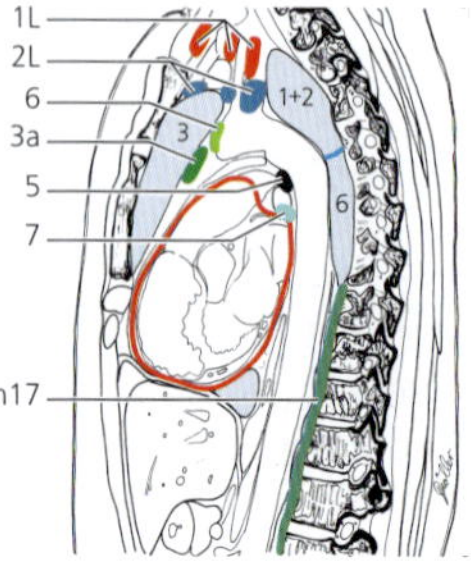

1 Glândula tireoide
2 Músculo esplênio do pescoço
3 Músculo esternoclidomastóideo
4 Músculo multífido
5 Artéria carótida comum esquerda
6 Músculo romboide maior
7 Músculo esterno-hióideo
8 Músculo serrátil posterior superior
9 Veia braquiocefálica
10 Pulmão esquerdo (lobo superior)
11 Músculo peitoral maior
12 Traqueia (corte)
13 Esterno (manúbrio)
14 Artéria subclávia esquerda
15 Arco aórtico
16 Veia hemiázigo acessória
17 Pericárdio
18 Músculo trapézio ▶

1 + 2 Segmento apicoposterior do lobo superior
3 Segmento anterior do lobo superior
6 Segmento superior do lobo inferior

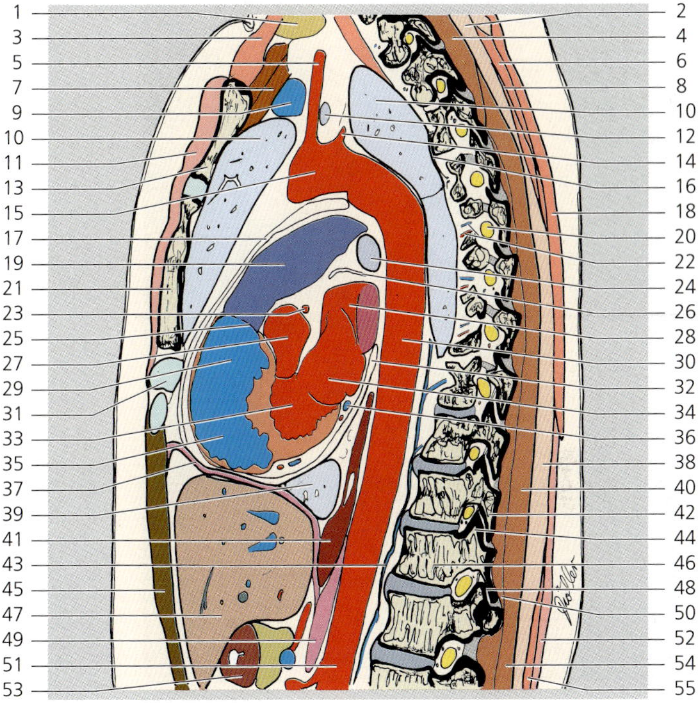

19 Artéria pulmonar (tronco)
20 Gânglio espinal (T4)
21 Esterno (corpo)
22 Artéria e veia intercostais posteriores
23 Artéria coronária esquerda
24 Brônquio principal esquerdo
25 Valva pulmonar
26 Seio pericárdico transverso
27 Aorta ascendente (bulbo)
28 Aurícula do átrio esquerdo
29 Cone arterial
30 Aorta descendente (torácica)
31 Processo xifoide
32 Seio pericárdico oblíquo
33 Ventrículo esquerdo
34 Átrio esquerdo
35 Ventrículo direito
36 Seio coronário
37 Diafragma
38 Músculos longuíssimo do tórax e iliocostal (parte do músculo eretor da espinha, trato lateral)
39 Pulmão esquerdo (lobo inferior)
40 Músculo semiespinal do tórax (parte do músculo eretor da espinha, trato medial)
41 Esôfago
42 Processo articular inferior
43 Veia hemiázigo
44 Processo articular superior
45 Músculo reto do abdome
46 Corpo vertebral (T10)
47 Fígado (lobo esquerdo)
48 Articulação zigapofisária
49 Diafragma (parte lombar)
50 Músculos espinal e interespinais (parte do músculo eretor da espinha, trato medial)
51 Aorta descendente (abdominal)
52 Músculo latíssimo do dorso
53 Duodeno
54 Músculo multífido (parte do músculo eretor da espinha, trato medial)
55 Músculo serrátil posterior inferior

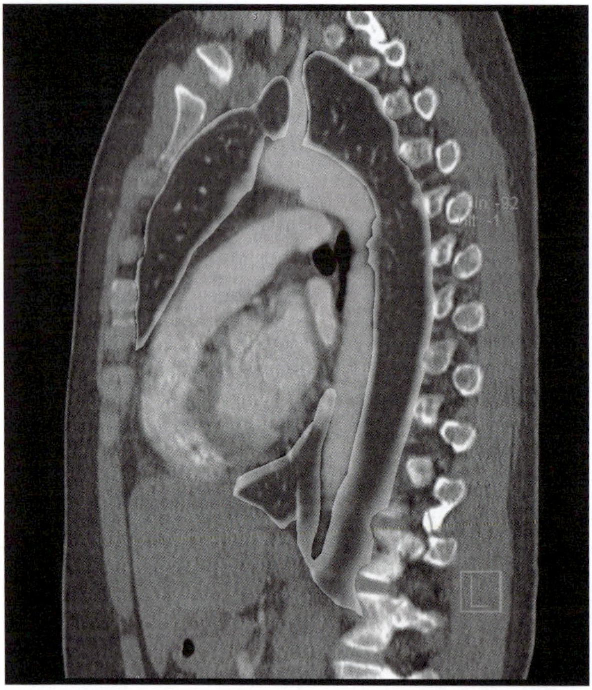

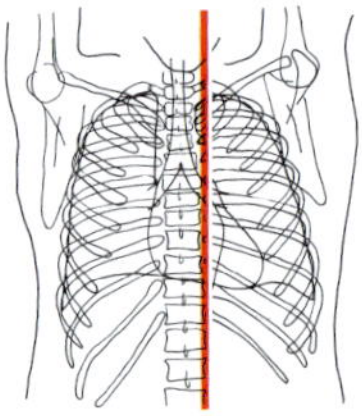

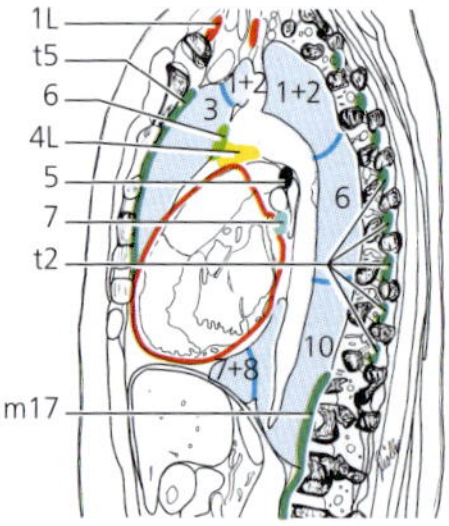

1 Músculo esternoclidomastóideo
2 Músculo levantador da escápula
3 Músculo escaleno anterior
4 Plexo cervical
5 Músculo esterno-hióideo
6 Artéria vertebral
7 Clavícula
8 Músculo esplênio do pescoço (parte do músculo eretor da espinha, sistema espinotransversário, trato lateral)
9 Veia braquiocefálica esquerda
10 Músculos romboides maior e menor
11 Artéria subclávia esquerda
12 Músculo serrátil posterior superior
13 Esterno (manúbrio)
14 Músculo trapézio ▶

● ● ● = Linfonodo
● ● ● (ver 3ª capa)
—— = Limites dos segmentos pulmonares
—— = Pericárdio

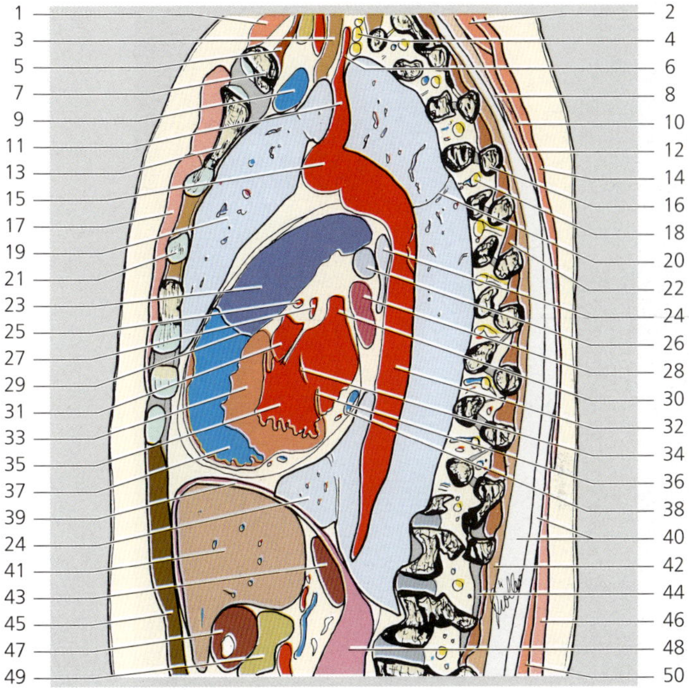

15 Arco aórtico
16 Processo transverso
17 Músculo peitoral maior
18 Gânglio espinal (T4)
19 Pulmão esquerdo (lobo superior)
20 Fissura oblíqua
21 Costela 3 (cartilagem costal)
22 Músculos intertransversários (parte do músculo eretor da espinha, sistema intertransversário, trato lateral)
23 Trato de ejeção da artéria pulmonar
24 Pulmão esquerdo (lobo inferior)
25 Artéria coronária esquerda
26 Brônquio principal esquerdo
27 Artéria coronária esquerda, ramo circunflexo (Cx)
28 Veia pulmonar
29 Valva pulmonar
30 Aurícula do átrio esquerdo
31 Aorta ascendente (bulbo)
32 Aorta descendente (torácica)
33 Septo interventricular
34 Valva mitral, válvula (cúspide) anterior
35 Ventrículo esquerdo
36 Valva mitral, válvula (cúspide) posterior
37 Ventrículo direito
38 Seio coronário
39 Diafragma
40 Músculos longuíssimo do tórax e iliocostal (parte do músculo eretor da espinha, trato lateral)
41 Fígado (lobo esquerdo)
42 Músculo multífido (parte do músculo eretor da espinha, sistema transversoespinal, trato medial)
43 Estômago
44 Ligamento amarelo
45 Músculo reto do abdome
46 Músculo latíssimo do dorso
47 Estômago (piloro)
48 Diafragma (parte lombar)
49 Pâncreas
50 Músculo serrátil posterior inferior

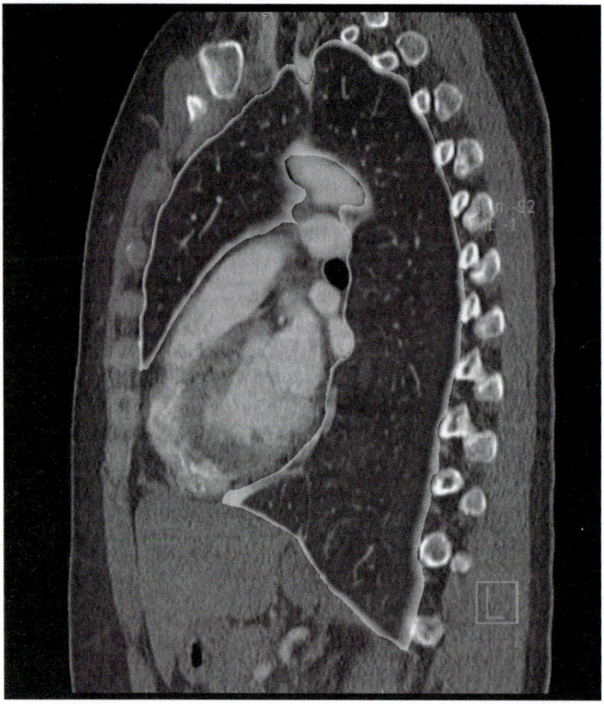

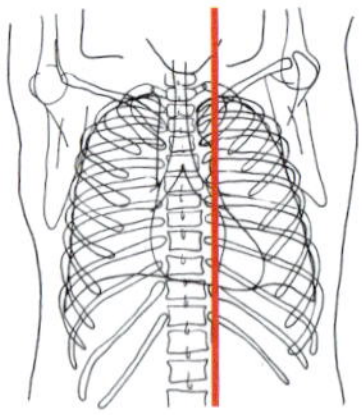

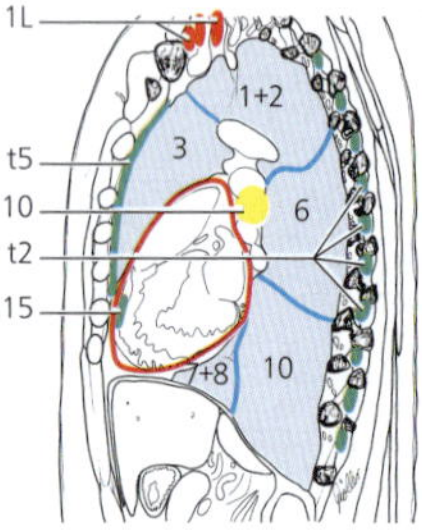

1 Músculo esternoclidomastóideo
2 Músculo escaleno médio
3 Veia jugular interna
4 Músculo levantador da escápula
5 Clavícula
6 Plexo cervical
7 Veia subclávia esquerda
8 Músculo esplênio do pescoço (parte do músculo eretor da espinha, sistema espinotransversário, trato lateral)
9 Articulação esternoclavicular
10 Artéria subclávia
11 Esterno (manúbrio)
12 Músculos romboides maior e menor
13 Músculo peitoral maior
14 Músculo trapézio
15 Pulmão esquerdo (lobo superior)
16 Músculo serrátil posterior superior ▶

● ● ● = Linfonodo (ver 3ª capa)
—— = Limites dos segmentos pulmonares
—— = Pericárdio

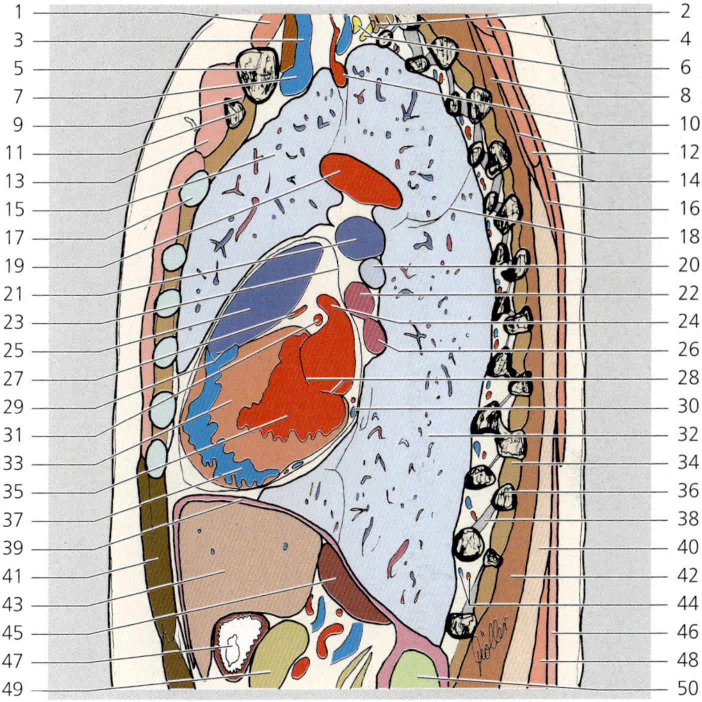

17 Costela 2 (cartilagem costal)
18 Fissura oblíqua
19 Arco aórtico
20 Brônquio principal esquerdo
21 Artéria pulmonar esquerda
22 Veia pulmonar superior esquerda
23 Cavidade pericárdica
24 Aurícula do átrio esquerdo
25 Tronco pulmonar
26 Veia pulmonar inferior esquerda
27 Artéria coronária esquerda (ramo interventricular anterior)
28 Valva mitral
29 Valva pulmonar
30 Seio coronário
31 Artéria coronária esquerda, ramo circunflexo (Cx)
32 Pulmão esquerdo (lobo inferior)
33 Septo interventricular
34 Músculos intertransversários (parte do músculo eretor da espinha, sistema intertransversário, trato lateral)
35 Ventrículo esquerdo
36 Processo transverso
37 Ventrículo direito
38 Ligamento costotransversário superior
39 Diafragma
40 Músculos longuíssimo do tórax e iliocostal (parte do músculo eretor da espinha, trato lateral)
41 Músculo reto do abdome
42 Músculo multífido (parte do músculo eretor da espinha, sistema transversoespinal, trato medial)
43 Fígado (lobo esquerdo)
44 Artéria e veia intercostais posteriores
45 Estômago (cárdia)
46 Músculo latíssimo do dorso
47 Estômago (parte pré-pilórica)
48 Músculo serrátil posterior inferior
49 Pâncreas
50 Rim esquerdo

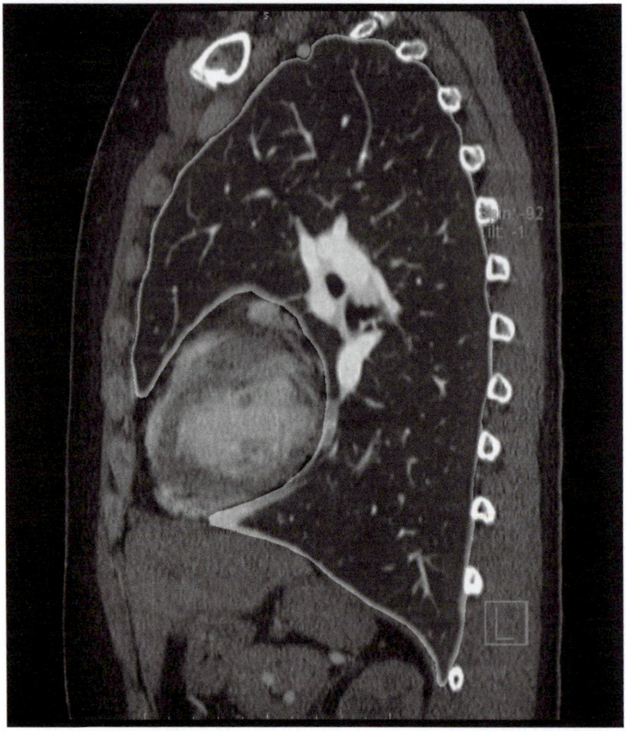

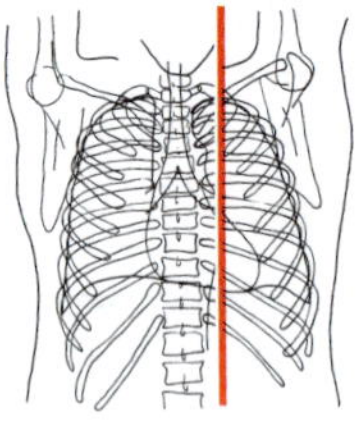

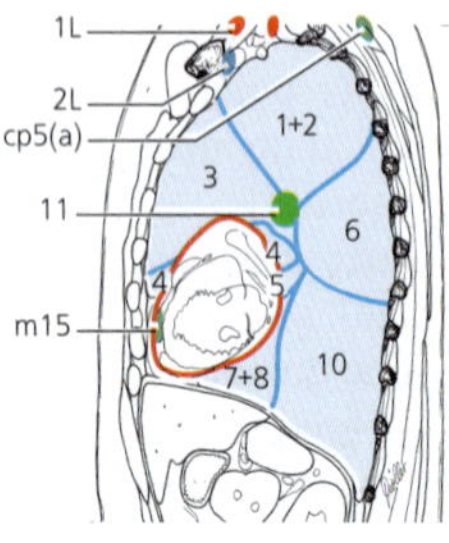

1 Músculo esternoclidomastóideo
2 Músculos escalenos médio e posterior
3 Músculo escaleno anterior
4 Músculo esplênio do pescoço (parte do músculo eretor da espinha, sistema espinotransversário, trato lateral)
5 Plexo cervical
6 Músculo levantador da escápula
7 Clavícula
8 Músculo serrátil posterior superior
9 Veia subclávia esquerda
10 Músculos romboides maior e menor
11 Artéria subclávia esquerda
12 Músculo trapézio
13 Músculo peitoral maior (parte clavicular) ▶

● ● = Linfonodo (ver 3ª capa)
—— = Limites dos segmentos pulmonares
—— = Pericárdio

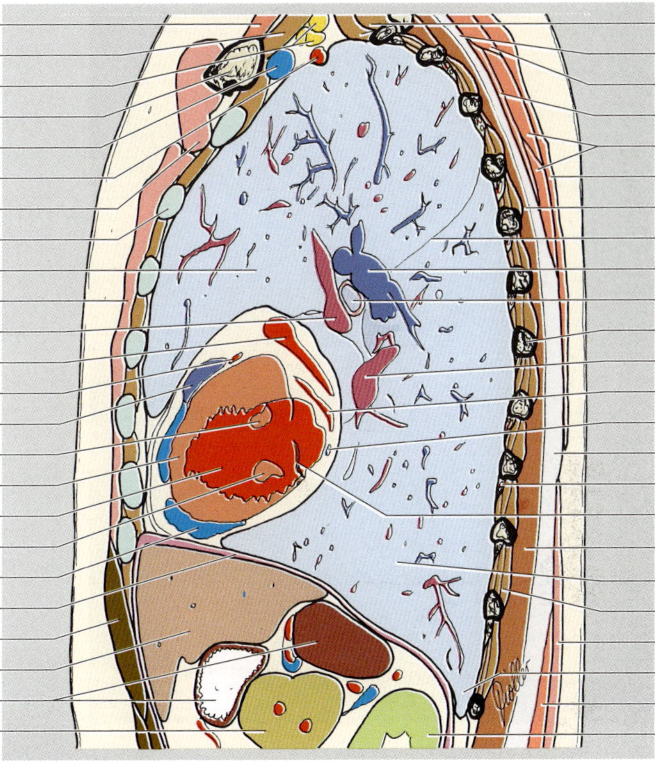

14 Músculo multífido (parte do músculo eretor da espinha, sistema transversoespinal, trato medial)
15 Costela 2 (cartilagem costal)
16 Fissura oblíqua
17 Pulmão esquerdo (lobo superior)
18 Artéria pulmonar esquerda
19 Músculo peitoral maior (parte esternal)
20 Brônquio principal esquerdo
21 Veia pulmonar superior esquerda
22 Costela 7
23 Aurícula do átrio esquerdo
24 Veia pulmonar inferior esquerda
25 Artéria coronária esquerda (ramo interventricular anterior)
26 Artéria coronária esquerda, ramo circunflexo (Cx)
27 Tronco pulmonar
28 Veia cardíaca magna
29 Músculo papilar anterior
30 Músculos longuíssimo do tórax e iliocostal (parte do músculo eretor da espinha, trato lateral)
31 Septo interventricular
32 Veia, artéria e nervo intercostais
33 Ventrículo esquerdo
34 Valva mitral
35 Músculo papilar posterior
36 Pulmão esquerdo (lobo inferior)
37 Ventrículo direito
38 Músculo intercostal externo
39 Diafragma
40 Músculo latíssimo do dorso
41 Músculo reto do abdome
42 Recesso costodiafragmático
43 Fígado (lobo esquerdo)
44 Músculo serrátil posterior inferior
45 Estômago
46 Rim esquerdo
47 Pâncreas

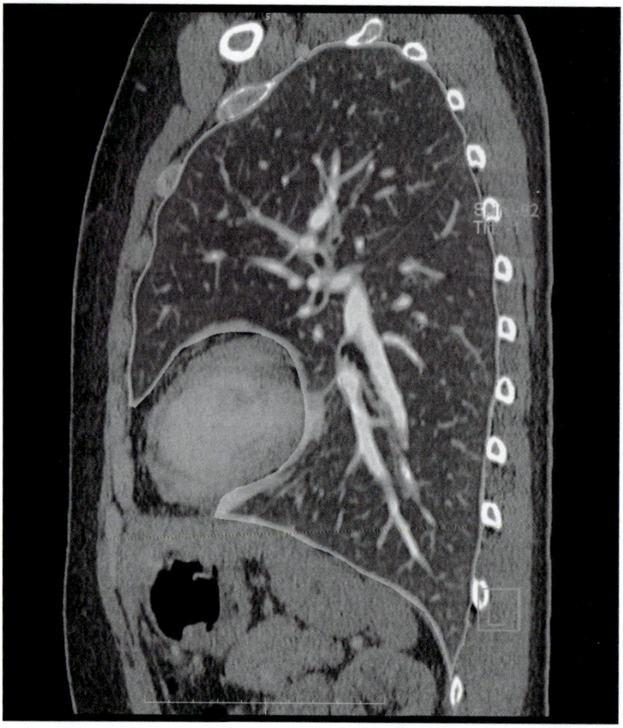

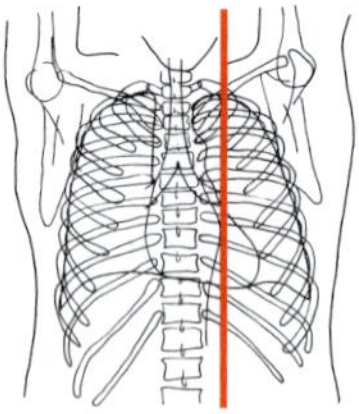

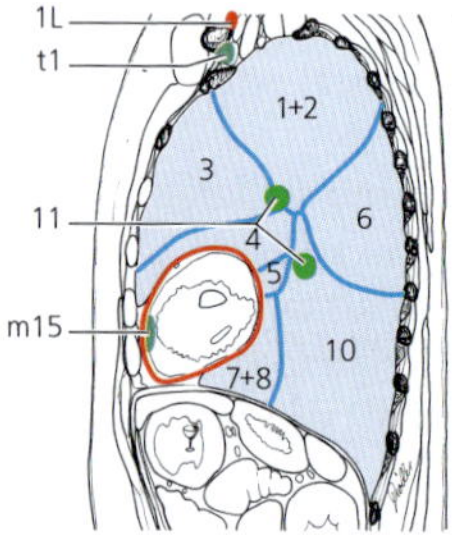

1 Músculo esternoclidomastóideo
2 Músculos escalenos médio e posterior
3 Músculo escaleno anterior
4 Músculo iliocostal do pescoço (parte do músculo eretor da espinha, trato lateral)
5 Clavícula
6 Músculo levantador da escápula
7 Plexo cervical e artéria subclávia
8 Músculo esplênio do pescoço (parte do músculo eretor da espinha, sistema espinotransversário, trato lateral)
9 Veia subclávia esquerda
10 Músculo romboide menor
11 Músculo subclávio
12 Músculo serrátil posterior superior
13 Músculo peitoral maior (parte clavicular)
14 Músculo trapézio
15 Costela 1
16 Músculo romboide maior
17 Músculo peitoral maior (parte esternal)
18 Fissura oblíqua ▶

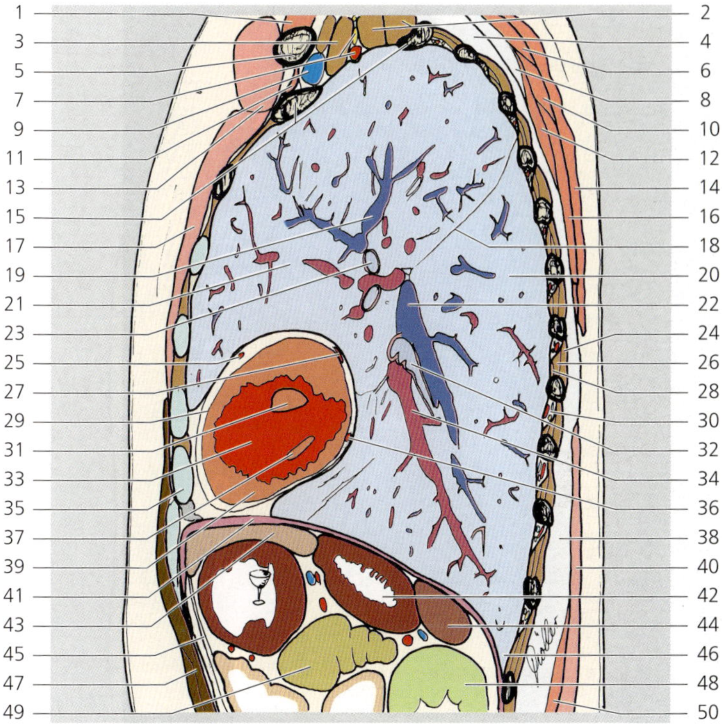

19 Artéria pulmonar esquerda (artéria segmentar apical)
20 Pulmão esquerdo (lobo inferior)
21 Pulmão esquerdo (lobo superior)
22 Artéria pulmonar esquerda (artérias do lobo inferior)
23 Brônquios segmentares apicoposterior e anterior do lobo superior esquerdo
24 Músculo intercostal externo
25 Artéria coronária esquerda, ramo interventricular anterior e via interventricular anterior
26 Músculo intercostal interno
27 Artéria coronária esquerda (ramo marginal esquerdo)
28 Músculo intercostal íntimo
29 Pericárdio
30 Veia, artéria e nervo intercostais
31 Músculo papilar anterior
32 Brônquio lobar inferior esquerdo
33 Ventrículo esquerdo
34 Veia pulmonar inferior esquerda
35 Costela 6 (cartilagem costal)
36 Artéria coronária esquerda (ramo ventricular esquerdo posterior)
37 Músculo papilar posterior
38 Músculos longuíssimo do tórax e iliocostal do lombo (parte do músculo eretor da espinha, trato lateral)
39 Miocárdio
40 Músculo latíssimo do dorso
41 Diafragma
42 Estômago
43 Fígado (lobo esquerdo)
44 Baço
45 Omento maior
46 Recesso costodiafragmático
47 Músculo reto do abdome
48 Rim esquerdo
49 Pâncreas
50 Músculo serrátil posterior inferior

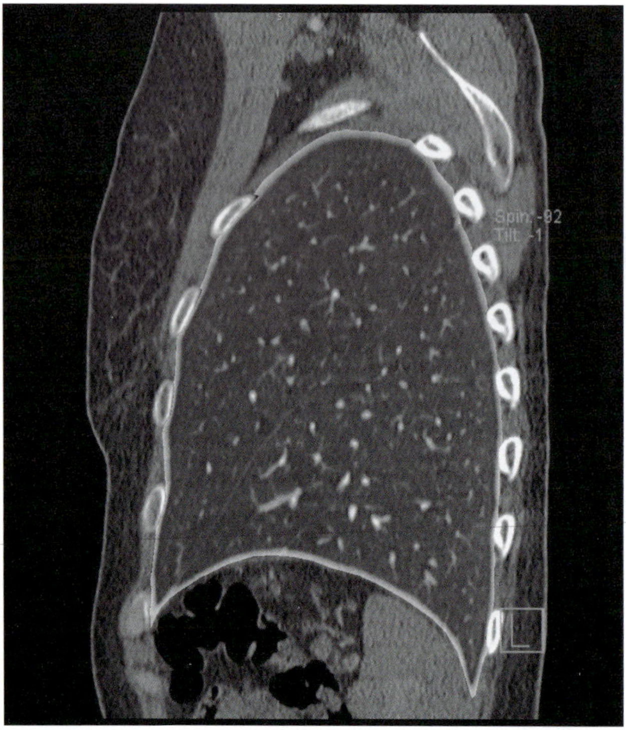

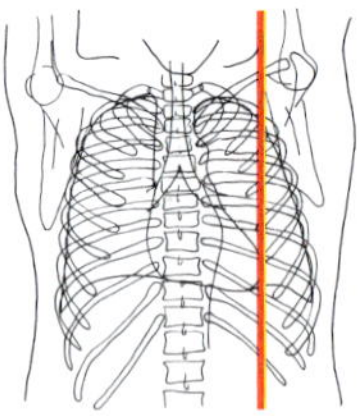

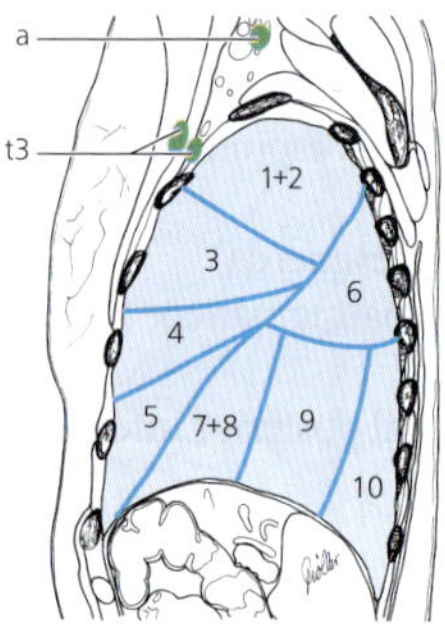

1 + 2 Segmento apicoposterior do lobo superior

3 Segmento anterior do lobo superior

4 Segmento lingular superior do lobo superior

5 Segmento lingular inferior do lobo superior

6 Segmento superior do lobo inferior

7 + 8 Segmentos basal medial (cardíaco) + basal anterior do lobo inferior

9 Segmento basal lateral do lobo inferior

10 Segmento basal posterior do lobo inferior

• = Linfonodo (ver 3ª capa)

—— = Limites dos segmentos pulmonares

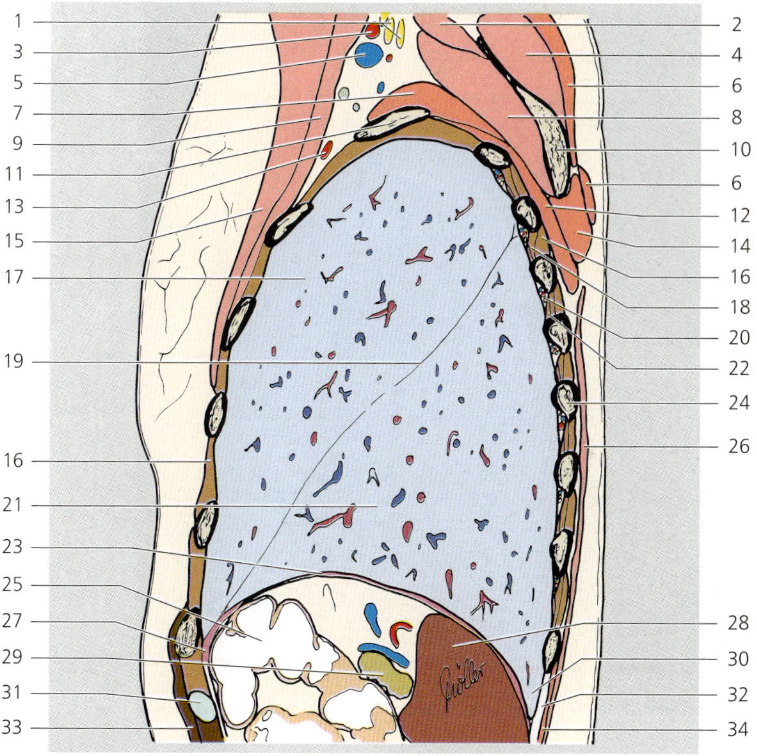

1 Plexo braquial
2 Músculo levantador da escápula
3 Artéria subclávia esquerda
4 Músculo supraespinal
5 Veia subclávia esquerda
6 Músculo trapézio
7 Músculo serrátil anterior
8 Músculo subescapular
9 Músculo peitoral menor
10 Escápula (margem medial)
11 Costela 2
12 Músculo serrátil posterior superior
13 Artéria toracoacromial
14 Músculo romboide maior
15 Músculo peitoral maior
16 Músculo intercostal externo
17 Pulmão esquerdo (lobo superior)
18 Músculo intercostal interno
19 Fissura oblíqua
20 Veia, artéria e nervo intercostais
21 Pulmão esquerdo (lobo inferior)
22 Músculo intercostal íntimo
23 Diafragma
24 Costela 7 (parte posterior)
25 Cólon transverso
26 Músculo latíssimo do dorso
27 Omento maior
28 Baço
29 Pâncreas
30 Recesso costodiafragmático
31 Costela 8 (cartilagem costal)
32 Músculos longuíssimo do tórax e iliocostal do lombo (parte do músculo eretor da espinha, trato lateral)
33 Músculo reto do abdome
34 Músculo serrátil posterior inferior

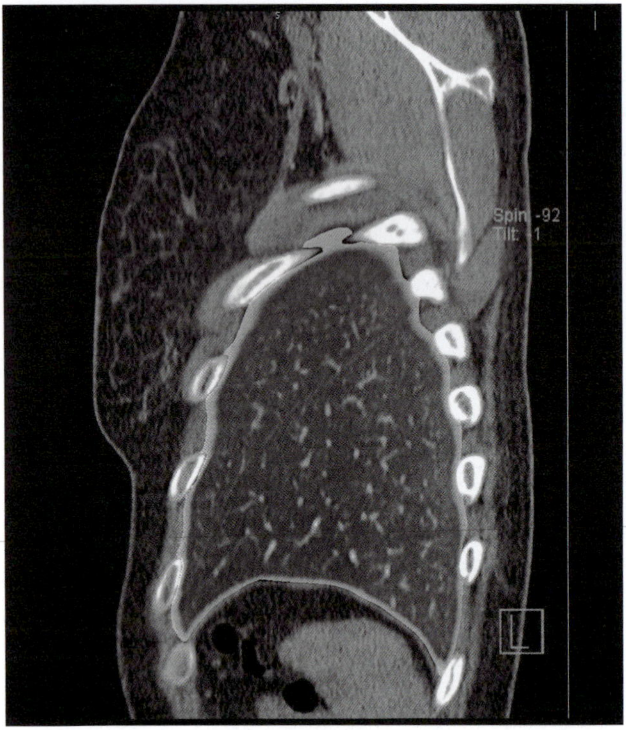

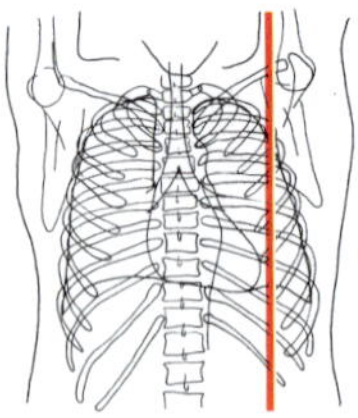

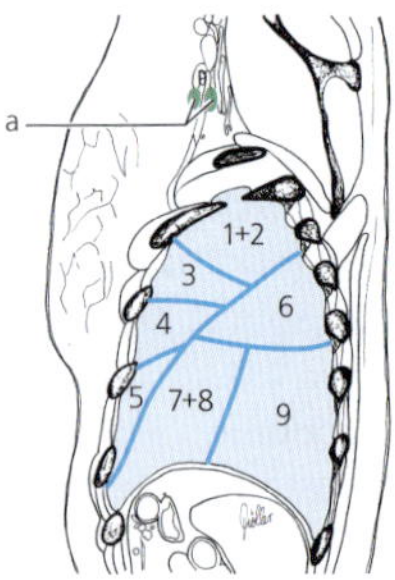

1 + 2 Segmento apicoposterior do lobo superior
3 Segmento anterior do lobo superior
4 Segmento lingular superior do lobo superior
5 Segmento lingular inferior do lobo superior
6 Segmento superior do lobo inferior
7 + 8 Segmentos basal medial (cardíaco) + basal anterior do lobo inferior
9 Segmento basal lateral do lobo inferior

• = Linfonodo (ver 3ª capa)
—— = Limites dos segmentos pulmonares

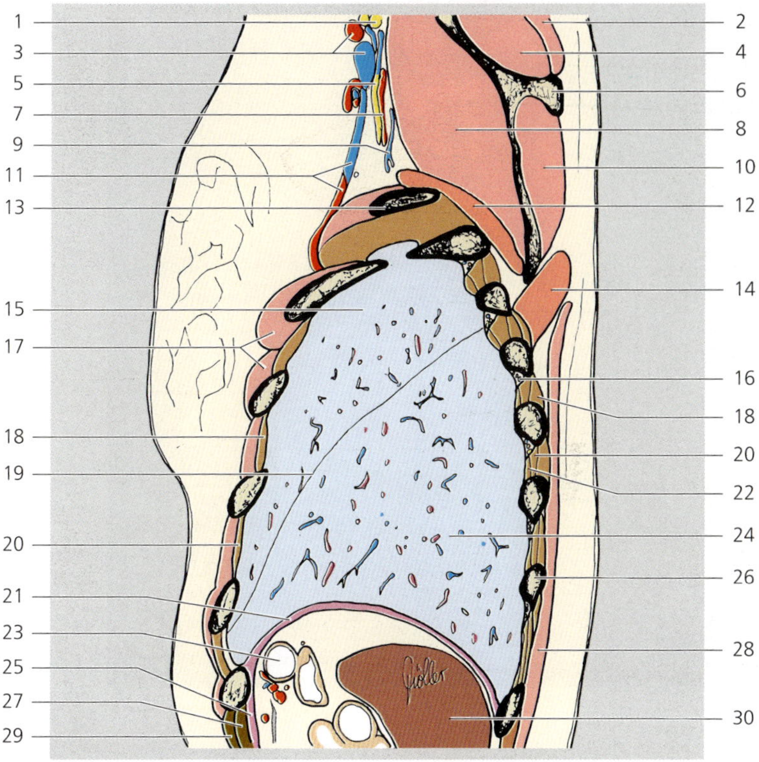

1 Plexo braquial
2 Músculo trapézio
3 Artéria e veia subclávias esquerdas
4 Músculo supraespinal
5 Nervo subescapular
6 Espinha da escápula
7 Artéria escapular circunflexa
8 Músculo subescapular
9 Veia escapular circunflexa
10 Músculo infraespinal
11 Artéria e veia torácicas laterais
12 Músculo serrátil anterior
13 Costela 3
14 Músculo romboide maior
15 Pulmão esquerdo (lobo superior)
16 Veia, artéria e nervo intercostais
17 Músculo peitoral maior
18 Músculo intercostal externo
19 Fissura oblíqua
20 Músculo intercostal interno
21 Diafragma
22 Músculo intercostal íntimo
23 Cólon transverso
24 Pulmão esquerdo (lobo inferior)
25 Músculo transverso do abdome
26 Costela 9 (parte posterior)
27 Músculo oblíquo interno
28 Músculo latíssimo do dorso
29 Músculo oblíquo externo
30 Baço

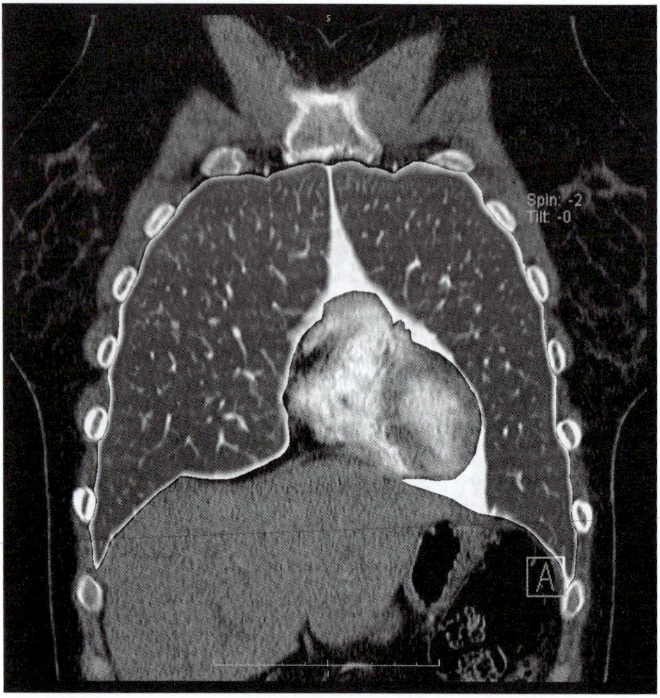

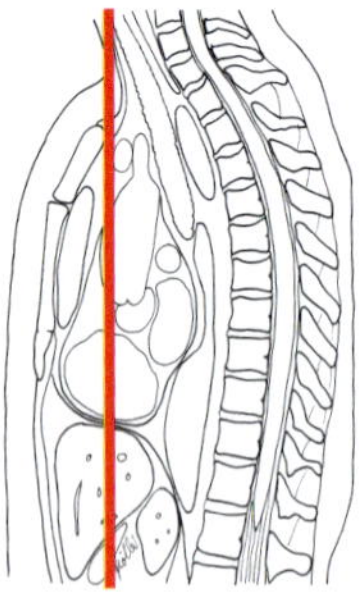

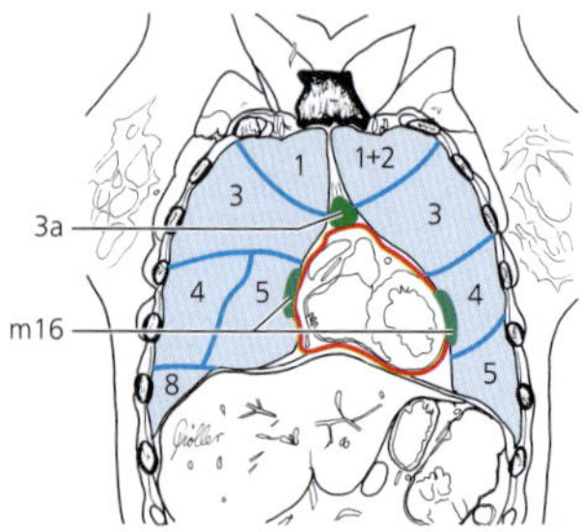

Pulmão Direito

1	Segmento apical do lobo superior
3	Segmento anterior do lobo superior
4	Segmento lateral do lobo médio
5	Segmento medial do lobo médio
8	Segmento basal anterior do lobo inferior

Pulmão Esquerdo

1 + 2	Segmento apicoposterior do lobo superior
3	Segmento anterior do lobo superior
4	Segmento lingular superior do lobo superior
5	Segmento lingular inferior do lobo superior

• = Linfonodo (ver 3ª capa)
—— = Limites dos segmentos pulmonares
—— = Pericárdio

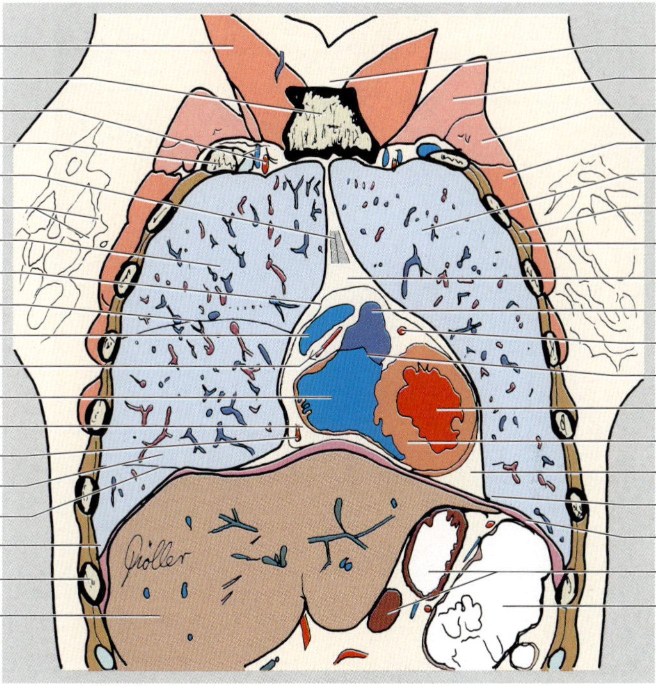

1 Músculo esternoclidomastóideo
2 Incisura supraesternal
3 Esterno (manúbrio)
4 Músculo peitoral maior
5 Artéria e veia torácicas internas
6 Músculo peitoral menor
7 Costela 1 (partes óssea e cartilaginosa)
8 Músculo serrátil anterior
9 Ligamentos esternopericárdicos
10 Pulmão esquerdo (lobo superior)
11 Parênquima da mama direita
12 Músculo intercostal externo
13 Pulmão direito (lobo superior)
14 Músculo intercostal externo
15 Pericárdio
16 Mediastino anterior
17 Fissura horizontal
18 Trato de ejeção ventricular direito (tronco pulmonar)
19 Aurícula do átrio direito
20 Artéria coronária esquerda (ramo interventricular)
21 Artéria coronária direita no sulco coronário
22 Valva pulmonar
23 Ventrículo direito
24 Ventrículo esquerdo
25 Gordura subepicárdica
26 Septo interventricular
27 Artéria coronária direita
28 Gordura mediastinal
29 Pulmão direito (lobo médio)
30 Recesso frenicomediastinal
31 Fissura oblíqua
32 Diafragma
33 Recesso costodiafragmático
34 Estômago
35 Costela 7 (parte óssea)
36 Cólon (flexura esquerda)
37 Fígado

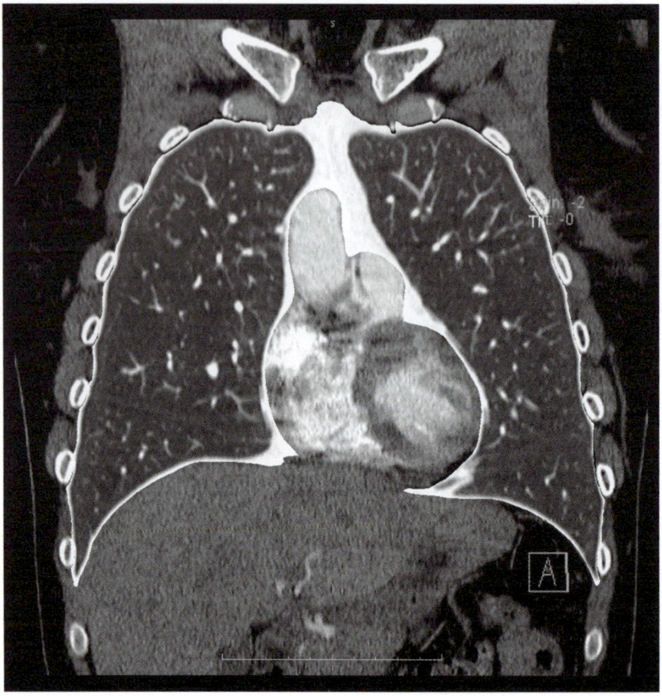

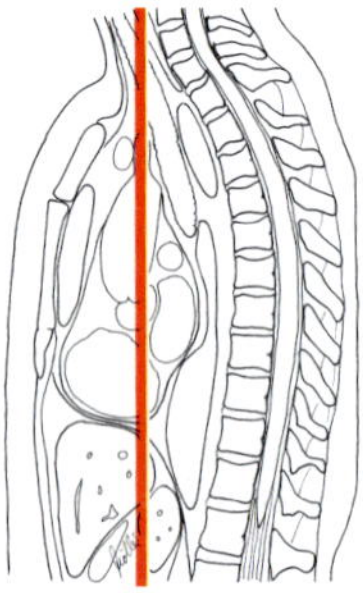

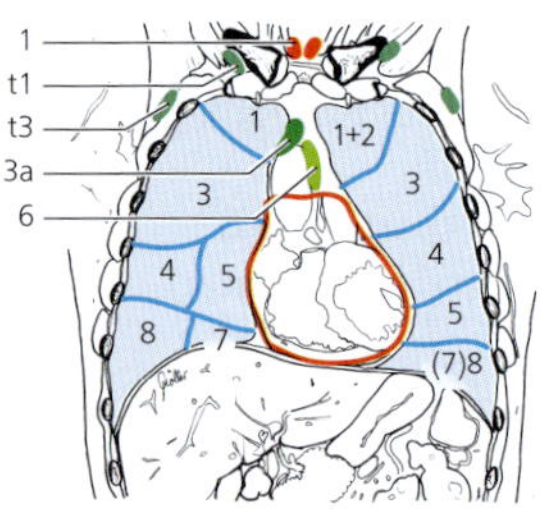

Pulmão Direito

1	Segmento apical do lobo superior
2	Segmento anterior do lobo superior
3	Segmento lateral do lobo médio
4	Segmento medial do lobo médio
5	Segmento basal medial do lobo inferior
6	Segmento basal anterior do lobo inferior

Pulmão Esquerdo

1 + 2	Segmento apicoposterior do lobo superior
3	Segmento anterior do lobo superior
4	Segmento lingular superior do lobo superior
5	Segmento lingular inferior do lobo superior
(7 +) 8	Segmentos basal medial (cardíaco) + basal anterior do lobo inferior

• • • = Linfonodo (ver 3ª capa)
—— = Limites dos segmentos pulmonares
—— = Pericárdio

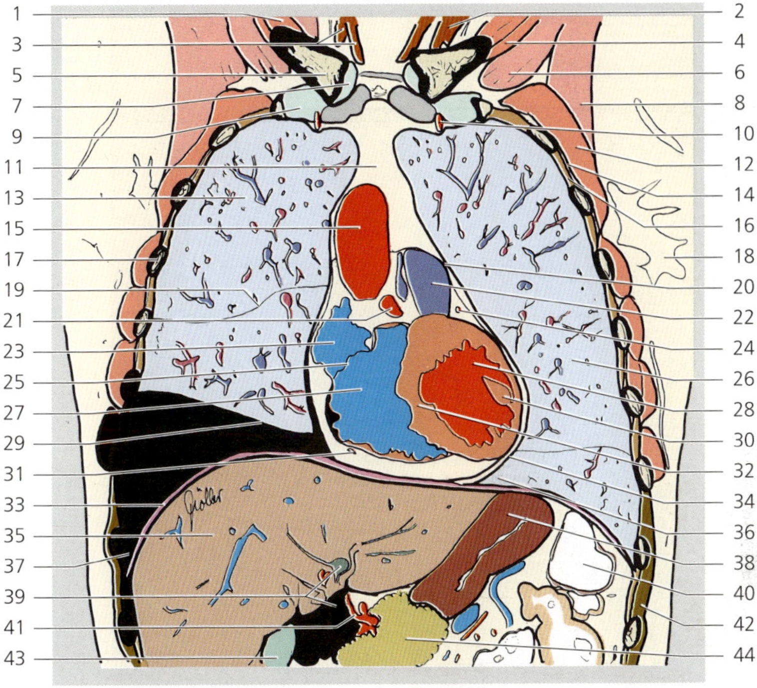

1 Músculo esternoclidomastóideo
2 Músculo esternotireóideo
3 Músculo esterno-hióideo
4 Músculo subclávio
5 Clavícula
6 Músculo peitoral maior
7 Costela 1 (cartilagem costal)
8 Músculo peitoral menor
9 Articulação esternoclavicular
10 Artéria torácica interna
11 Mediastino anterior
12 Músculo serrátil anterior
13 Pulmão direito (lobo superior)
14 Músculo intercostal externo
15 Aorta ascendente
16 Músculo intercostal interno
17 Costela 4 (parte óssea)
18 Parênquima da mama
19 Fissura horizontal
20 Cavidade pericárdica
21 Bulbo aórtico (corte)
22 Tronco pulmonar
23 Átrio direito
24 Artéria coronária esquerda, ramo circunflexo (Cx)
25 Valva atrioventricular direita (tricúspide)
26 Pulmão esquerdo (lobo superior)
27 Ventrículo direito
28 Ventrículo esquerdo
29 Fissura oblíqua
30 Músculo papilar anterior
31 Artéria coronária direita
32 Septo interventricular
33 Diafragma
34 Ápice do coração
35 Fígado (lobo direito)
36 Recesso frenicomediastinal
37 Recesso costodiafragmático
38 Estômago
39 Veia porta
40 Cólon (flexura esquerda)
41 Artéria hepática comum
42 Músculo oblíquo externo
43 Vesícula biliar
44 Pâncreas

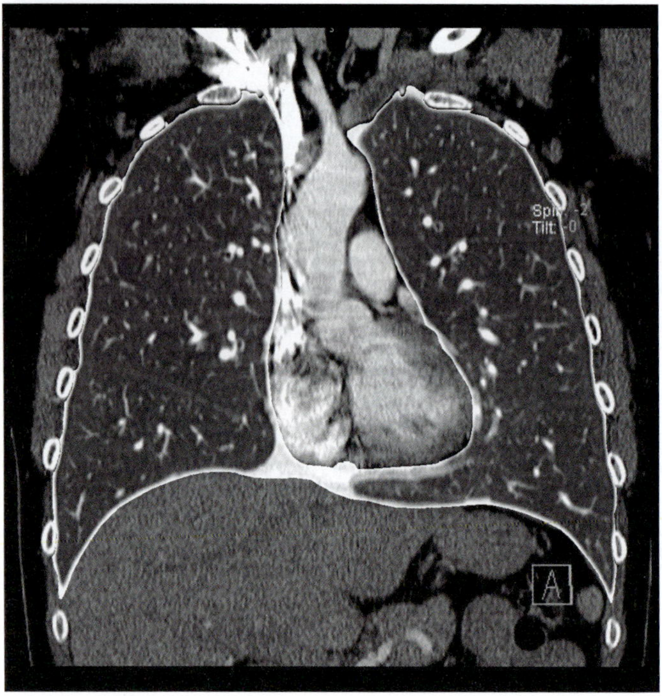

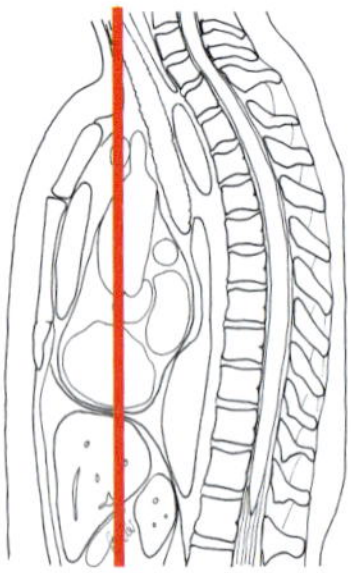

1 Glândula tireoide
2 Clavícula
3 Veia subclávia direita
4 Traqueia
5 Artéria carótida comum
6 Artéria tireóidea ima
7 Artéria subclávia
8 Músculo peitoral maior ▶

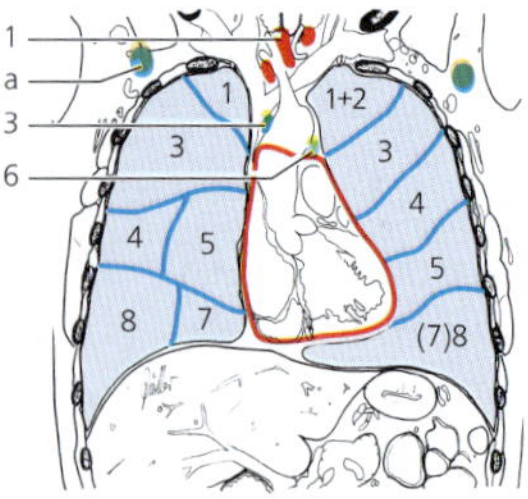

• • • • = Linfonodo (ver 3ª capa)
—— = Limites dos segmentos pulmonares
—— = Pericárdio

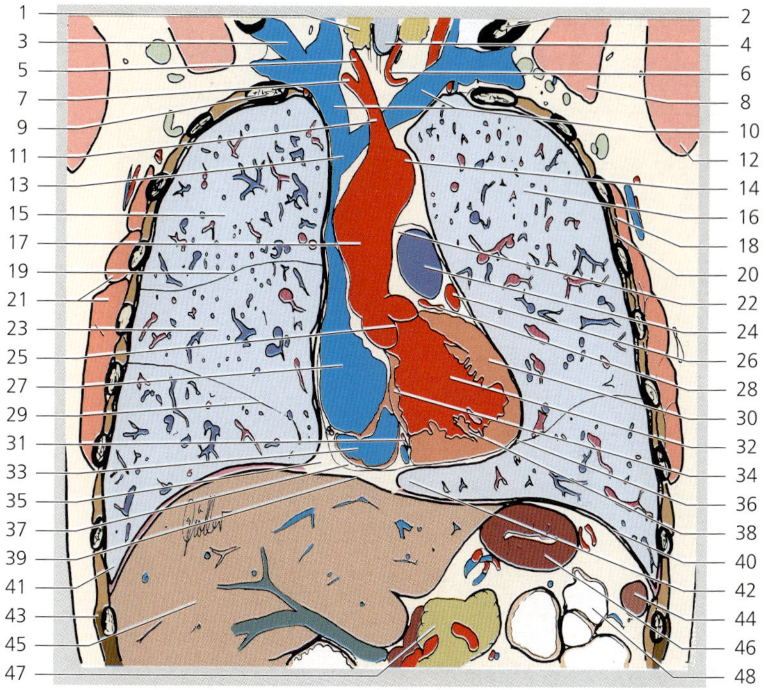

9 Costela 1 (parte óssea)
10 Veias braquiocefálicas (direita e esquerda)
11 Tronco braquiocefálico
12 Músculo latíssimo do dorso
13 Veia cava superior
14 Arco aórtico
15 Pulmão direito (lobo superior)
16 Pulmão esquerdo (lobo superior)
17 Aorta ascendente
18 Músculo intercostal externo
19 Fissura horizontal
20 Músculo intercostal interno
21 Músculo serrátil anterior
22 Pericárdio (recesso aórtico superior)
23 Pulmão direito (lobo médio)
24 Tronco pulmonar
25 Valva aórtica
26 Aurícula do átrio esquerdo
27 Átrio direito
28 Artéria coronária esquerda, ramo circunflexo (Cx)
29 Fissura oblíqua
30 Miocárdio
31 Artéria coronária direita
32 Ventrículo esquerdo
33 Ventrículo direito
34 Septo interventricular
35 Gordura mediastinal
36 Ápice do coração
37 Gordura subepicárdica
38 Músculo papilar anterior
39 Tendão central
40 Diafragma
41 Recesso costodiafragmático
42 Recesso frenicomediastinal
43 Músculo oblíquo externo
44 Baço
45 Fígado (lobo direito)
46 Estômago
47 Pâncreas
48 Cólon (flexura esquerda)

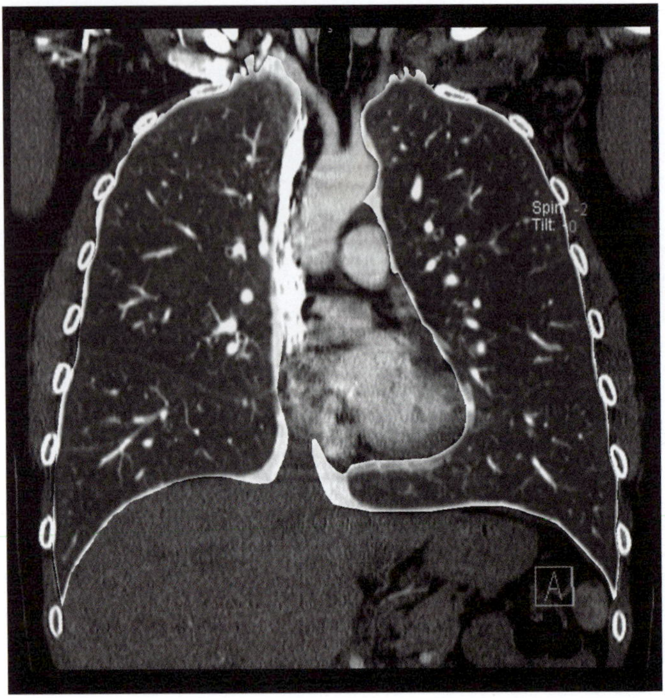

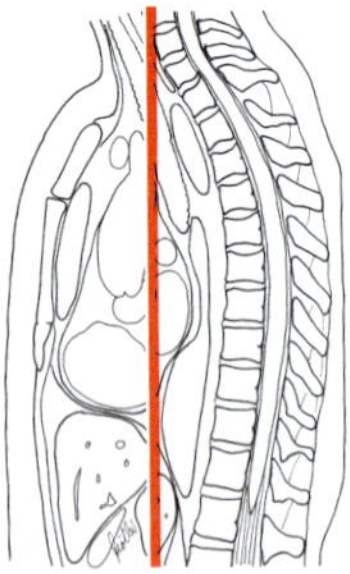

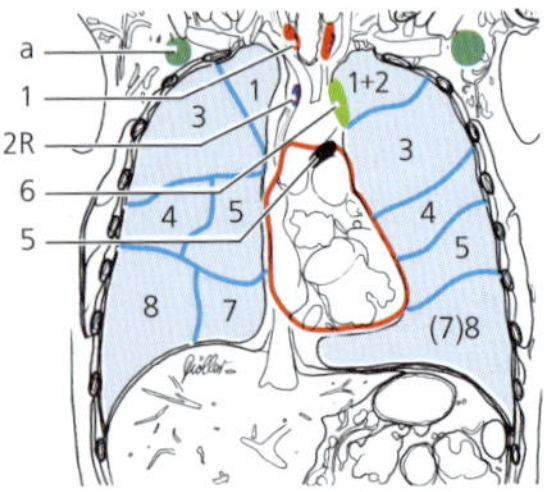

1 Artéria carótida comum direita
2 Clavícula
3 Traqueia
4 Veia jugular
5 Artéria subclávia direita
6 Veia subclávia esquerda
7 Tronco braquiocefálico
8 Costela 1 (parte óssea)
9 Arco aórtico
10 Músculo latíssimo do dorso
11 Cavidade pericárdica (parte lateral do recesso aórtico superior)
12 Artéria carótida comum esquerda
13 Músculo intercostal interno
14 Cavidade pericárdica (recesso aórtico superior) ▶

● ● ● ● ● = Linfonodo (ver 3ª capa)
—— = Limites dos segmentos pulmonares
—— = Pericárdio

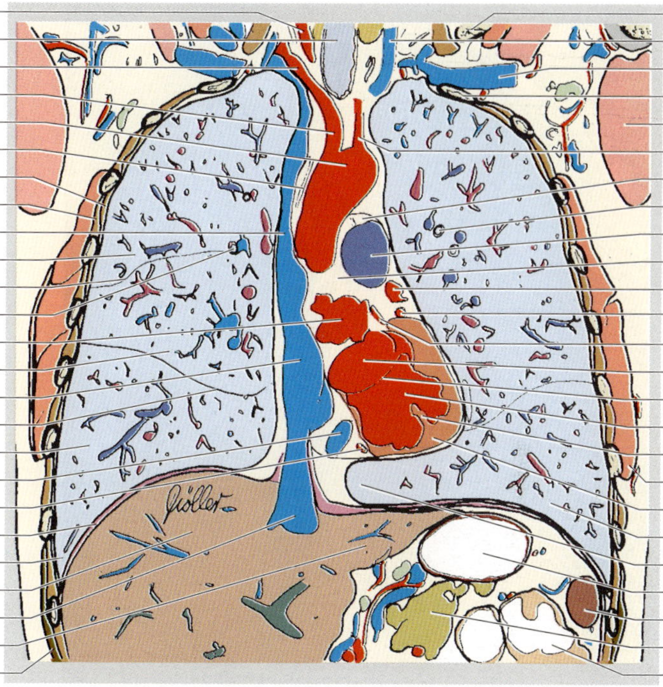

15 Músculo intercostal externo
16 Brônquio segmentar anterior do lobo superior esquerdo
17 Veia cava superior
18 Tronco pulmonar
19 Pulmão direito (lobo superior)
20 Seio pericárdico transverso
21 Fissura horizontal
22 Aurícula do átrio esquerdo
23 Brônquio segmentar anterior do lobo superior direito
24 Artéria coronária esquerda, ramo circunflexo (Cx)
25 Aurícula do átrio direito
26 Artéria coronária esquerda, ramo interventricular anterior (DAE/LAD)
27 Pulmão direito (lobo médio)
28 Átrio esquerdo
29 Átrio direito
30 Valva atrioventricular esquerda (mitral)
31 Fissura oblíqua
32 Ventrículo esquerdo
33 Pulmão direito (lobo inferior)
34 Músculo papilar posterior no ventrículo esquerdo
35 Seio coronário
36 Músculo serrátil anterior
37 Artéria coronária direita
38 Miocárdio
39 Diafragma
40 Pulmão esquerdo (lobo inferior)
41 Recesso costodiafragmático
42 Recesso frenicomediastinal
43 Fígado (lobo direito)
44 Estômago
45 Veia cava inferior
46 Baço
47 Fígado (lobo esquerdo)
48 Pâncreas
49 Músculo oblíquo externo
50 Cólon (flexura esquerda)

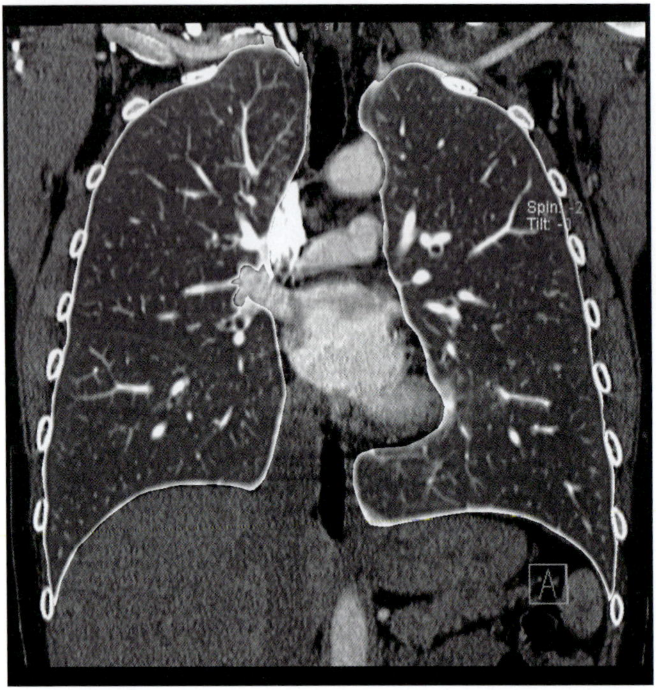

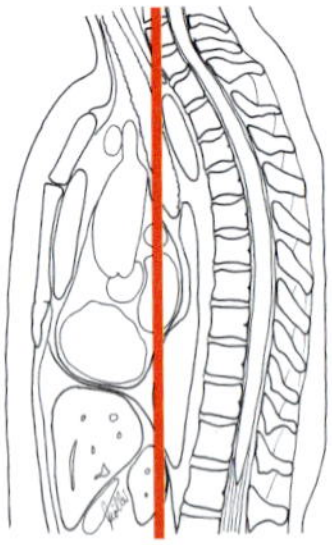

1 Artéria vertebral direita
2 Artéria e veia subclávias
3 Músculo subescapular
4 Traqueia
5 Costela 1 (parte óssea)
6 Músculo latíssimo do dorso
7 Pulmão direito (lobo superior)
8 Pulmão esquerdo (lobo superior) ▶

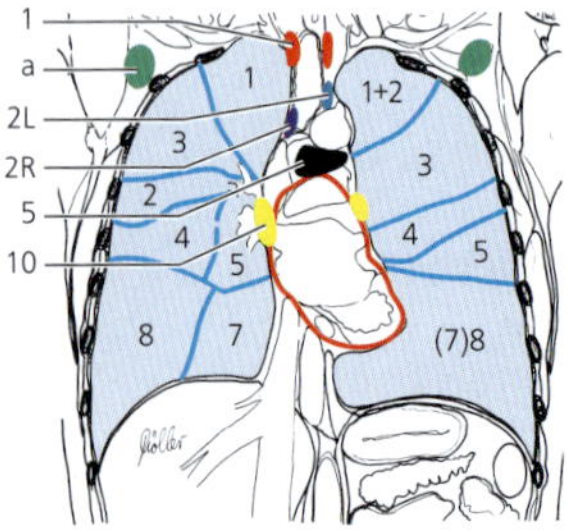

● ● ● = Linfonodo
● ● ● (ver 3ª capa)
—— = Limites dos segmentos pulmonares
—— = Pericárdio

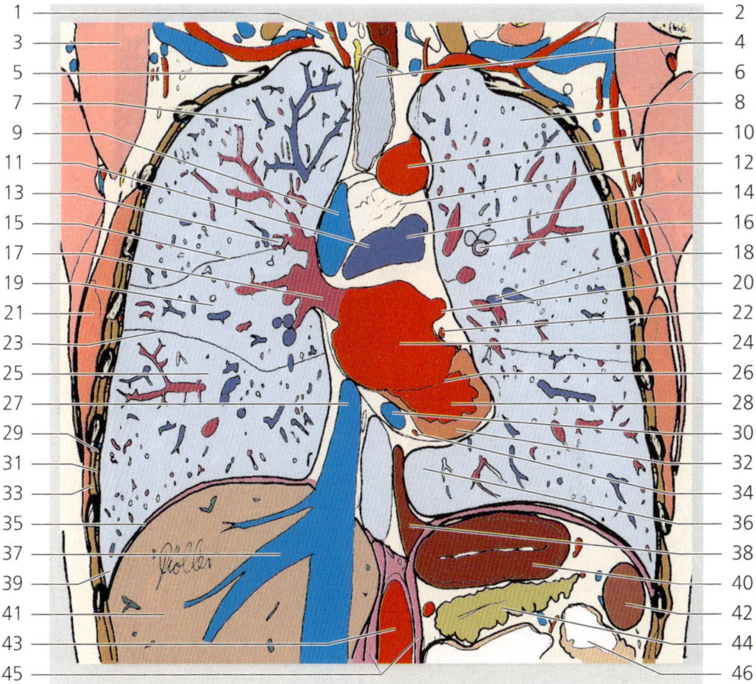

9 Veia cava superior
10 Arco aórtico
11 Artéria pulmonar direita
12 Janela aortopulmonar
13 Brônquio segmentar anterior (lobo superior)
14 Tronco pulmonar
15 Fissura horizontal
16 Brônquio segmentar anterior (esquerdo), lobo superior
17 Veia pulmonar superior direita
18 Brônquio lingular superior (esquerdo)
19 Pulmão direito (lobo médio)
20 Aurícula do átrio esquerdo
21 Músculo serrátil anterior
22 Artéria coronária esquerda, ramo circunflexo (Cx)
23 Fissura oblíqua
24 Átrio esquerdo
25 Pulmão direito (lobo inferior)
26 Valva mitral
27 Veia cava inferior
28 Ventrículo esquerdo
29 Veia, artéria e nervo intercostais
30 Seio coronário
31 Músculo intercostal interno
32 Miocárdio
33 Músculo intercostal externo
34 Artéria coronária direita
35 Diafragma
36 Recesso frenicomediastinal
37 Veia hepática
38 Esôfago
39 Recesso costodiafragmático
40 Estômago
41 Fígado (lobo direito)
42 Baço
43 Aorta descendente
44 Pâncreas
45 Diafragma (parte lombar)
46 Cólon

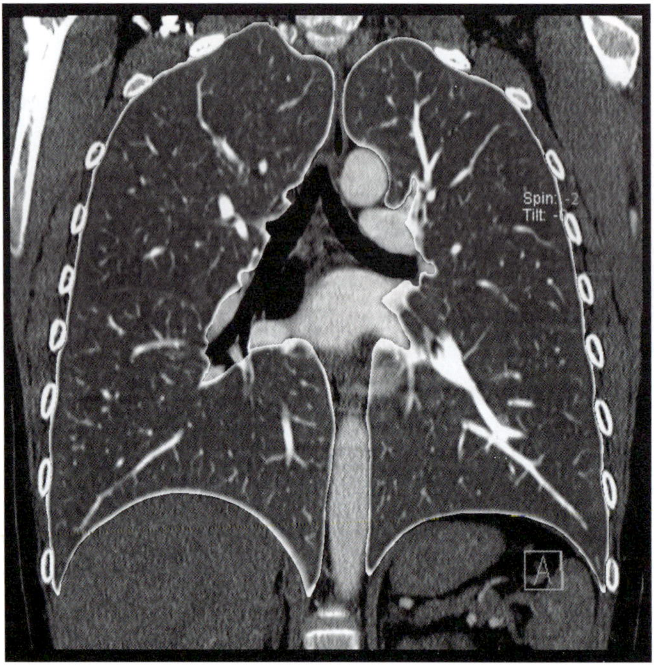

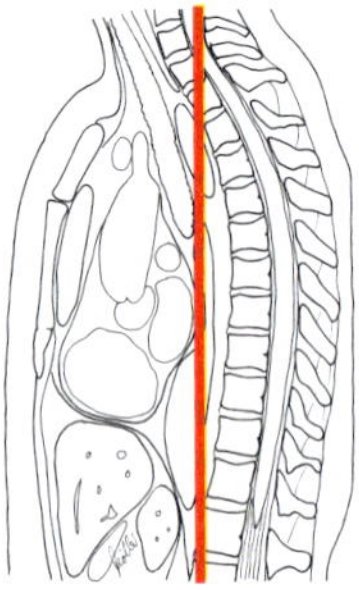

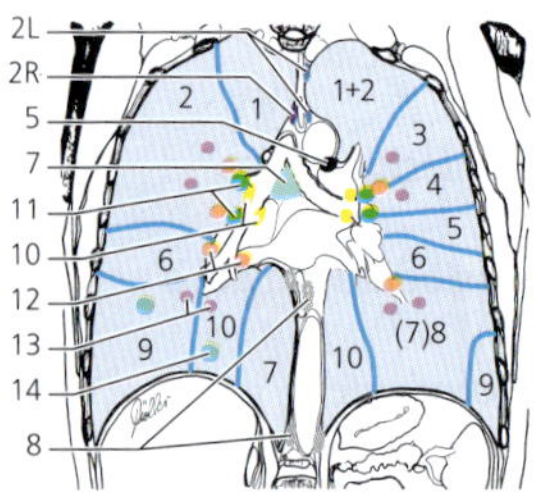

1 Costela 1 (parte óssea)
2 Músculo escaleno médio
3 Músculo infraespinal
4 Músculo subescapular
5 Escápula
6 Pulmão esquerdo (lobo superior)
7 Pulmão direito (lobo superior)
8 Músculo latíssimo do dorso
9 Carina (bifurcação traqueal)
10 Esôfago
11 Veia ázigo e brônquio principal direito
12 Arco aórtico
13 Espaço subcarinal ▶

• • • • = Linfonodo
• • • (ver 3ª capa)
—— = Limites dos segmentos pulmonares

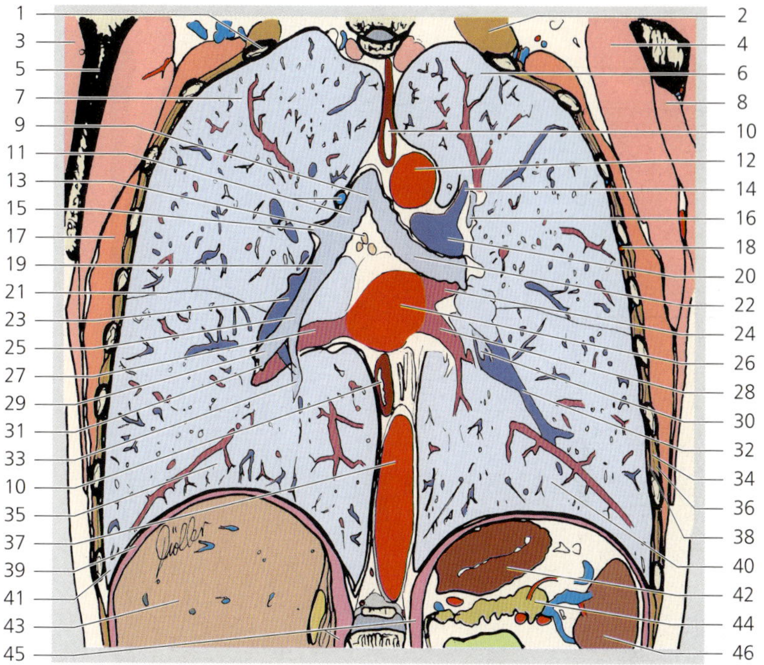

14 Artéria segmentar apical (artéria pulmonar apical esquerda)
15 Brônquio lobar superior direito
16 Brônquio segmentar apicoposterior (esquerdo, I e II), lobo superior
17 Músculo serrátil anterior
18 Veia, artéria e nervo intercostais
19 Brônquio intermediário (lobos médio e inferior)
20 Artéria pulmonar esquerda
21 Fissura oblíqua (direita)
22 Brônquio principal esquerdo
23 Artéria pulmonar direita
24 Veia pulmonar superior esquerda
25 Brônquio lobar inferior direito (tronco basal)
26 Átrio esquerdo
27 Veia pulmonar inferior direita
28 Veia pulmonar inferior esquerda
29 Brônquio segmentar basal anterior (VIII), lobo inferior
30 Brônquio segmentar superior (VI), lobo inferior
31 Brônquio segmentar basal lateral (IX), lobo inferior
32 Artéria pulmonar (interlobar) esquerda, parte basal
33 Brônquio segmentar basal posterior (X), lobo inferior
34 Músculo intercostal interno
35 Pulmão direito (lobo inferior)
36 Músculo intercostal externo
37 Aorta descendente
38 Músculo intercostal íntimo
39 Diafragma
40 Pulmão esquerdo (lobo inferior)
41 Recesso costodiafragmático
42 Estômago
43 Fígado (lobo direito)
44 Pâncreas
45 Diafragma (parte lombar)
46 Baço

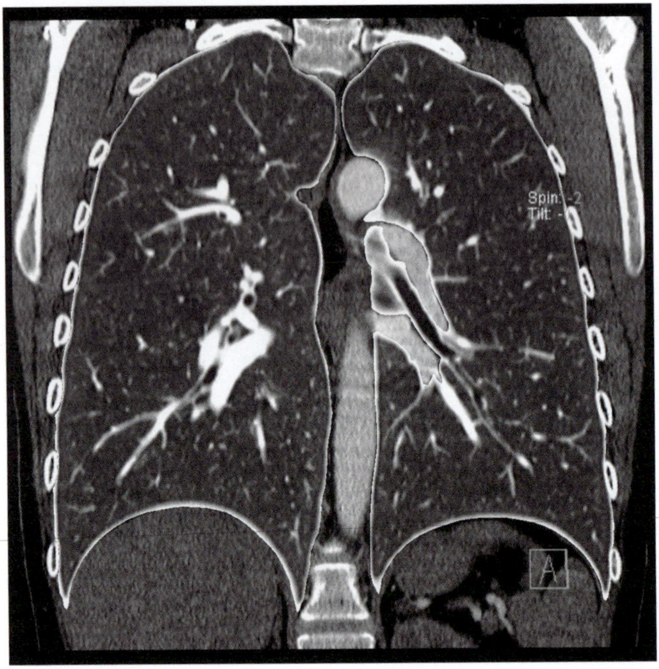

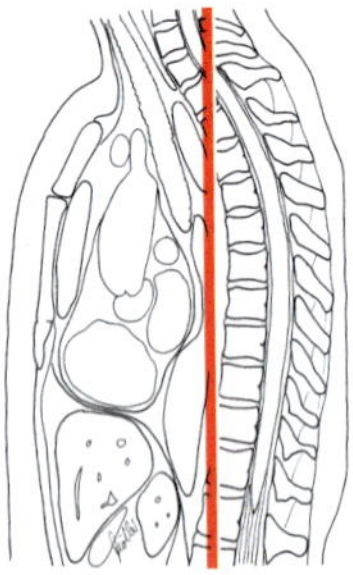

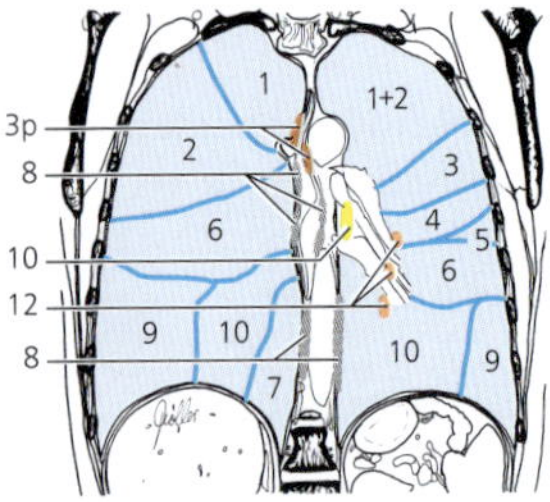

Pulmão Direito

1	Segmento apical do lobo superior
2	Segmento posterior do lobo superior
6	Segmento superior do lobo inferior
7	Segmento basal medial do lobo inferior
9	Segmento basal lateral do lobo inferior
10	Segmento basal posterior do lobo inferior

Pulmão Esquerdo

1 + 2	Segmento apicoposterior do lobo superior
3	Segmento anterior do lobo superior
4	Segmento lingular superior do lobo superior
6	Segmento superior do lobo inferior
9	Segmento basal lateral do lobo inferior
10	Segmento basal posterior do lobo inferior

= Linfonodo
(ver 3ª capa)
= Limites dos segmentos pulmonares

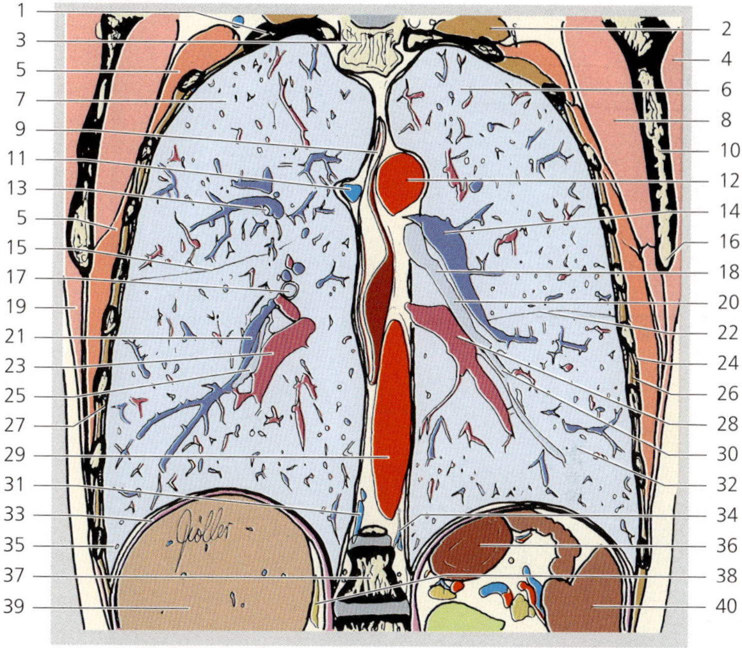

1 Costela 1 (parte óssea)
2 Músculo escaleno médio
3 Corpo vertebral T1
4 Infraespinal
5 Músculo serrátil anterior
6 Pulmão esquerdo (lobo superior)
7 Pulmão direito (lobo superior)
8 Músculo subescapular
9 Esôfago
10 Escápula
11 Veia ázigo (arco)
12 Arco aórtico
13 Brônquio segmentar posterior (direito, II), lobo superior
14 Artéria pulmonar (interlobar) esquerda
15 Fissura oblíqua direita
16 Escápula (ápice)
17 Brônquio segmentar superior (VI), lobo inferior
18 Brônquio lobar inferior esquerdo (brônquio intermediário)
19 Músculo latíssimo do dorso
20 Brônquio lobar inferior esquerdo (tronco basal)
21 Artéria pulmonar (interlobar) direita
22 Fissura oblíqua esquerda
23 Veia pulmonar inferior direita
24 Músculo intercostal externo
25 Brônquio segmentar basal lateral (IX), lobo inferior
26 Músculo intercostal interno
27 Veia, artéria e nervo intercostais
28 Veia pulmonar inferior esquerda
29 Aorta descendente
30 Brônquio segmentar basal posterior (X), lobo inferior
31 Veia ázigo
32 Pulmão esquerdo (lobo inferior)
33 Diafragma
34 Veia hemiázigo
35 Recesso costodiafragmático
36 Estômago
37 Corpo vertebral (T11)
38 Glândula suprarrenal
39 Fígado (lobo direito)
40 Baço

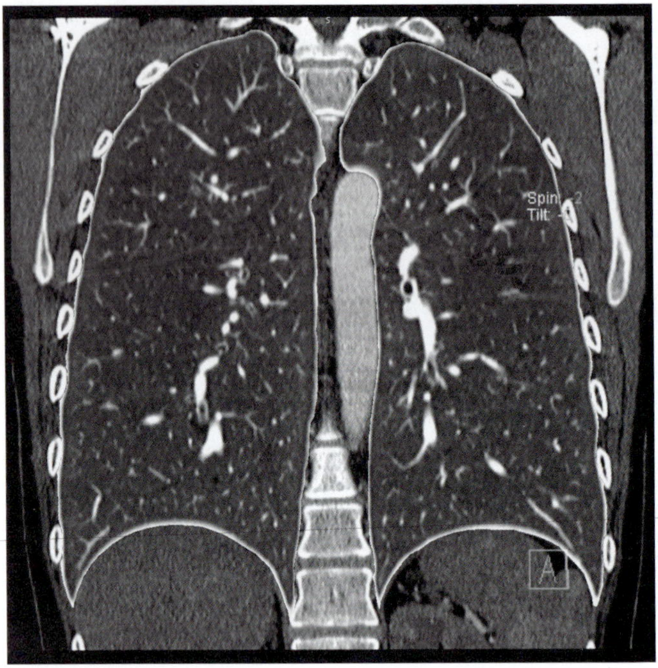

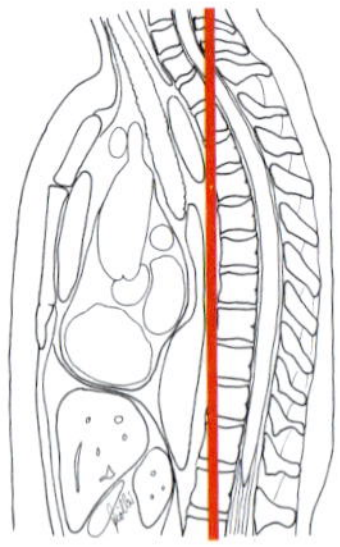

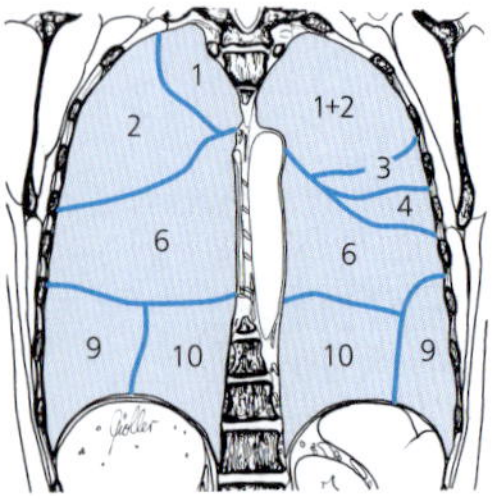

Pulmão Direito

1	Segmento apical do lobo superior
2	Segmento posterior do lobo superior
6	Segmento superior do lobo inferior
9	Segmento basal lateral do lobo inferior
10	Segmento basal posterior do lobo inferior

Pulmão Esquerdo

1 + 2	Segmento apicoposterior do lobo superior
3	Segmento anterior do lobo superior
4	Segmento lingular superior do lobo superior
6	Segmento superior do lobo inferior
9	Segmento basal lateral do lobo inferior
10	Segmento basal posterior do lobo inferior

—— = Limites dos segmentos pulmonares

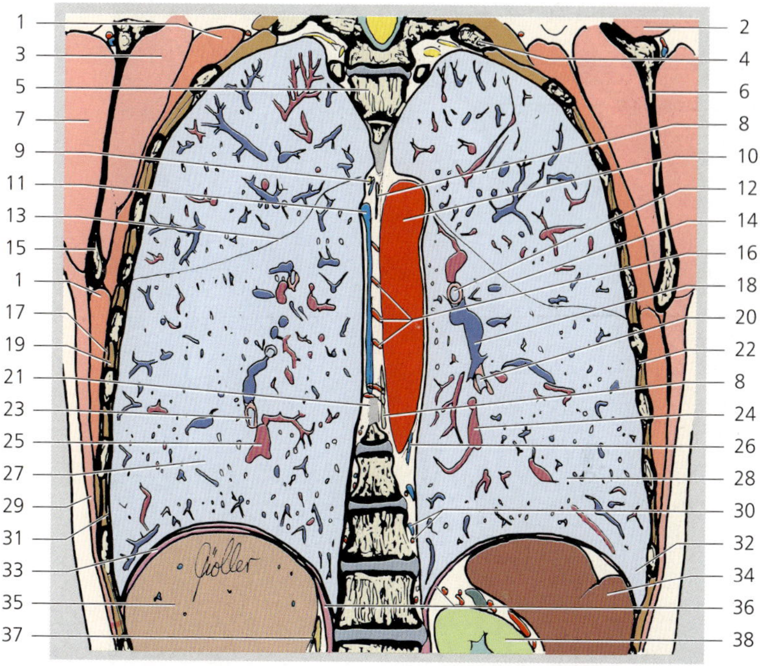

1 Músculo serrátil anterior
2 Músculo supraespinal
3 Músculo subescapular
4 Costela 1 (parte óssea)
5 Corpo vertebral (T2)
6 Escápula
7 Músculo infraespinal
8 Ducto torácico
9 Nervo vago
10 Aorta descendente
11 Veia ázigo
12 Brônquio segmentar superior (VI), lobo inferior
13 Fissura oblíqua direita
14 Fissura oblíqua esquerda
15 Escápula (margem inferior)
16 Artérias intercostais
17 Músculo intercostal externo
18 Artéria pulmonar inferior esquerda
19 Músculo intercostal interno
20 Brônquio segmentar basal posterior (esquerdo, X), lobo inferior
21 Ligamento longitudinal anterior
22 Veia, artéria e nervo intercostais
23 Brônquio segmentar basal posterior (direito, X), lobo inferior
24 Veia basal inferior (para veia pulmonar esquerda)
25 Veia basal inferior (para veia pulmonar direita)
26 Veia hemiázigo
27 Pulmão direito (lobo inferior)
28 Pulmão esquerdo (lobo inferior)
29 Músculo latíssimo do dorso
30 Artéria e veia lombares
31 Músculo intercostal íntimo
32 Recesso costodiafragmático
33 Diafragma
34 Baço
35 Fígado (lobo direito)
36 Diafragma (parte lombar)
37 Glândula suprarrenal
38 Rim esquerdo

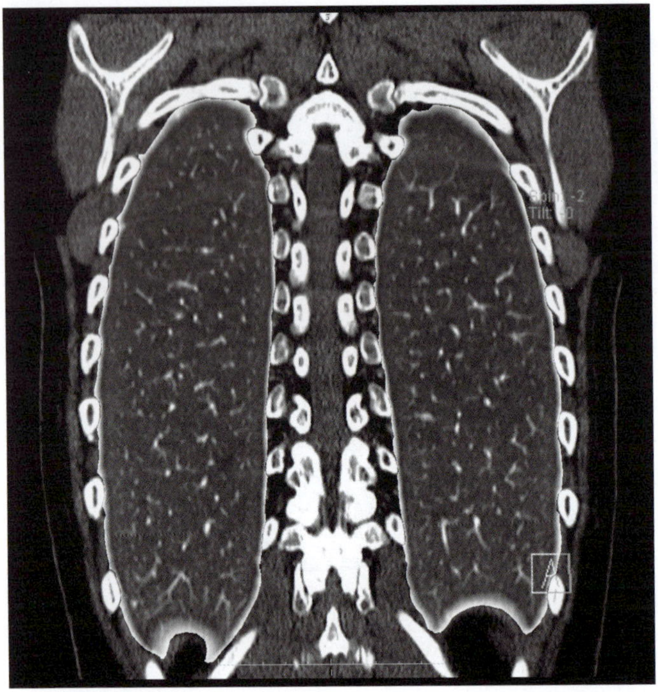

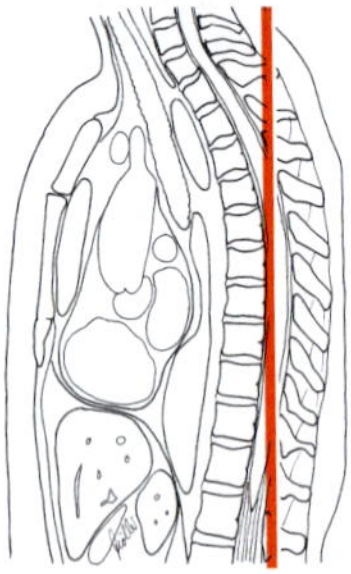

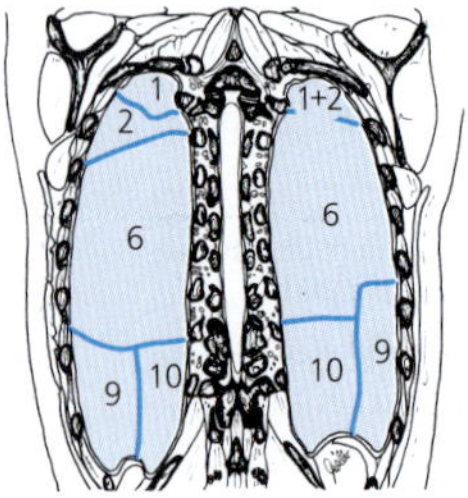

Pulmão Direito

1	Segmento apical do lobo superior
2	Segmento posterior do lobo superior
6	Segmento superior do lobo inferior
9	Segmento basal lateral do lobo inferior
10	Segmento basal posterior do lobo inferior

Pulmão Esquerdo

1 + 2	Segmento apicoposterior do lobo superior
6	Segmento superior do lobo inferior
9	Segmento basal lateral do lobo inferior
10	Segmento basal posterior do lobo inferior

—— = Limites dos segmentos pulmonares

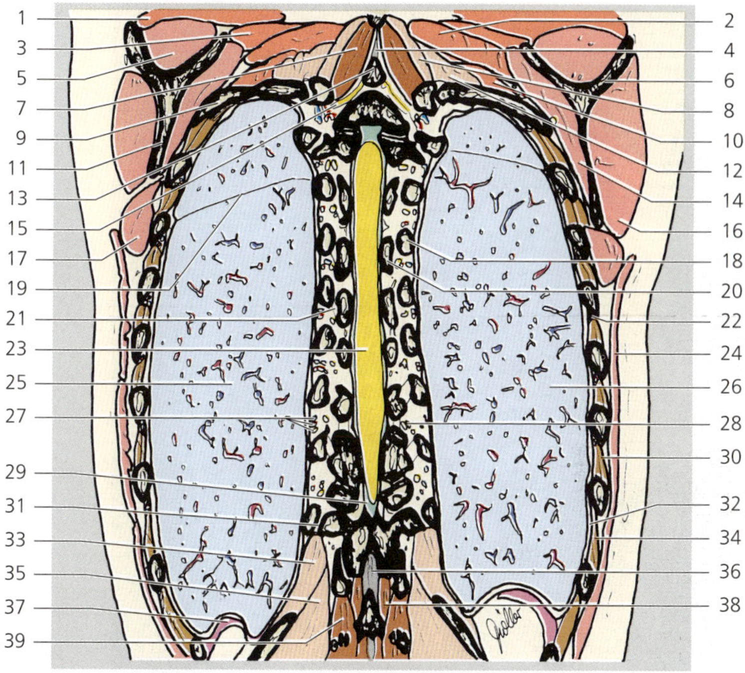

1 Músculo trapézio
2 Músculo romboide
3 Músculo levantador da escápula
4 Ligamentos interespinhosos
5 Músculo supraespinal
6 Espinha da escápula
7 Músculo eretor da espinha (músculo espinal do pescoço e Músculo semiespinal da cabeça)
8 Músculo longuíssimo
9 Costela 3 (parte óssea)
10 Músculo serrátil posterior superior
11 Escápula
12 Músculos esplênio do pescoço e iliocostal do pescoço
13 Processo espinhoso
14 Músculo subescapular
15 Nervo intercostal
16 Músculo infraespinal
17 Músculo redondo maior
18 Colo da costela 6
19 Fissura oblíqua direita
20 Pedículo de arco vertebral
21 Ligamento costotransversário
22 Veia, artéria e nervo intercostais
23 Medula espinal torácica
24 Músculo latíssimo do dorso
25 Pulmão direito (lobo inferior)
26 Pulmão esquerdo (lobo inferior)
27 Veia, artéria e nervo intercostais posteriores
28 Gânglio espinal
29 Dura-máter espinal e saco dural
30 Músculo intercostal externo
31 Articulação costotransversária
32 Músculo intercostal íntimo
33 Músculo iliocostal
34 Músculo intercostal interno
35 Músculo longuíssimo (músculo eretor da espinha, trato lateral)
36 Ligamentos interespinhosos
37 Diafragma
38 Músculos intertransversários e rotadores (músculo eretor da espinha, trato medial)
39 Músculo espinal do lombo (músculo eretor da espinha, trato medial)

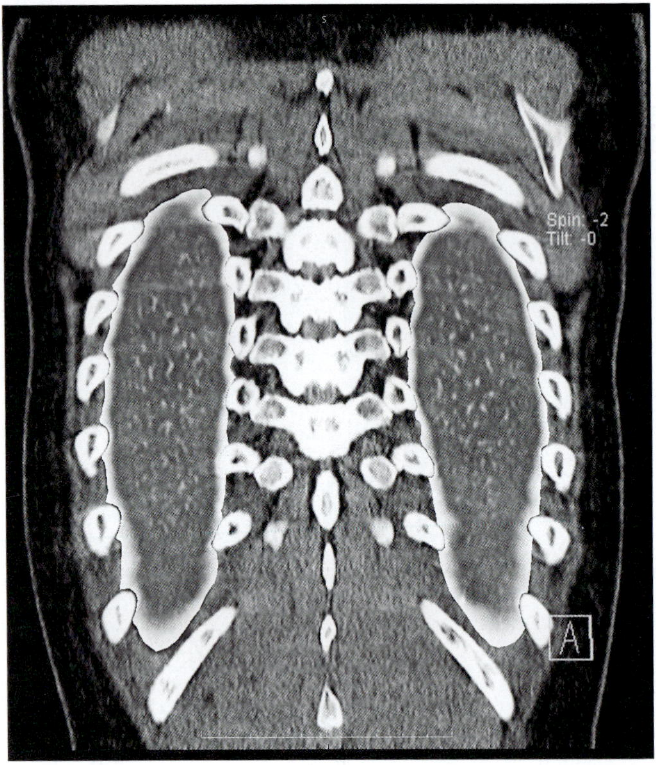

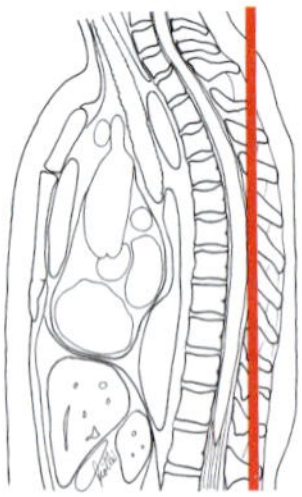

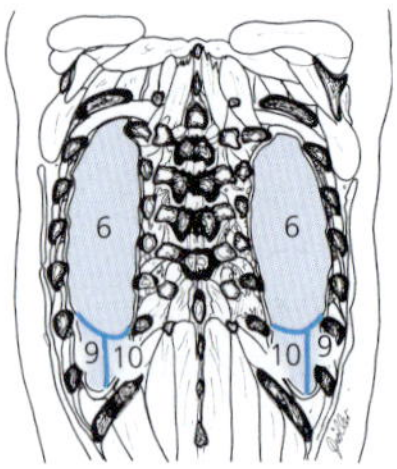

Pulmão Direito

6 Segmento superior do lobo inferior

9 Segmento basal lateral do lobo inferior

10 Segmento basal posterior do lobo inferior

Pulmão Esquerdo

6 Segmento superior do lobo inferior

9 Segmento basal lateral do lobo inferior

10 Segmento basal posterior do lobo inferior

—— = Limites dos segmentos pulmonares

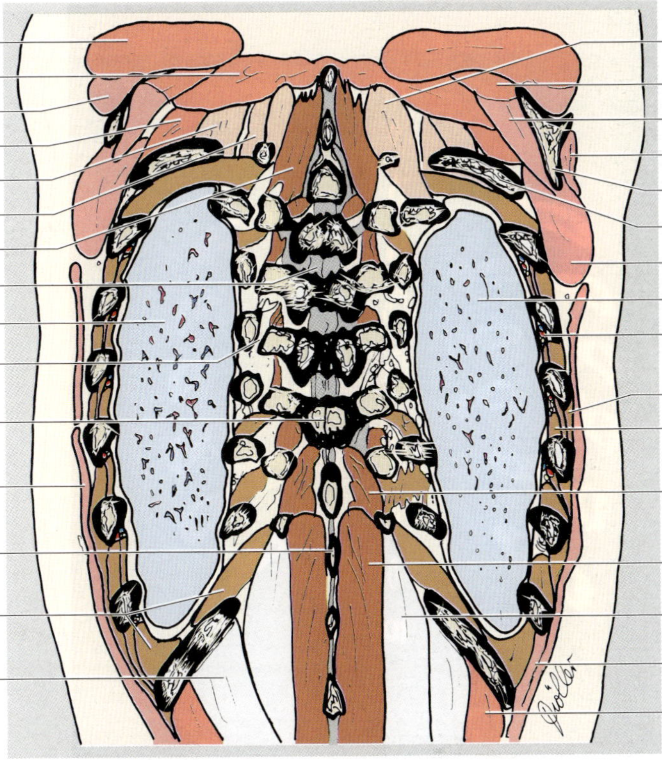

1 Músculo trapézio
2 Músculo longuíssimo (músculo eretor da espinha, trato lateral)
3 Músculo romboide menor
4 Músculo levantador da escápula
5 Músculo supraespinal
6 Músculo subescapular
7 Músculo serrátil posterior superior
8 Músculo infraespinal
9 Músculo iliocostal do pescoço
10 Escápula
11 Músculo esplênio do pescoço
12 Costela 4 (parte óssea)
13 Músculo espinal (músculo eretor da espinha, trato medial)
14 Músculo redondo maior
15 Ligamentos interespinhosos
16 Pulmão esquerdo (lobo inferior)
17 Pulmão direito (lobo inferior)
18 Veia, artéria e nervo intercostais
19 Articulação costotransversária
20 Músculo intercostal externo
21 Arco vertebral posterior
22 Músculo intercostal interno
23 Músculo latíssimo do dorso
24 Músculo transversoespinal (músculo eretor da espinha, trato medial)
25 Processo espinhoso
26 Músculo espinal do lombo (músculo eretor da espinha, trato medial)
27 Músculos intercostais externo e interno
28 Músculo longuíssimo (músculo eretor da espinha, trato lateral)
29 Músculo iliocostal do lombo (músculo eretor da espinha, trato lateral)
30 Músculo serrátil posterior inferior

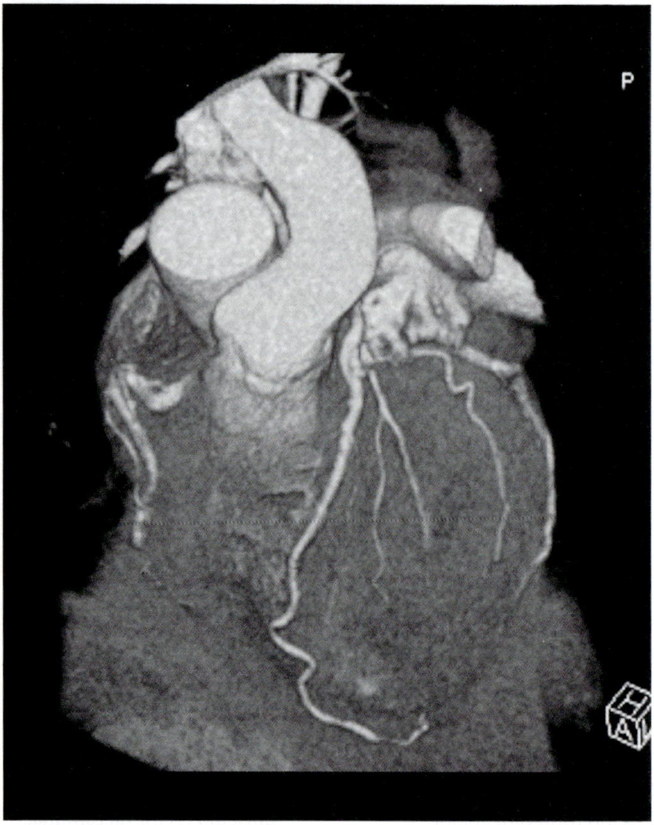
P
H
A

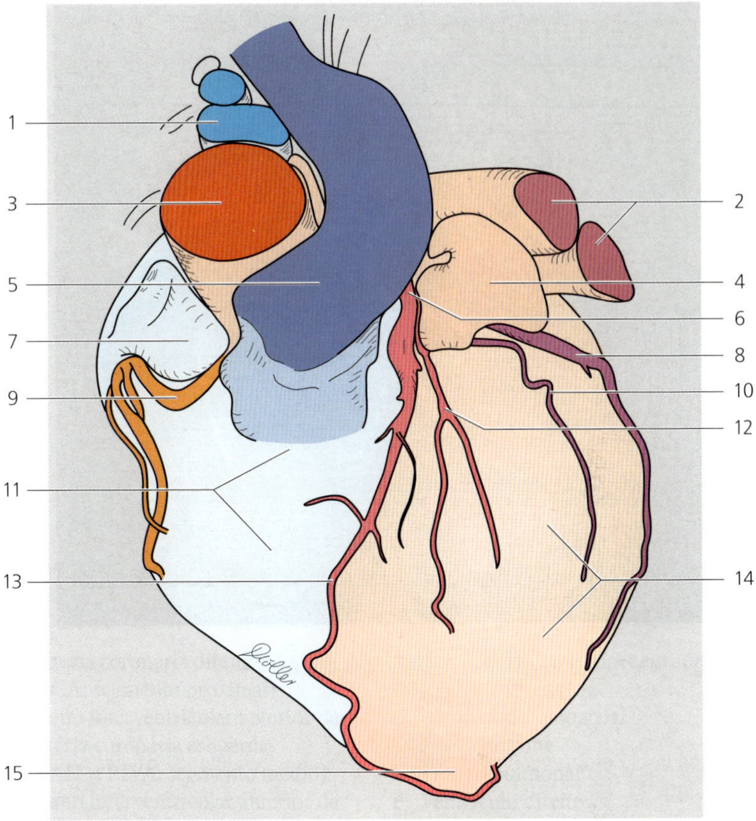

1 Veia cava superior
2 Veias pulmonares esquerdas
3 Aorta ascendente
4 Aurícula esquerda
5 Tronco pulmonar
6 Artéria coronária esquerda, tronco principal (segmento 5)
7 Aurícula direita
8 Ramo circunflexo da artéria coronária esquerda (LCX, segmento 13)
9 Artéria coronária direita (RCA, segmento 1)
10 Ramo marginal esquerdo da artéria coronária esquerda (primeiro ramo marginal, M1, segmento 12)
11 Ventrículo direito
12 Primeiro ramo lateral da artéria coronária esquerda (segmento 9)
13 Ramo interventricular anterior da artéria coronária esquerda (LAD = RIVA, segmento 7)
14 Ventrículo esquerdo
15 Ápice do coração

- Artéria coronária direita (RCA)
- Artéria coronária esquerda (LCA)
- Artéria coronária esquerda (ramo interventricular anterior, LAD)
- Artéria coronária esquerda (ramo circunflexo, LCX)

(Segmentos das artérias coronárias estão designados de acordo com a classificação da American Heart Association; ver Austen *et al.* 1975.)

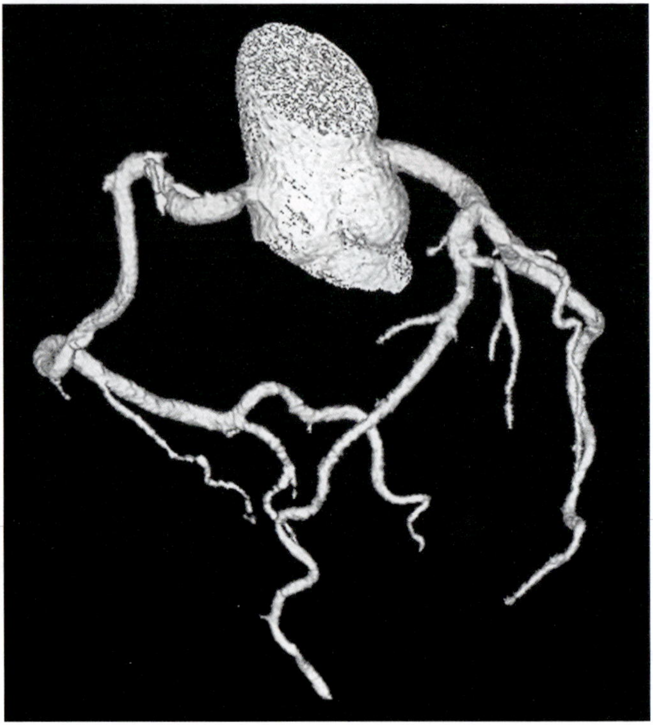

1 Artéria coronária direita (RCA, segmento proximal)
2 Artéria coronária direita (RCA, segmento médio)
3 Artéria coronária direita (RCA, segmento distal)
4 Ramo interventricular posterior da artéria coronária direita
5 Ramo interventricular esquerdo posterior da artéria coronária direita
6 Artéria coronária esquerda (tronco principal) ▶

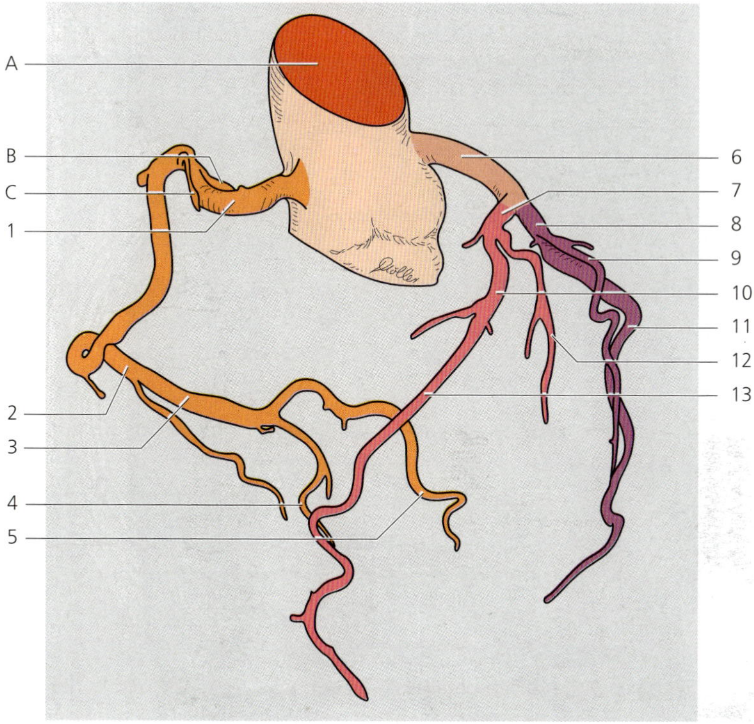

7 Ramo interventricular anterior da artéria coronária esquerda (LAD = RIVA, segmento proximal)
8 Ramo circunflexo da artéria coronária esquerda (LCX, segmento proximal)
9 Primeiro ramo marginal, M1
10 Ramo interventricular anterior da artéria coronária esquerda (LAD = RIVA, segmento médio)
11 Ramo circunflexo da artéria coronária esquerda (LCX, segmento médio)
12 Primeiro ramo diagonal
13 Ramo interventricular anterior da artéria coronária esquerda (LAD = RIVA, segmento distal)

A Aorta ascendente
B Ramo do nó sinoatrial
C Ramo do cone

- Artéria coronária direita (RCA)
- Artéria coronária esquerda (LCA)
- Artéria coronária esquerda (ramo interventricular anterior, LAD)
- Artéria coronária esquerda (ramo circunflexo, LCX)

(Segmentos das artérias coronárias estão designados de acordo com a classificação da American Heart Association; ver Austen *et al.* 1975.)

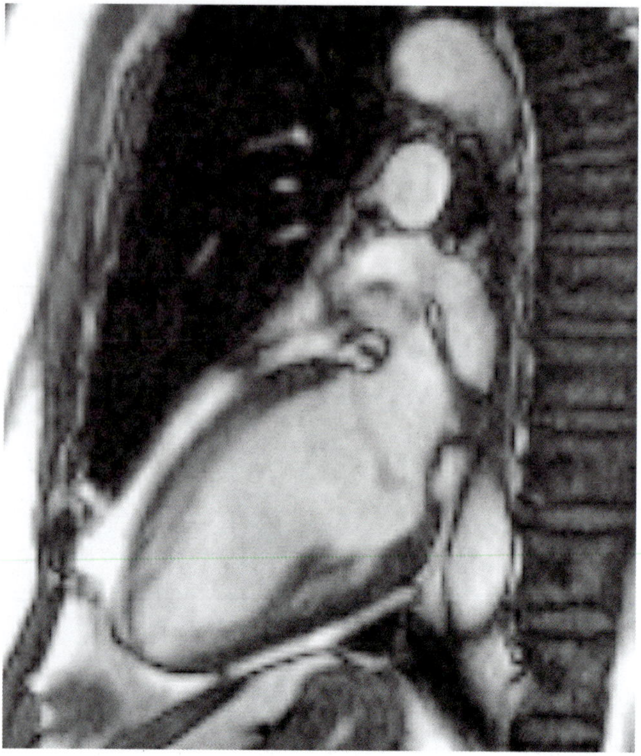

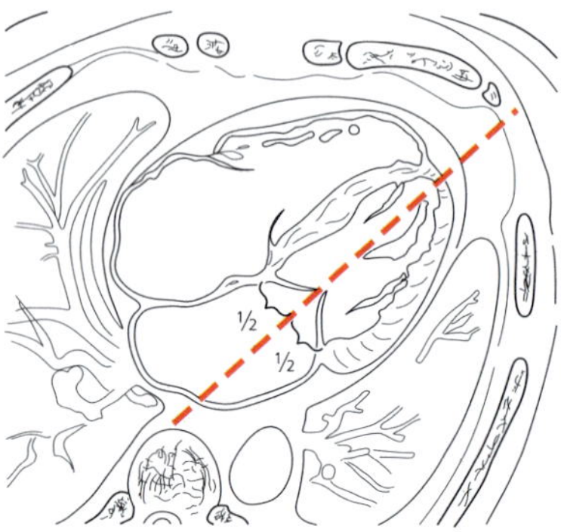
½
½

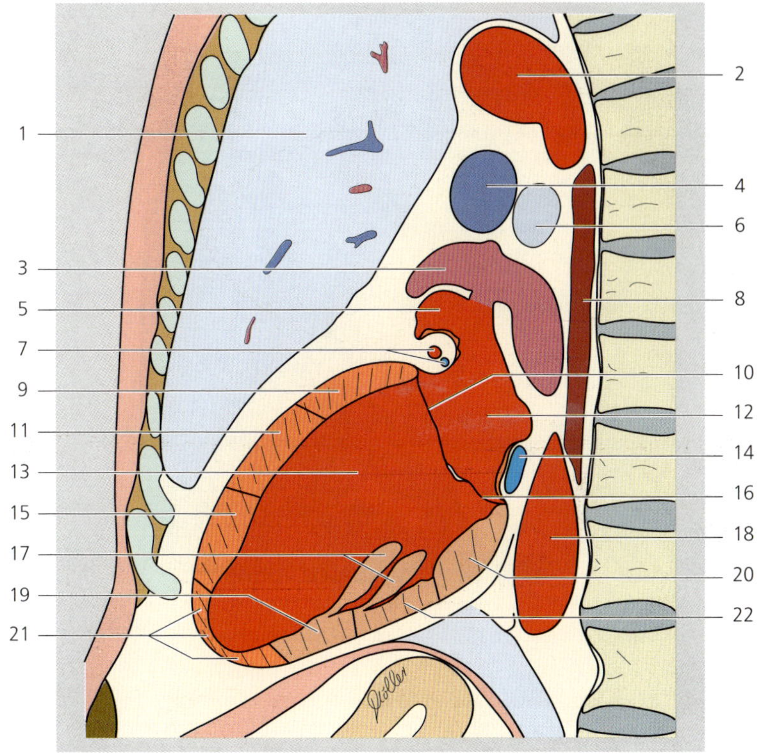

1 Pulmão esquerdo
2 Arco aórtico
3 Veia pulmonar
4 Artéria pulmonar
5 Aurícula esquerda
6 Brônquio principal esquerdo
7 Artéria coronária esquerda
8 Esôfago
9 Miocárdio ventricular (segmento basal anterior)
10 Valva atrioventricular esquerda (mitral), valva cúspide anterior
11 Miocárdio ventricular (segmento medial anterior)
12 Átrio esquerdo
13 Ventrículo esquerdo
14 Seio coronário
15 Miocárdio ventricular (segmento apical anterior)
16 Valva atrioventricular esquerda (mitral), valva cúspide posterior
17 Músculo papilar posterior
18 Aorta descendente
19 Miocárdio ventricular (segmento apical inferior)
20 Miocárdio ventricular (segmento basal inferior)
21 Ápice do coração
22 Miocárdio ventricular (segmento medial inferior)

Artéria coronária direita (RCA)

Artéria coronária esquerda (ramo interventricular anterior, LAD)

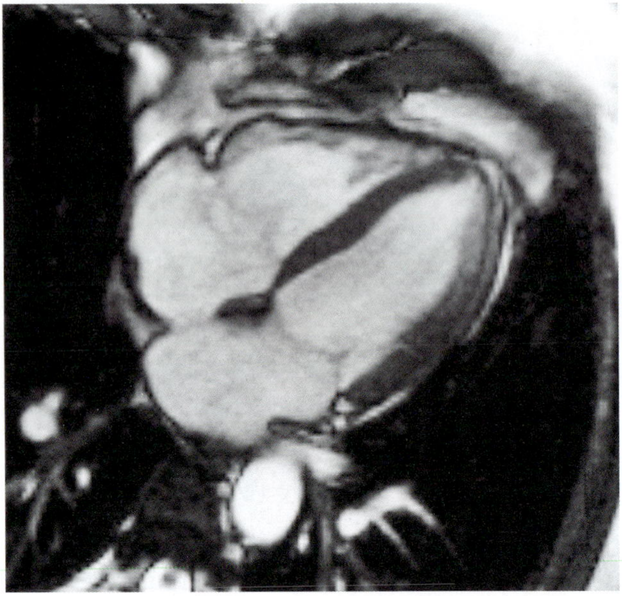

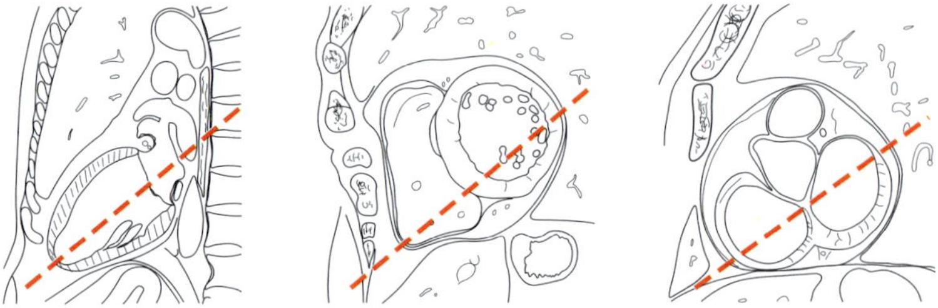

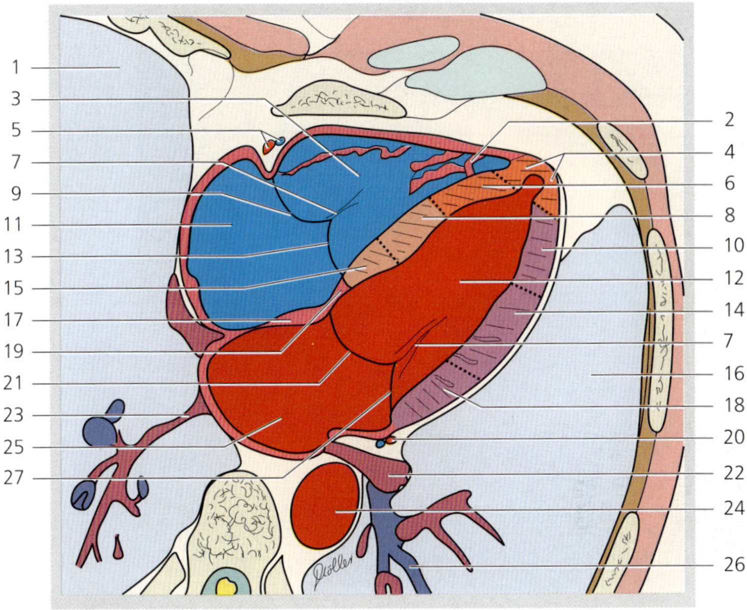

1 Pulmão direito
2 Trabéculas septomarginais (banda moderadora)
3 Artéria coronária direita
4 Ápice do coração
5 Ventrículo direito
6 Septo interventricular (segmento septal apical)
7 Cordas tendíneas
8 Septo interventricular (segmento inferosseptal medial)
9 Valva atrioventricular direita (tricúspide), valva cúspide anterior
10 Miocárdio ventricular (segmento apical lateral)
11 Átrio direito
12 Ventrículo esquerdo
13 Valva atrioventricular direita (tricúspide), valva cúspide septal
14 Miocárdio ventricular (segmento anterolateral medial)
15 Septo interventricular (segmento inferosseptal basal)
16 Pulmão esquerdo
17 Septo interatrial
18 Miocárdio ventricular (segmento anterolateral basal)
19 Septo atrioventricular
20 Artéria coronária esquerda (ramo circunflexo)
21 Valva atrioventricular esquerda (mitral), valva cúspide anterior
22 Veia pulmonar esquerda
23 Veia pulmonar direita
24 Aorta descendente
25 Átrio esquerdo
26 Artéria pulmonar esquerda
27 Valva atrioventricular esquerda (mitral), valva cúspide posterior

- Artéria coronária direita (RCA)
- Artéria descendente anterior esquerda (LAD)
- Artéria circunflexa esquerda (LCX)

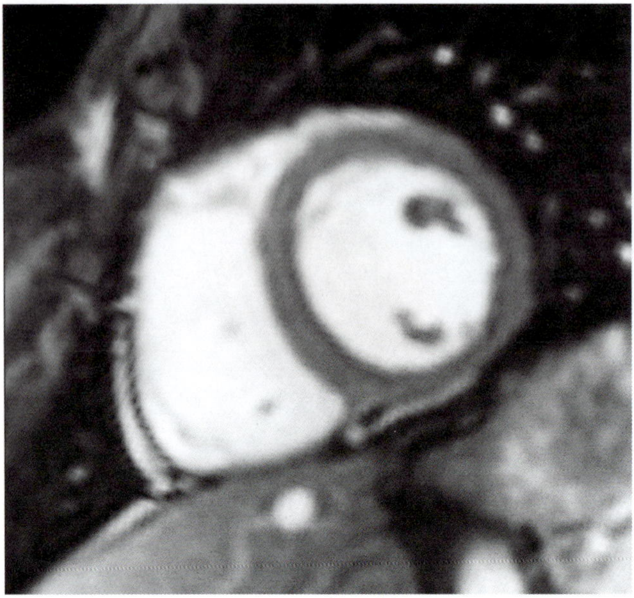

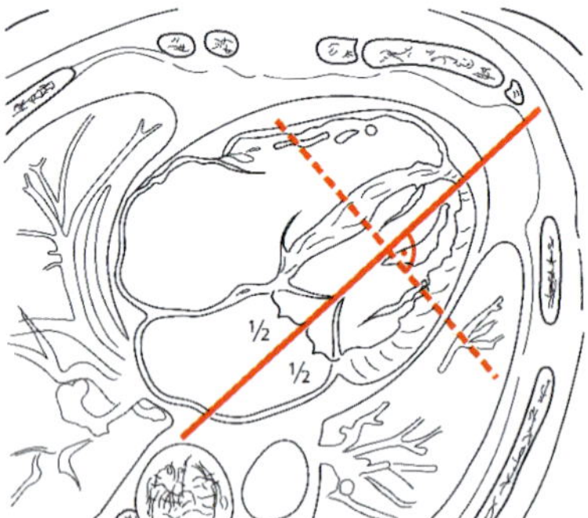
1/2
1/2

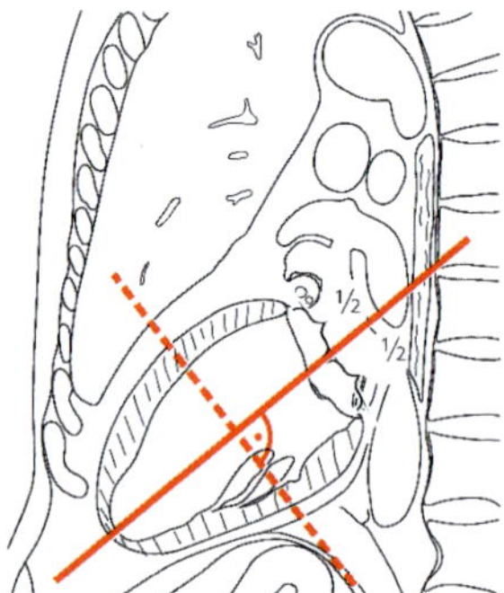
1/2
1/2

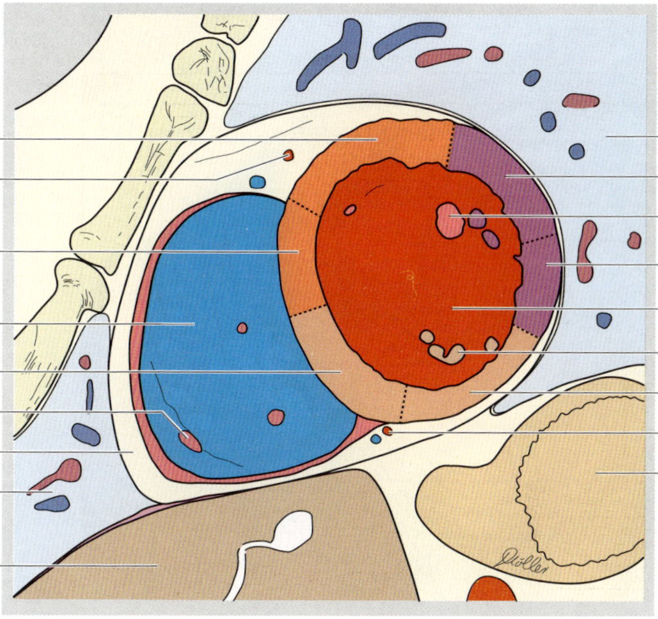

1 Miocárdio ventricular (segmento anterior)
2 Miocárdio ventricular (segmento anterolateral)
3 Ramo interventricular anterior da artéria coronária esquerda
4 Pulmão esquerdo
5 Septo interventricular (segmento anterosseptal)
6 Músculo papilar anterior
7 Ventrículo direito
8 Miocárdio ventricular (segmento inferolateral)
9 Septo interventricular (segmento inferosseptal)
10 Ventrículo esquerdo
11 Trabéculas cárneas (no ventrículo direito)
12 Músculo papilar posterior
13 Tecido gorduroso epicárdico
14 Miocárdio ventricular (segmento inferior)
15 Pulmão direito
16 Ramo interventricular posterior da artéria coronária direita
17 Fígado
18 Estômago

- Artéria coronária direita (RCA)
- Artéria descendente anterior esquerda (LAD)
- Artéria circunflexa esquerda (LCX)

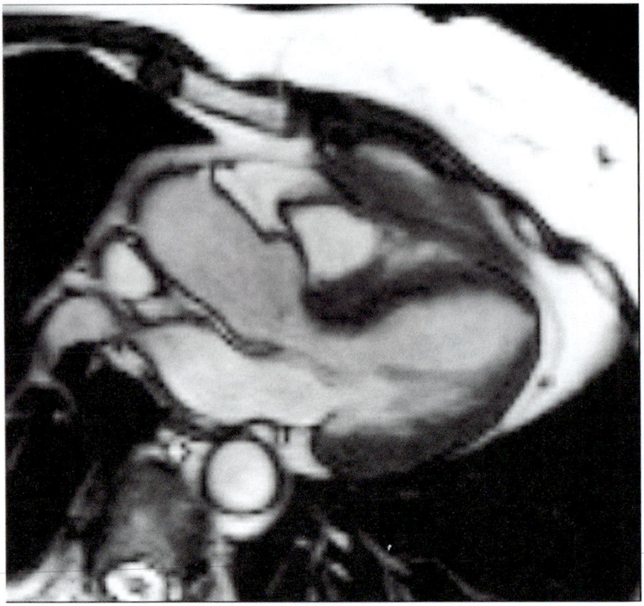

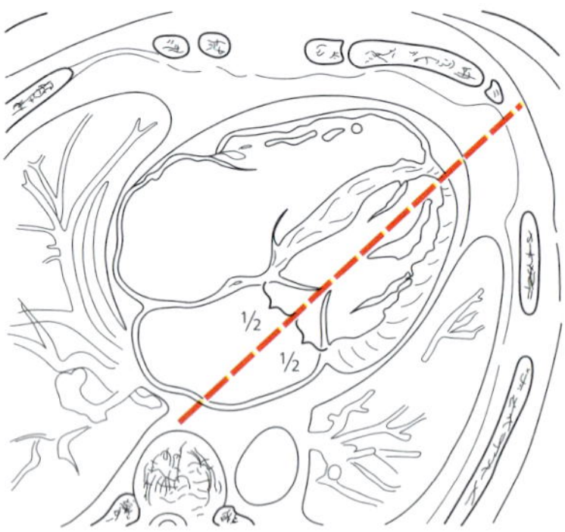
½
½

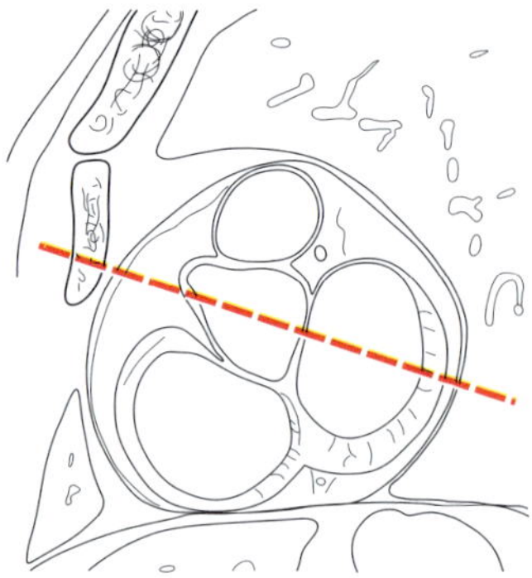

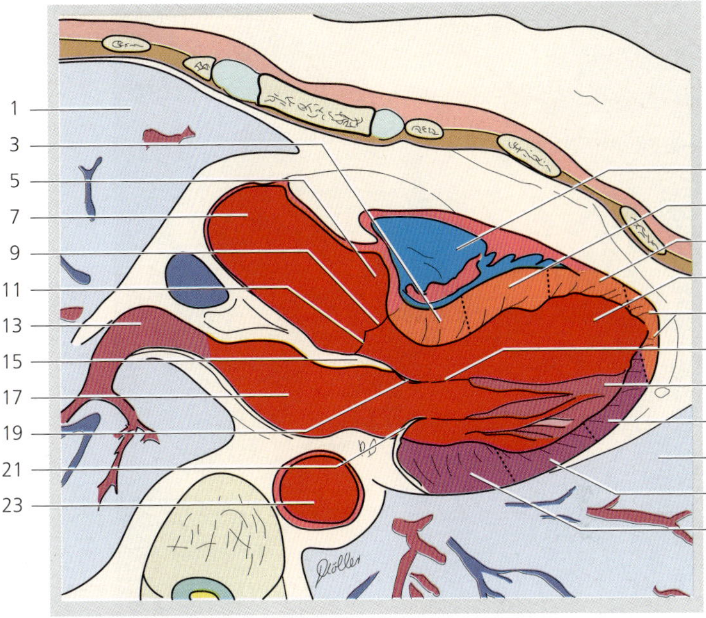

1 Pulmão direito
2 Ventrículo direito
3 Septo interventricular (segmento anterosseptal basal)
4 Septo interventricular (segmento anterosseptal medial)
5 Bulbo aórtico
6 Septo interventricular (segmento septal apical)
7 Aorta ascendente
8 Ventrículo esquerdo
9 Valva aórtica, cúspide semilunar direita
10 Ápice do coração
11 Valva aórtica, cúspide semilunar esquerda
12 Cordas tendíneas
13 Veia pulmonar direita
14 Músculo papilar
15 Septo atrioventricular
16 Miocárdio ventricular (segmento apical lateral)
17 Átrio esquerdo
18 Pulmão esquerdo
19 Valva atrioventricular esquerda (mitral), cúspide anterior
20 Miocárdio ventricular (segmento inferolateral medial)
21 Valva atrioventricular esquerda (mitral), cúspide posterior
22 Septo (segmento inferosseptal basal)
23 Aorta descendente

Artéria descendente anterior esquerda (LAD)
Artéria circunflexa esquerda (LCX)

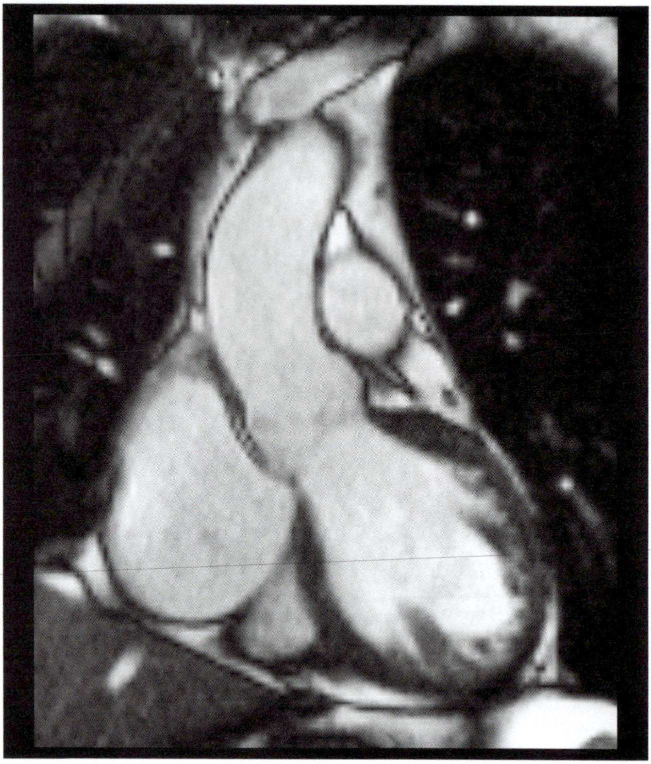

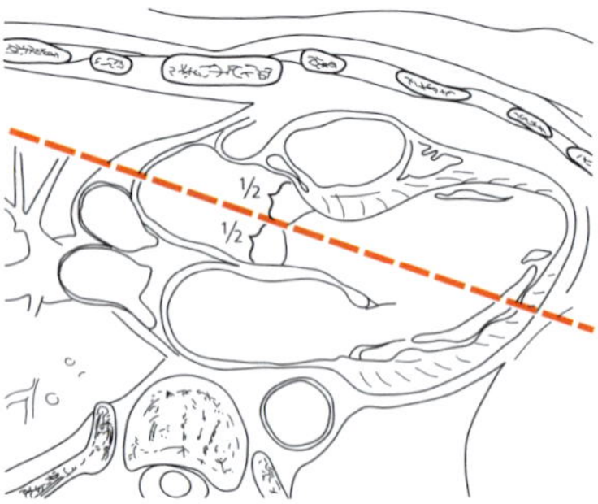
1/2
1/2

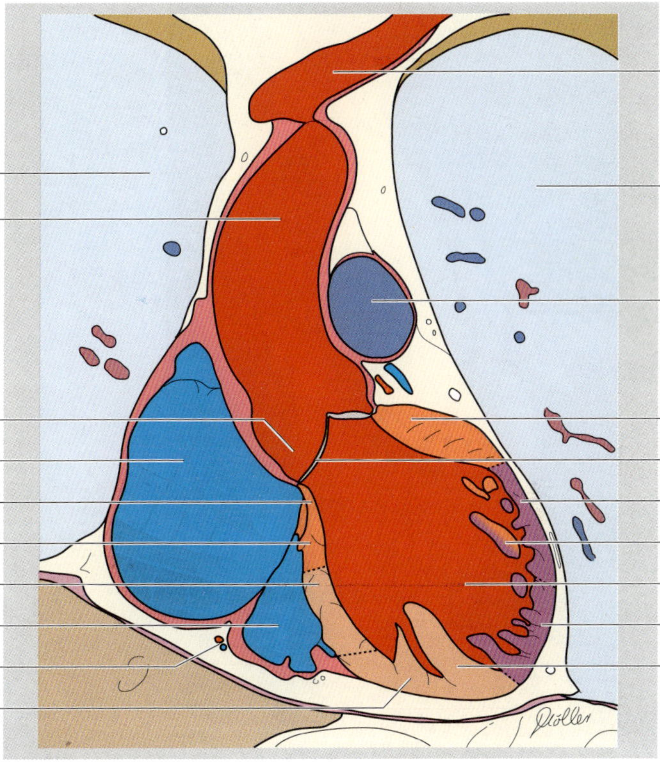

1 Pulmão direito
2 Tronco braquiocefálico
3 Aorta ascendente
4 Pulmão esquerdo
5 Bulbo aórtico
6 Artéria pulmonar
7 Átrio direito
8 Miocárdio ventricular (segmento anterior)
9 Septo atrioventricular
10 Valva aórtica
11 Septo interventricular (segmento anterosseptal)
12 Miocárdio ventricular (segmento anterolateral)
13 Septo interventricular (segmento inferosseptal)
14 Músculo papilar anterior
15 Ventrículo direito
16 Ventrículo esquerdo
17 Artéria coronária direita
18 Miocárdio ventricular (segmento inferolateral, base do coração)
19 Miocárdio ventricular (segmento inferior)
20 Músculo papilar posterior

Artéria coronária direita (RCA)
Artéria descendente anterior esquerda (LAD)
Artéria circunflexa esquerda (LCX)

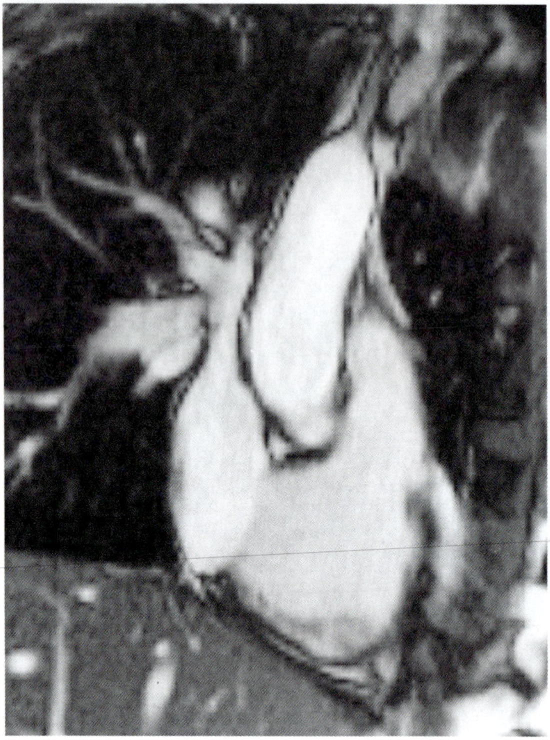

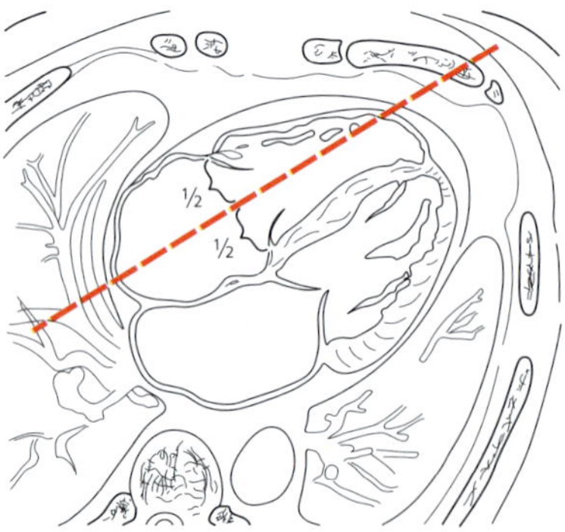
½
½

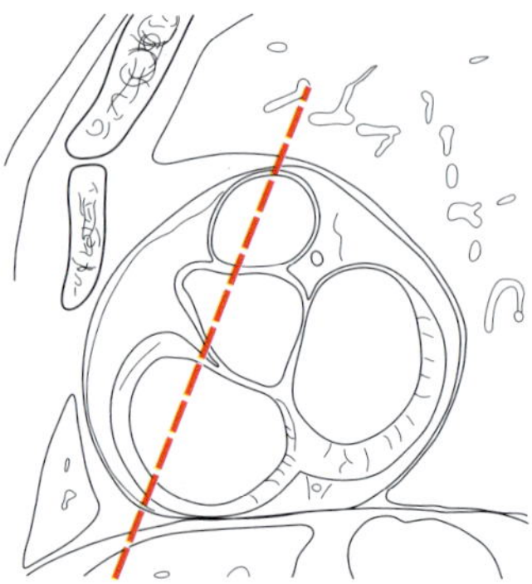

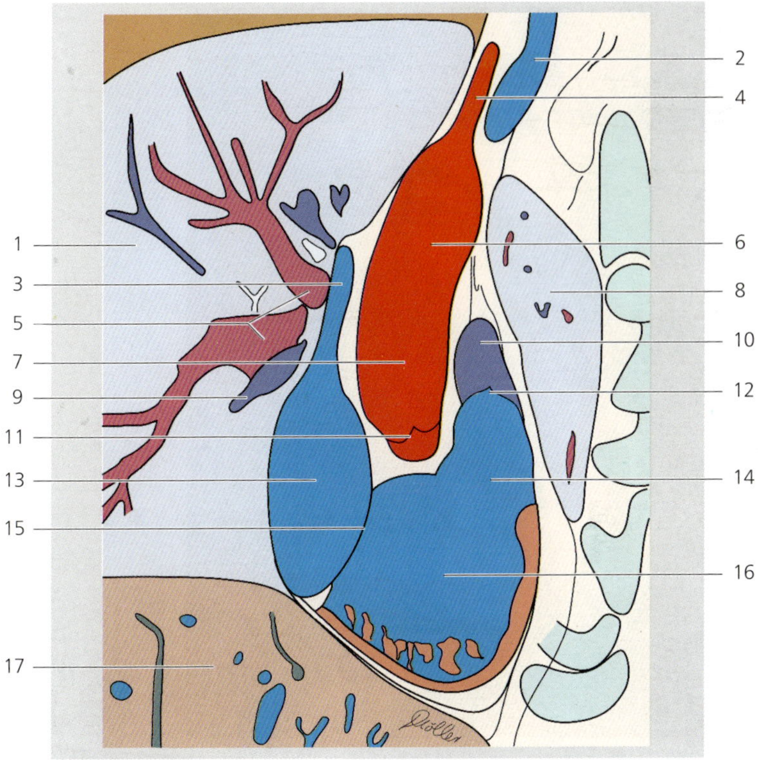

1 Pulmão esquerdo
2 Veia braquiocefálica direita
3 Veia cava superior
4 Tronco braquiocefálico
5 Veias pulmonares direitas
6 Aorta ascendente
7 Bulbo aórtico
8 Pulmão direito
9 Artéria pulmonar esquerda
10 Tronco pulmonar
11 Valva aórtica
12 Valva pulmonar
13 Átrio direito
14 Trato de ejeção ventricular direito
15 Valva atrioventricular direita (valva tricúspide)
16 Ventrículo direito
17 Fígado

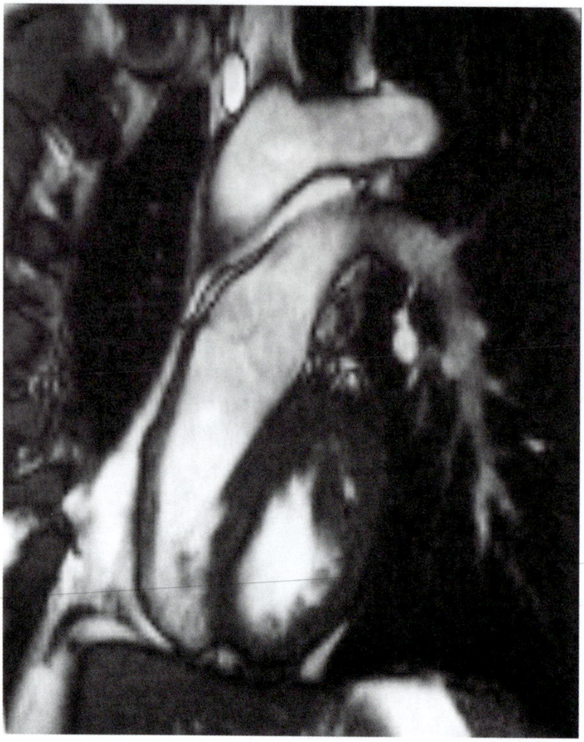

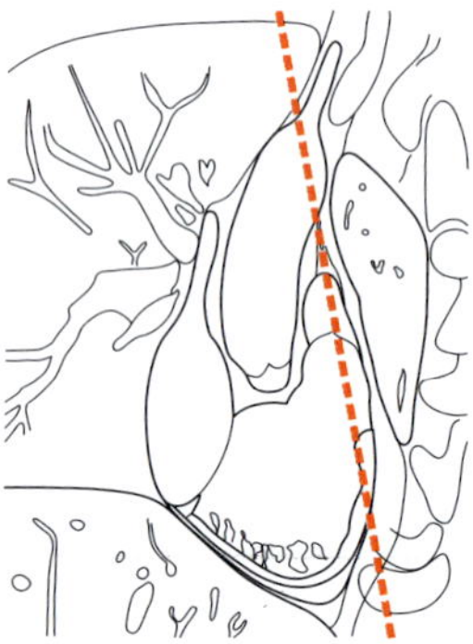

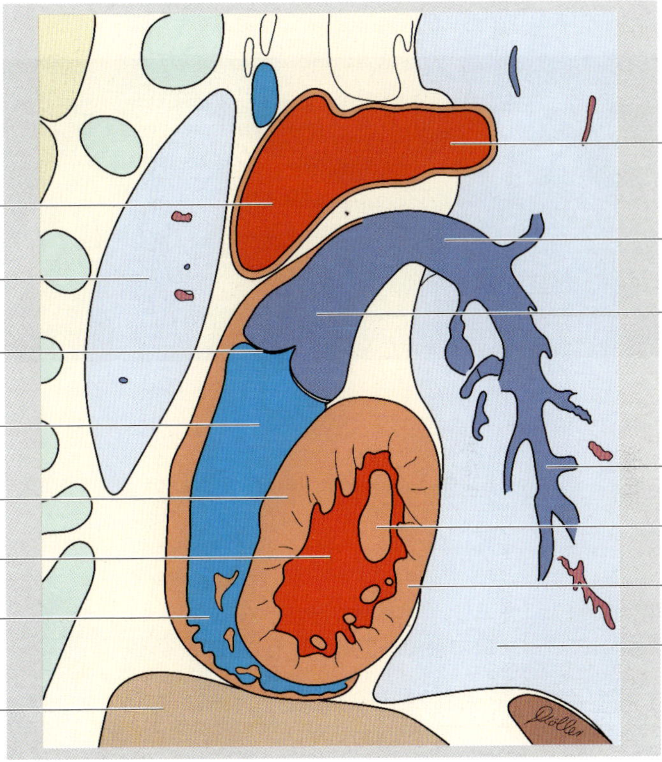

1 Aorta ascendente
2 Arco aórtico
3 Pulmão direito
4 Artéria pulmonar esquerda
5 Valva pulmonar
6 Tronco pulmonar
7 Trato de ejeção ventricular direito
8 Artérias segmentares basais das artérias lobares inferiores da artéria pulmonar esquerda
9 Septo interventricular
10 Músculo papilar
11 Ventrículo esquerdo
12 Miocárdio ventricular (parede posterior)
13 Ventrículo direito
14 Pulmão esquerdo
15 Fígado

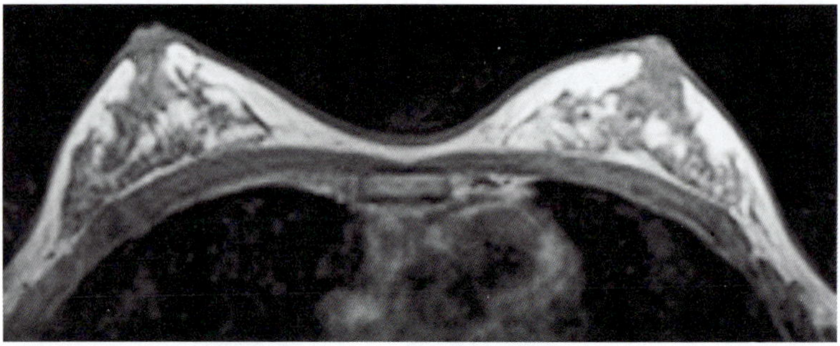

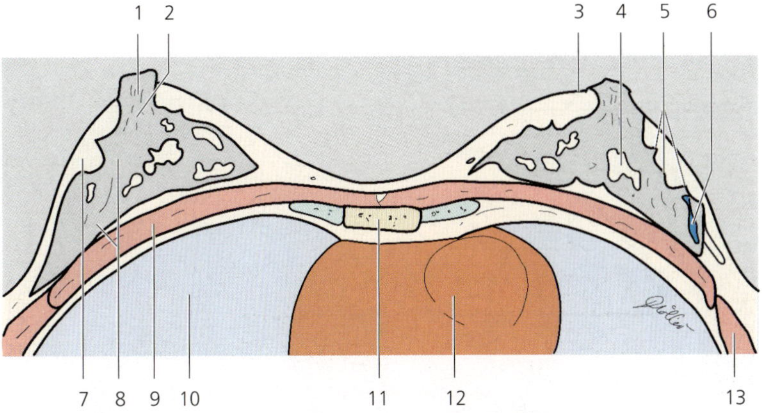

1 Mamilo
2 Ductos mamários e ductos areolares
3 Pele
4 Ilha gordurosa
5 Ligamentos de Cooper
6 Veia
7 Gordura subcutânea
8 Corpo glandular
9 Músculo peitoral
10 Pulmão direito
11 Esterno
12 Coração
13 Músculo serrátil anterior

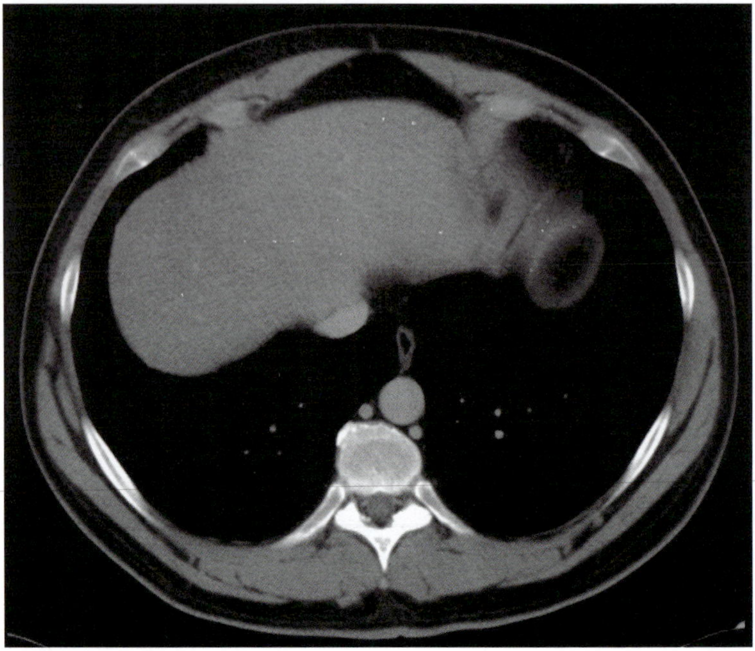

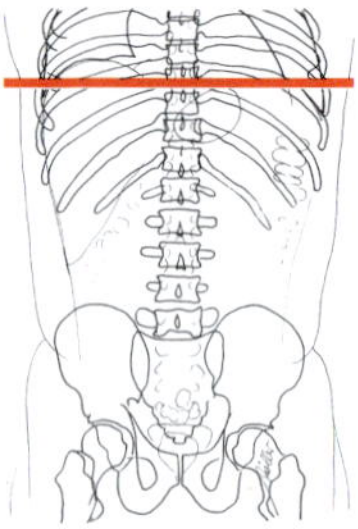

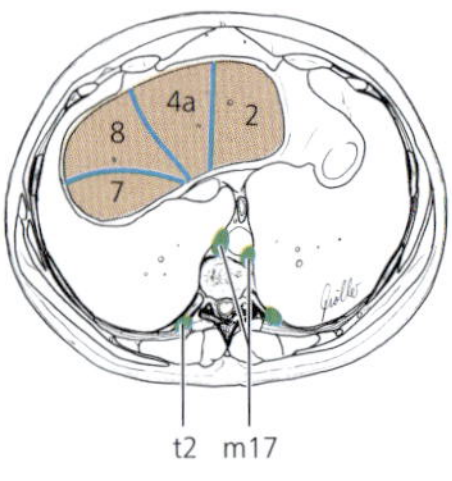

• = Linfonodo (ver 3ª capa)
—— = Limites dos segmentos hepáticos

Números indicam os segmentos hepáticos (ver 3ª capa)

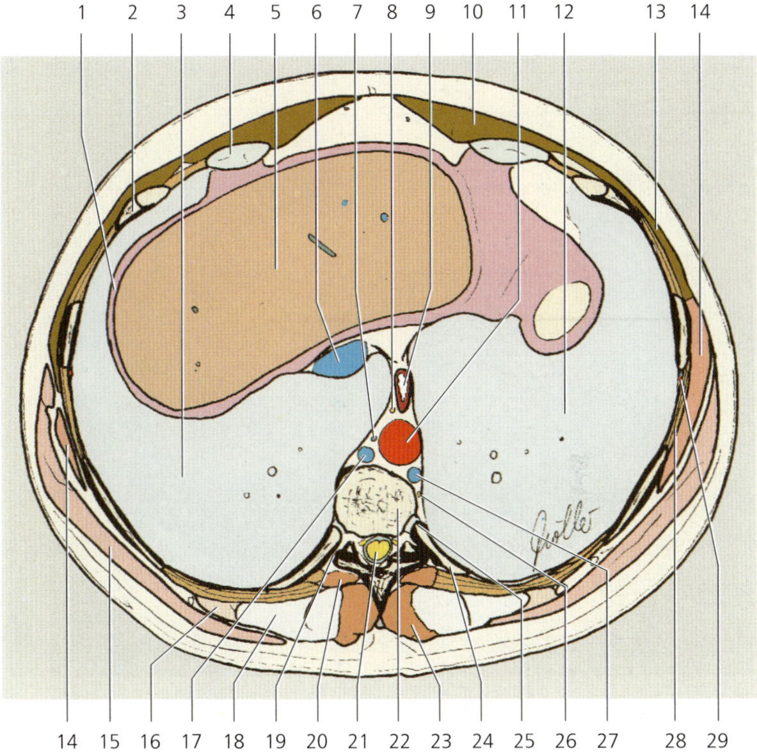

1 Diafragma
2 Costela 7 (parte óssea)
3 Pulmão direito
4 Costela 6 (cartilagem costal)
5 Fígado
6 Veia cava inferior
7 Ducto torácico
8 Nervo vago
9 Esôfago
10 Músculo reto do abdome
11 Aorta descendente
12 Pulmão esquerdo
13 Músculo oblíquo externo
14 Músculo serrátil anterior
15 Músculo latíssimo do dorso
16 Músculo iliocostal do tórax (parte do músculo eretor da espinha, trato lateral)
17 Veia ázigo
18 Músculo longuíssimo do tórax (parte do músculo eretor da espinha, trato lateral)
19 Articulação costotransversária
20 Músculo multífido (parte do músculo eretor da espinha, trato medial)
21 Medula torácica no canal vertebral
22 Corpo vertebral (T10)
23 Músculo espinal (parte do músculo eretor da espinha, trato medial)
24 Costela 10 (parte óssea posterior)
25 Articulação costovertebral
26 Tronco simpático
27 Veia hemiázigo
28 Músculos intercostais
29 Veia, artéria e nervo intercostais

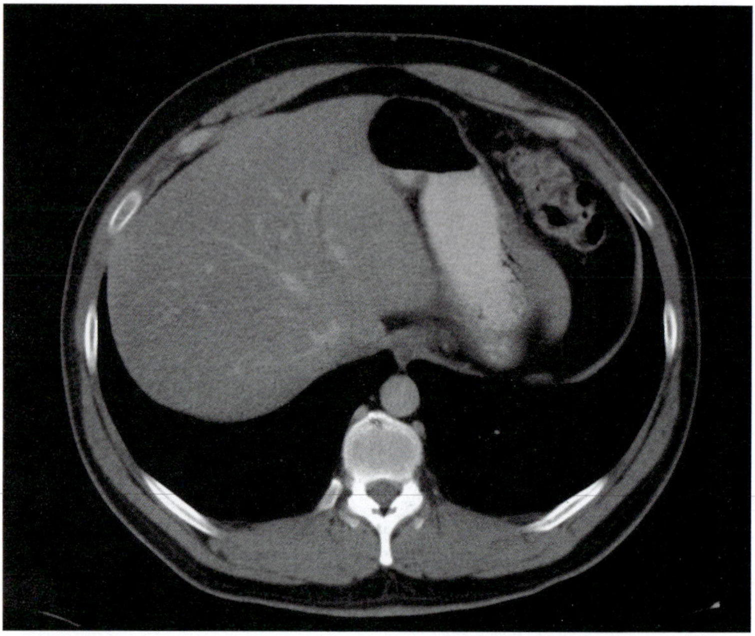

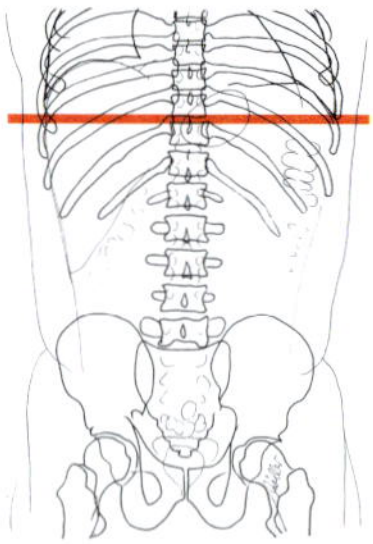

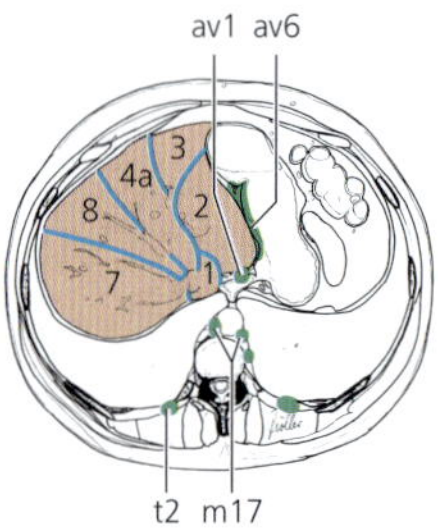

1 Músculo oblíquo externo
2 Fígado (lobo direito)
3 Diafragma
4 Veias hepáticas direitas (ramos e terminação)
5 Veia hepática média
6 Veia porta, ramo direito (ramos anteriores)
7 Veia porta, ramo esquerdo
8 Veia cava inferior
9 Fígado (lobo caudado)
10 Veia hepática esquerda
11 Artéria gástrica esquerda (ramo esofágico)
12 Fígado (lobo esquerdo) ▶

• = Linfonodo (ver 3ª capa)
—— = Limites dos segmentos hepáticos

Números indicam os segmentos hepáticos (ver 3ª capa)

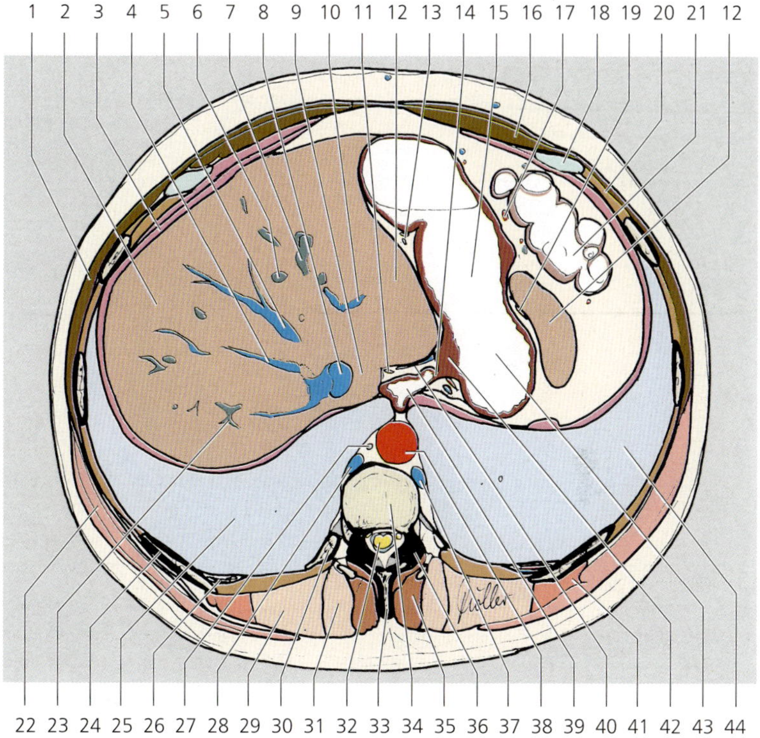

13 Artéria gástrica direita
14 Hiato esofágico
15 Estômago (corpo)
16 Músculo reto do abdome
17 Artéria cólica esquerda
18 Costela 7 (cartilagem costal)
19 Artéria gastromental esquerda
20 Músculos intercostais
21 Flexura cólica esquerda
22 Músculo latíssimo do dorso
23 Veia porta, ramo direito (ramo posterior)
24 Costela 10 (parte óssea)
25 Pulmão direito
26 Veia, artéria e nervo intercostais
27 Ducto torácico
28 Veia ázigo
29 Músculo iliocostal do lombo (parte do músculo eretor da espinha, trato lateral)
30 Costela 9 (cabeça)
31 Músculo longuíssimo lombar (parte do músculo eretor da espinha, trato lateral)
32 Medula espinal no canal vertebral torácico
33 Processo espinhoso
34 Corpo vertebral (¨T11)
35 Músculo espinal (parte do músculo eretor da espinha, trato medial)
36 Articulação zigapofisária
37 Veia hemiázigo
38 Aorta abdominal
39 Esôfago (parte abdominal)
40 Veias esofágicas (plexo venoso do esôfago)
41 Músculo serrátil posterior inferior
42 Estômago (cárdia)
43 Estômago (fundo)
44 Pulmão esquerdo

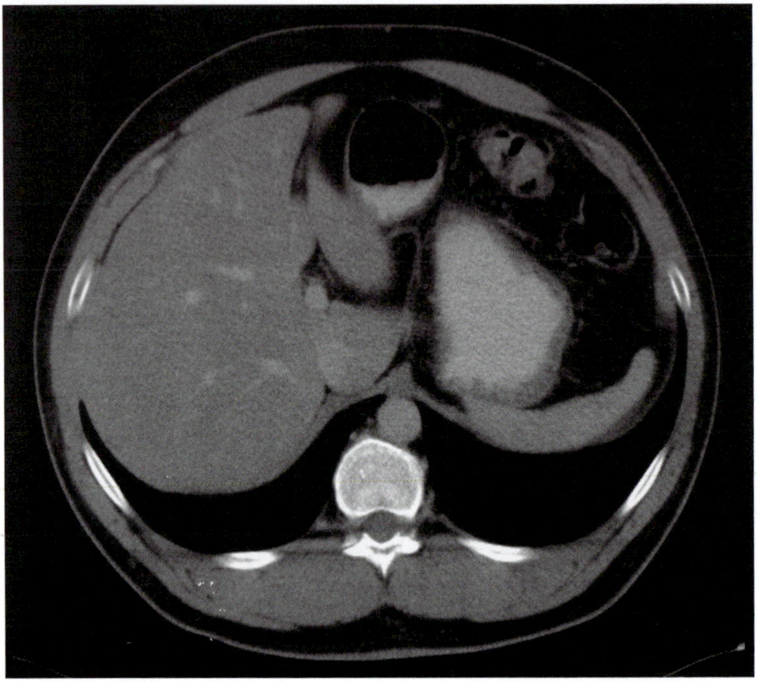

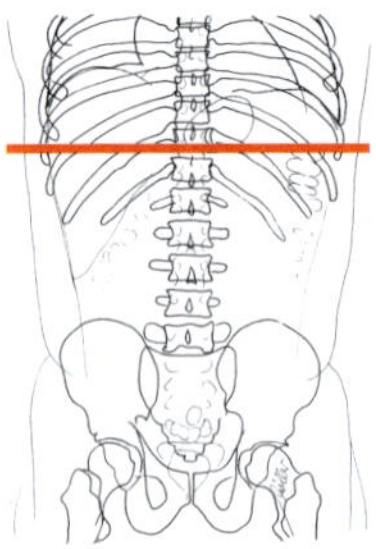

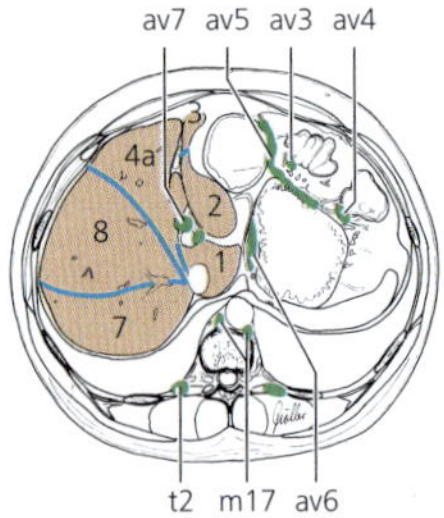

1 Costela 9 (parte óssea)
2 Músculo intercostal externo
3 Músculo intercostal interno
4 Músculo intercostal íntimo
5 Costela 8 (parte óssea)
6 Veia porta (ramo anterior direito)
7 Veia hepática média
8 Ducto hepático esquerdo
9 Ligamento redondo do fígado
10 Veia porta (ramo esquerdo)
11 Artéria hepática propriamente dita (ramo esquerdo)
12 Fígado (lobo esquerdo)
13 Fígado (lobo caudado)
14 Artéria gástrica esquerda ▶

• = Linfonodo (ver 3ª capa)
—— = Limites dos segmentos hepáticos

Números indicam os segmentos hepáticos (ver 3ª capa)

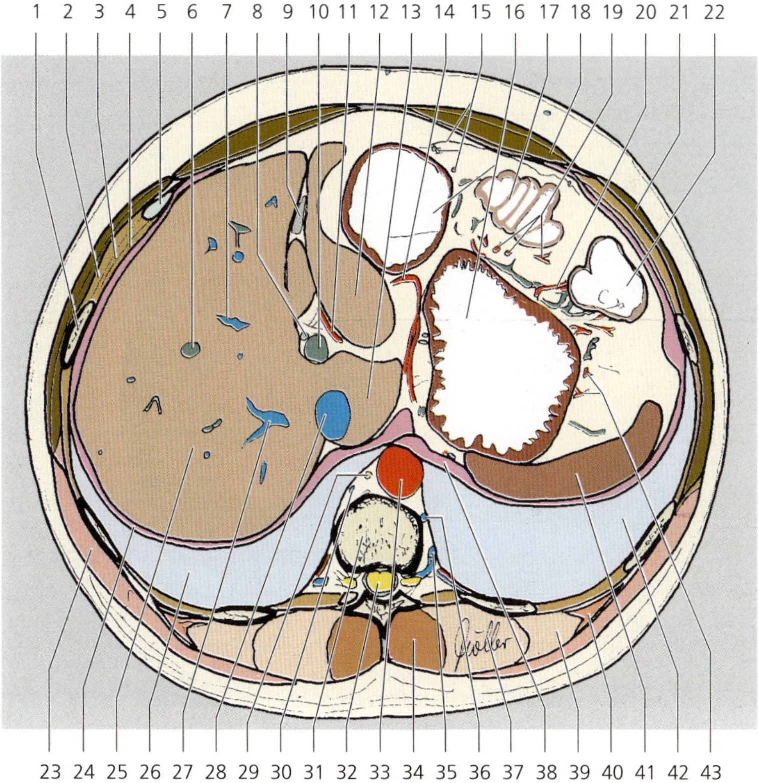

15 Artéria gastromental direita e omento maior
16 Estômago (corpo)
17 Cólon transverso
18 Músculo reto do abdome
19 Artéria cólica média (região da anastomose de Riolan)
20 Artéria cólica esquerda
21 Músculo oblíquo externo
22 Cólon descendente
23 Músculo latíssimo do dorso
24 Diafragma (parte costal)
25 Fígado (lobo direito)
26 Pulmão direito
27 Veia porta (ramo posterior direito)
28 Veia cava inferior
29 Ducto torácico
30 Veia ázigo
31 Corpo vertebral (T11)
32 Medula espinal no canal vertebral torácico
33 Aorta abdominal
34 Músculo espinal (parte do músculo eretor da espinha, trato medial)
35 Veia intercostal posterior
36 Veia hemiázigo
37 Músculo longuíssimo lombar (parte do músculo eretor da espinha, trato lateral)
38 Diafragma, parte lombar, pilar esquerdo
39 Músculo iliocostal do lombo (parte do músculo eretor da espinha, trato lateral)
40 Músculo serrátil posterior inferior
41 Baço
42 Pulmão esquerdo
43 Artéria gastromental esquerda

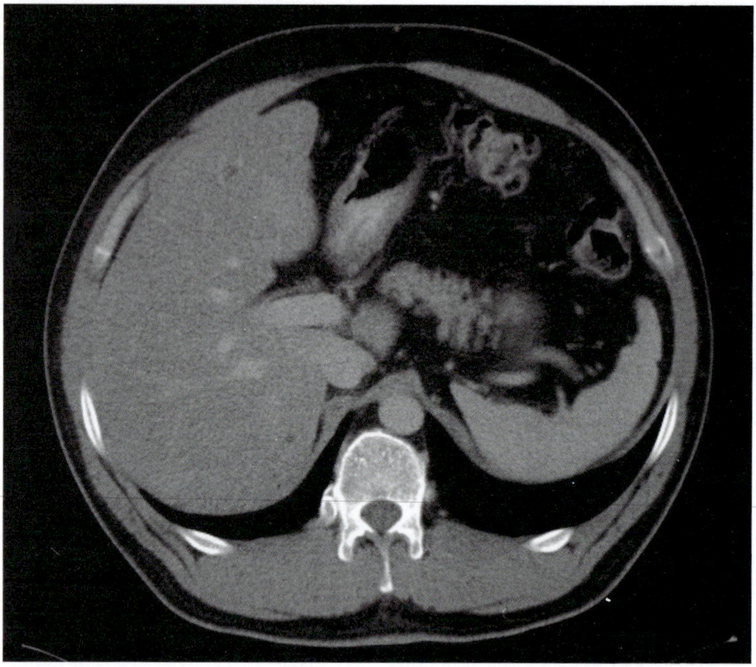

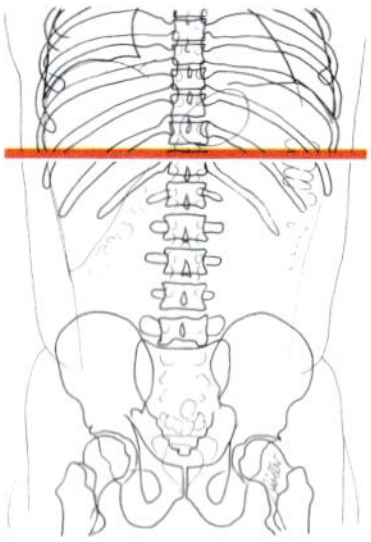

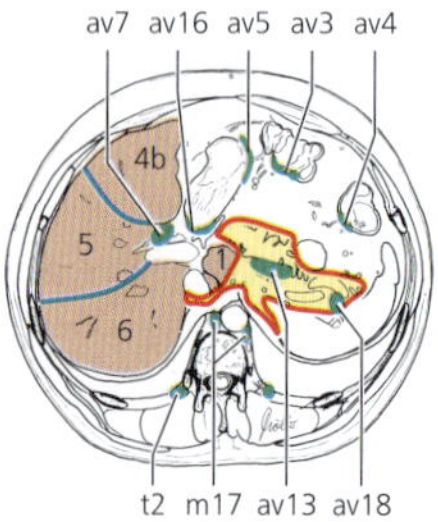

1 Músculos intercostais
2 Músculo oblíquo externo
3 Fígado (lobo direito)
4 Veia porta (ramo posterior direito)
5 Veia porta (ramo anterior direito)
6 Veia hepática média
7 Veia porta
8 Ducto hepático comum
9 Veia cava inferior
10 Fígado (lobo caudado)
11 Ligamento falciforme
12 Artéria hepática comum
13 Artéria gástrica direita
14 Estômago (antro pilórico)
15 Omento maior
16 Artéria cólica média ▶

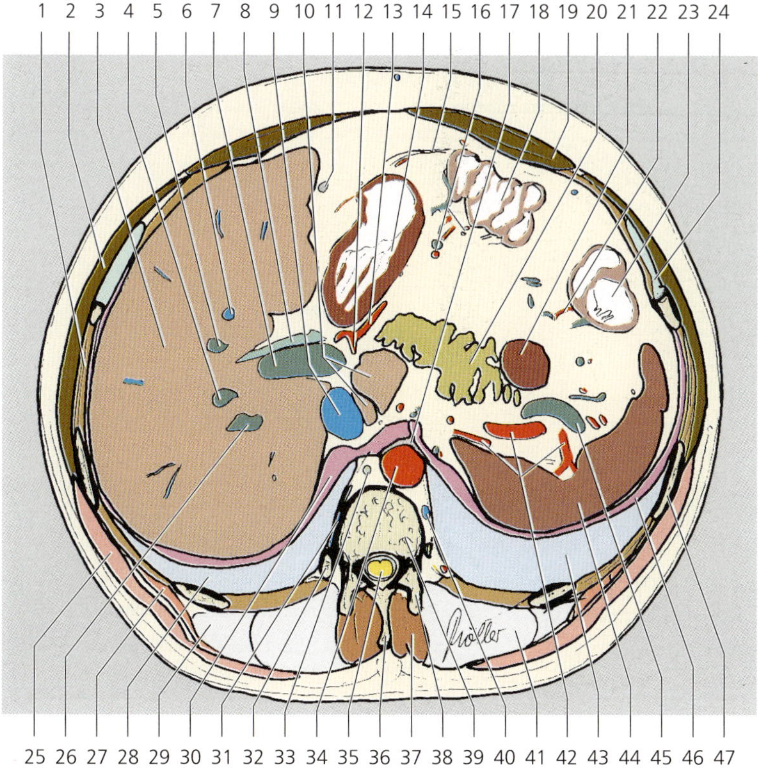

17 Hiato aórtico com ligamento arqueado mediano
18 Cólon transverso
19 Músculo reto do abdome
20 Pâncreas (corpo)
21 Estômago, curvatura maior (corte)
22 Artéria cólica esquerda
23 Cólon descendente
24 Costela 9 (cartilagem costal)
25 Músculo latíssimo do dorso
26 Veia porta (ramo posterior direito)
27 Músculo serrátil posterior inferior
28 Pulmão direito
29 Músculo iliocostal do lombo (parte do músculo eretor da espinha, trato lateral)
30 Diafragma (parte lombar, pilar direito)
31 Veia subcostal
32 Costela 12 (cabeça)
33 Ducto torácico
34 Aorta abdominal
35 Medula espinal no canal vertebral torácico
36 Processo espinhoso (T12)
37 Músculo espinal (parte do músculo eretor da espinha, trato medial)
38 Corpo vertebral (T12)
39 Processo transverso (T12)
40 Veia hemiázigo
41 Músculo longuíssimo lombar (parte do músculo eretor da espinha, trato lateral)
42 Artéria esplênica
43 Pulmão esquerdo
44 Baço
45 Veia esplênica
46 Diafragma (parte costal)
47 Costela 10 (cartilagem)

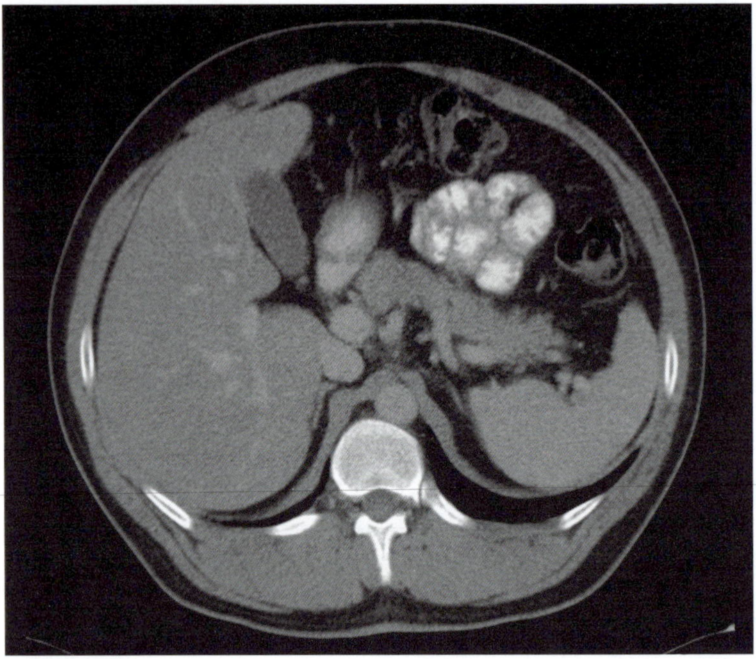

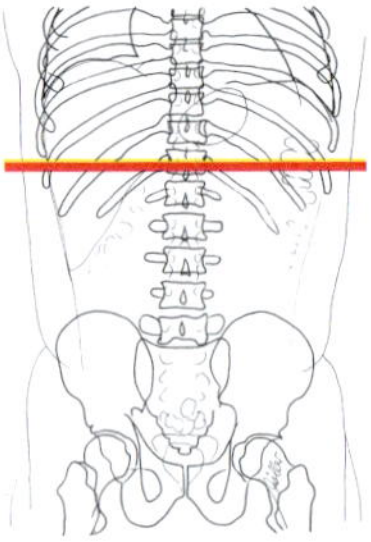

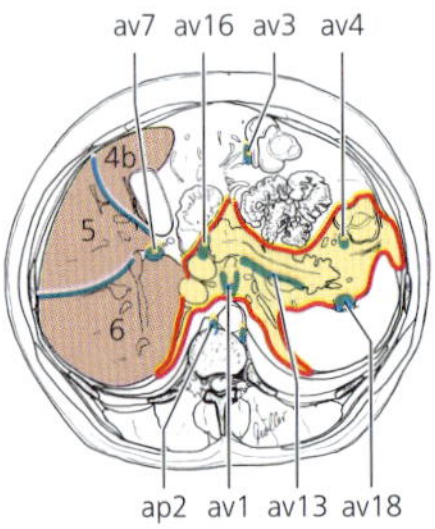

1 Músculo oblíquo externo
2 Músculo oblíquo interno
3 Fígado (lobo direito)
4 Veia porta (ramo direito)
5 Veia hepática média
6 Vesícula biliar
7 Fígado (lobo esquerdo)
8 Ducto cístico e artéria cística
9 Ducto biliar
10 Estômago (piloro)
11 Ligamento falciforme
12 Artéria gastroduodenal
13 Artéria hepática comum
14 Artéria cólica média
15 Artéria esplênica
16 Pâncreas (corpo) ▶

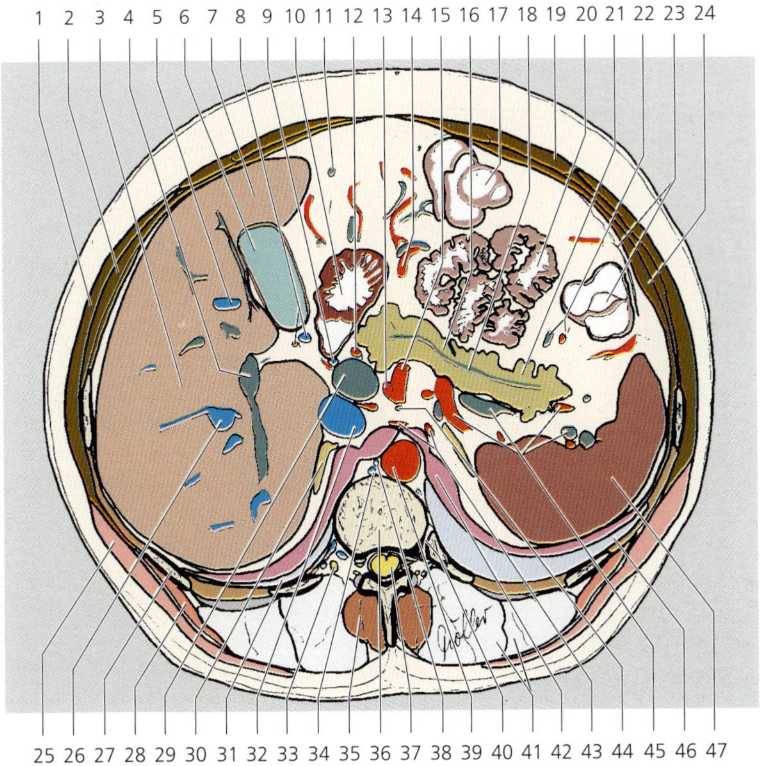

17 Cólon transverso
18 Ducto pancreático
19 Músculo reto do abdome
20 Jejuno
21 Pâncreas (cauda)
22 Artéria e veia cólicas esquerdas
23 Cólon descendente e omento maior
24 Músculo transverso do abdome
25 Músculo latíssimo do dorso
26 Veia hepática direita
27 Costela 11 (parte posterior óssea)
28 Músculo serrátil posterior inferior
29 Veia porta
30 Glândula suprarrenal direita
31 Pulmão direito (recesso costodiafragmático)
32 Veia cava inferior
33 Nervo espinal
34 Veia lombar ascendente direita
35 Músculo espinal (parte medial do músculo eretor da espinha, trato medial)
36 Corpo vertebral (T12)
37 Medula espinal no canal vertebral torácico
38 Ducto torácico
39 Aorta abdominal no hiato aórtico
40 Articulação costovertebral (XII) e cabeça da costela 12
41 Músculo iliocostal do lombo e músculo longuíssimo lombar (parte do músculo eretor da espinha, trato lateral)
42 Diafragma (parte lombar, pilar esquerdo)
43 Artérias frênicas inferiores
44 Artéria gástrica esquerda
45 Artéria e veia esplênicas
46 Pulmão esquerdo (recesso costodiafragmático)
47 Baço

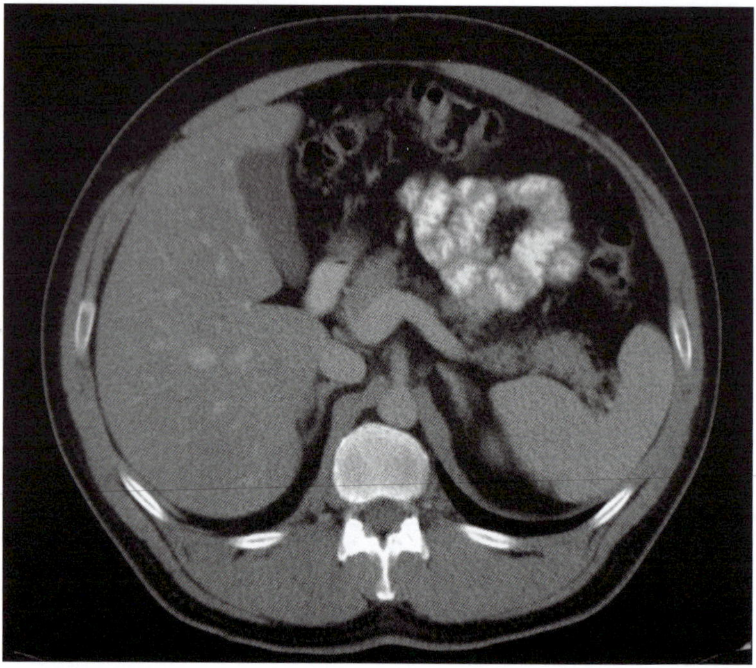

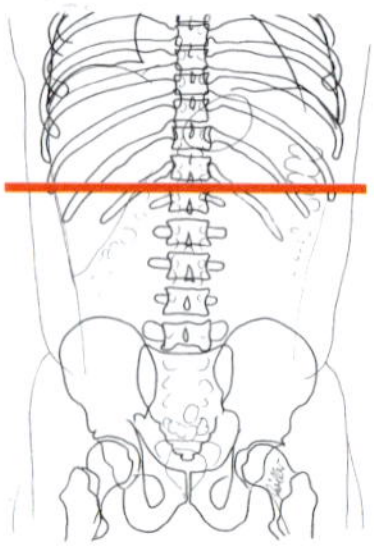

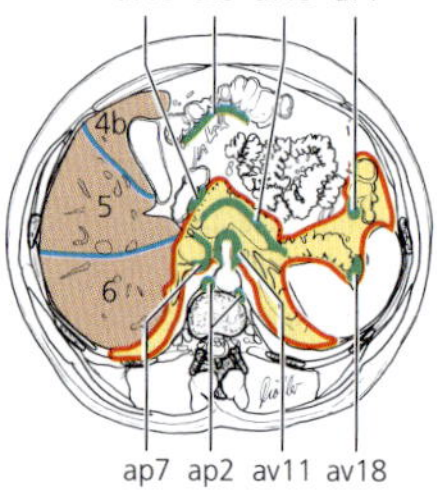

1 Fígado (lobo direito)
2 Aponeurose dos músculos oblíquo externo e interno e transverso do abdome
3 Pâncreas (cabeça)
4 Fígado (lobo esquerdo)
5 Vesícula biliar
6 Duodeno
7 Artéria gastroduodenal
8 Veia porta (confluência)
9 Cólon transverso
10 "Arcadas" da artéria e veia cólicas médias
11 Linha alba
12 Artéria cólica média
13 Veia esplênica
14 Pâncreas (corpo)
15 Artérias e veias jejunais ▶

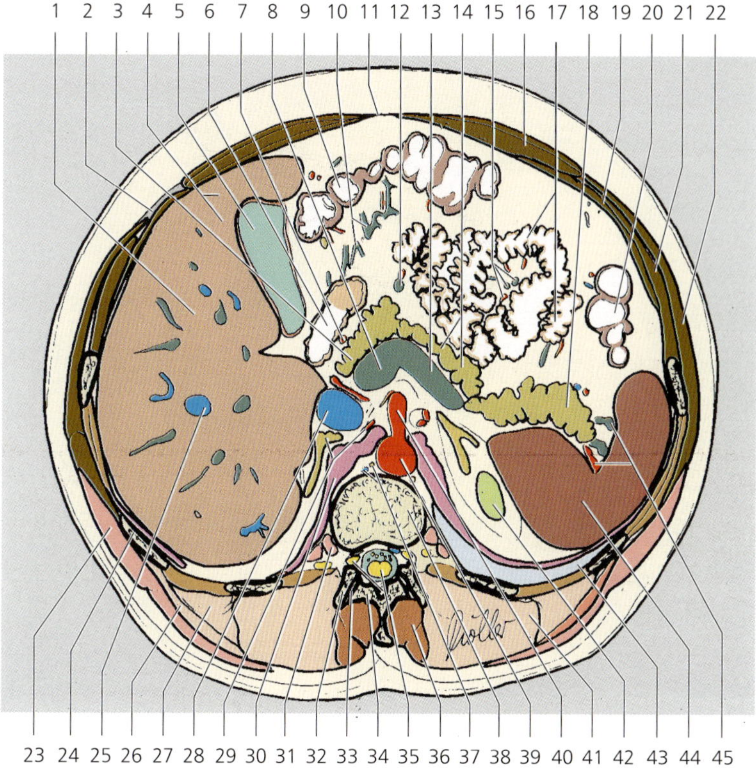

16 Músculo reto do abdome
17 Jejuno
18 Pâncreas (cauda)
19 Músculo transverso do abdome
20 Cólon descendente
21 Músculo oblíquo interno
22 Músculo oblíquo externo
23 Músculo latíssimo do dorso
24 Costela 11 (parte posterior)
25 Veia hepática direita
26 Músculo serrátil posterior inferior
27 Músculo iliocostal do lombo (parte do músculo eretor da espinha, trato lateral)
28 Veia cava inferior
29 Glândula suprarrenal direita e artéria suprarrenal (superior)
30 Diafragma (pilar direito)
31 Psoas maior
32 Processo articular superior
33 Articulação zigapofisária
34 Arco vertebral (lâmina)
35 Cone medular no canal vertebral lombar e gânglio espinal T12 (raiz nervosa)
36 Músculo espinal (parte medial do músculo eretor da espinha)
37 Veia lombar ascendente direita e ducto torácico
38 Corpo vertebral lombar
39 Aorta abdominal
40 Tronco celíaco
41 Músculo longuíssimo lombar (parte do músculo eretor da espinha, trato lateral)
42 Rim esquerdo (polo superior)
43 Pulmão esquerdo (recesso costodiafragmático)
44 Baço
45 Artéria e veia esplênicas

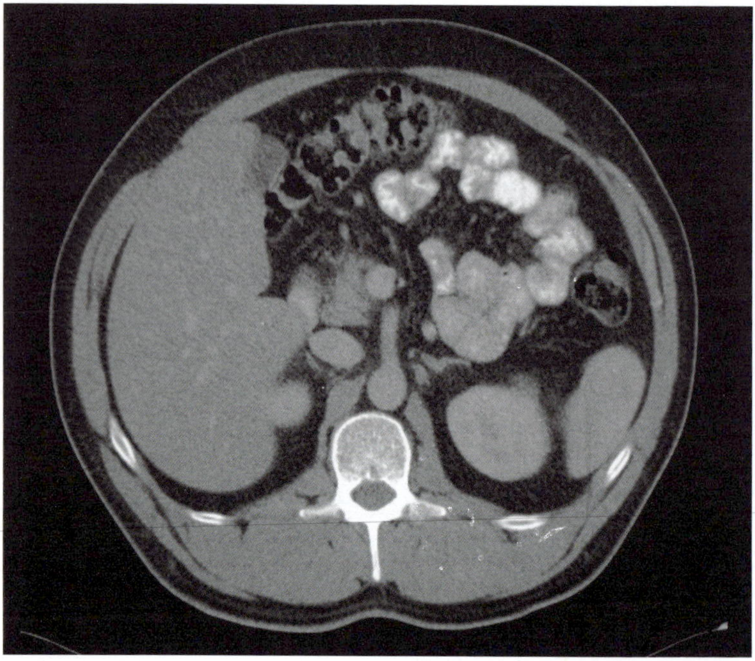

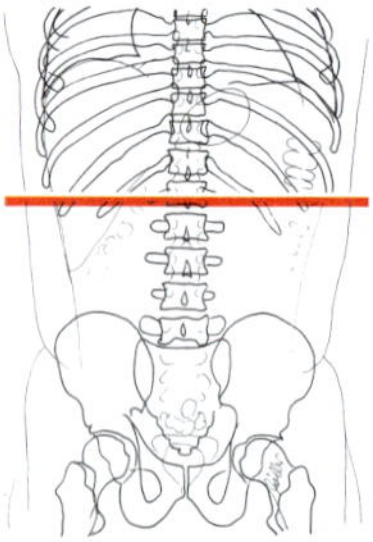

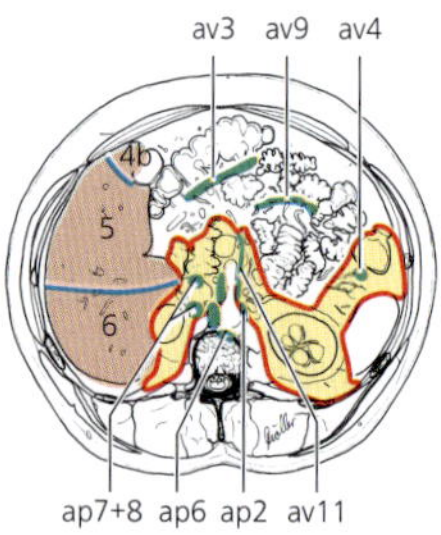

1 Músculo oblíquo externo
2 Fígado (lobo direito)
3 Aponeurose dos músculos oblíquo externo e interno e transverso do abdome
4 Veia cava inferior
5 Duodeno (parte descendente)
6 Vesícula biliar
7 Artéria gastroduodenal
8 Pâncreas (cabeça)
9 Veia cólica média
10 Ligamento falciforme
11 Veia mesentérica superior
12 Cólon transverso
13 Artéria mesentérica superior
14 Artéria mesentérica inferior
15 Artérias e veias jejunais
16 Músculo reto do abdome ▶

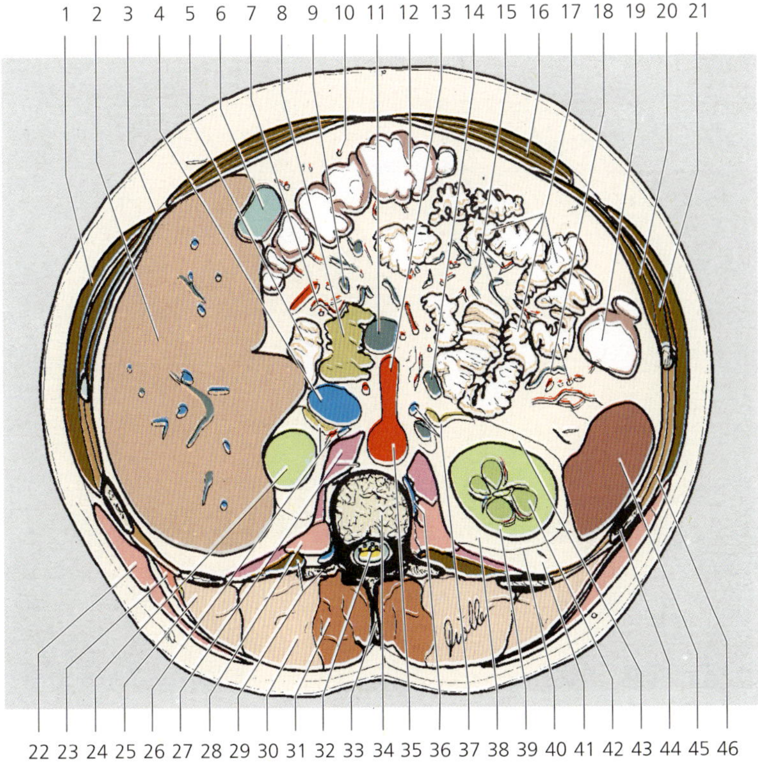

17 Jejuno
18 Artéria e veia cólicas esquerdas
19 Cólon descendente
20 Músculo transverso do abdome
21 Músculo oblíquo interno
22 Músculo latíssimo do dorso
23 Músculo serrátil posterior inferior
24 Rim direito (polo superior)
25 Músculo iliocostal do lombo (parte do músculo eretor da espinha, trato lateral)
26 Glândula suprarrenal direita e artéria suprarrenal (superior)
27 Diafragma, pilar direito e ducto torácico
28 Músculo psoas maior
29 Processo transverso de músculo quadrado do lombo
30 Músculo longuíssimo lombar (parte do músculo eretor da espinha, trato lateral)
31 Músculo espinal (parte do músculo eretor da espinha, trato medial)
32 Cone medular no canal vertebral lombar com filamentos nervosos
33 Processo espinhoso
34 Corpo vertebral (L1)
35 Aorta abdominal
36 Veia lombar ascendente esquerda
37 Glândula suprarrenal esquerda e artéria e veia suprarrenais (superior)
38 Espaço perirrenal posterior
39 Rim esquerdo (córtex)
40 Fáscia renal posterior
41 Espaço pararrenal posterior
42 Rim esquerdo (medula)
43 Espaço perirrenal anterior
44 Costela 11 (parte posterior)
45 Baço
46 Músculos intercostais

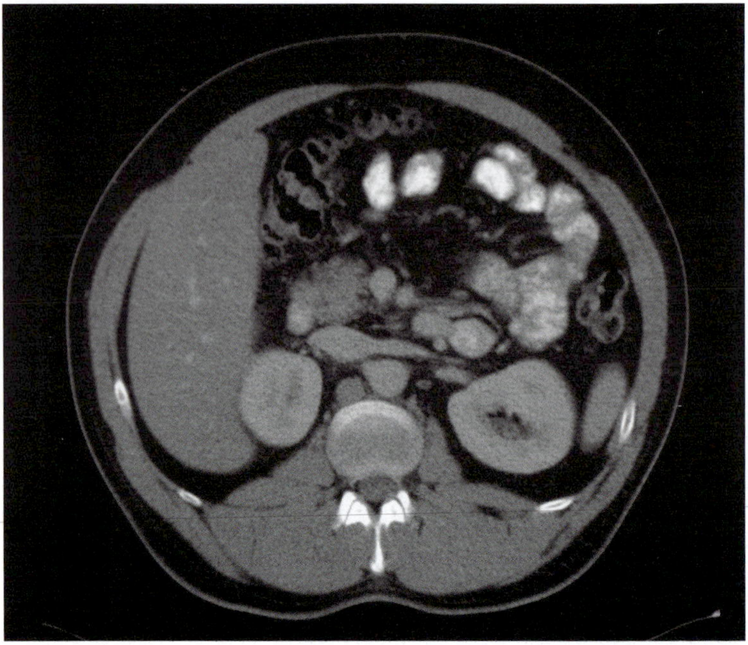

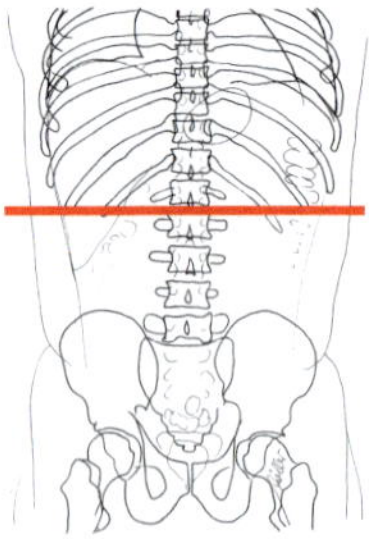

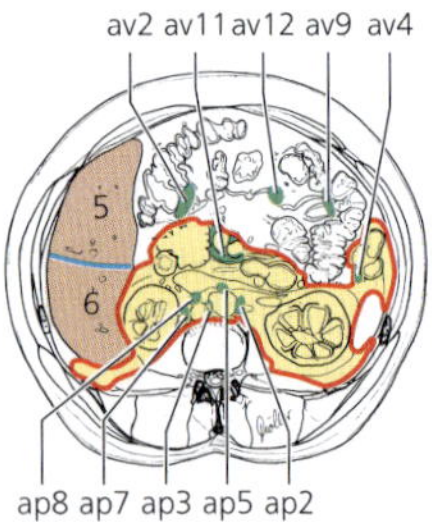

1 Músculo oblíquo externo
2 Músculo oblíquo interno
3 Músculo transverso do abdome
4 Aponeurose dos músculos oblíquo externo e interno e transverso do abdome
5 Fáscia renal e espaço perirrenal anterior
6 Duodeno (parte descendente)
7 Veia cava inferior
8 Cólon transverso
9 Pâncreas (cabeça)
10 (Artéria e) veia cólica direita
11 Linha alba
12 Artéria e veia mesentéricas superiores
13 Artéria e veia renais esquerdas
14 Flexura duodenojejunal ▶

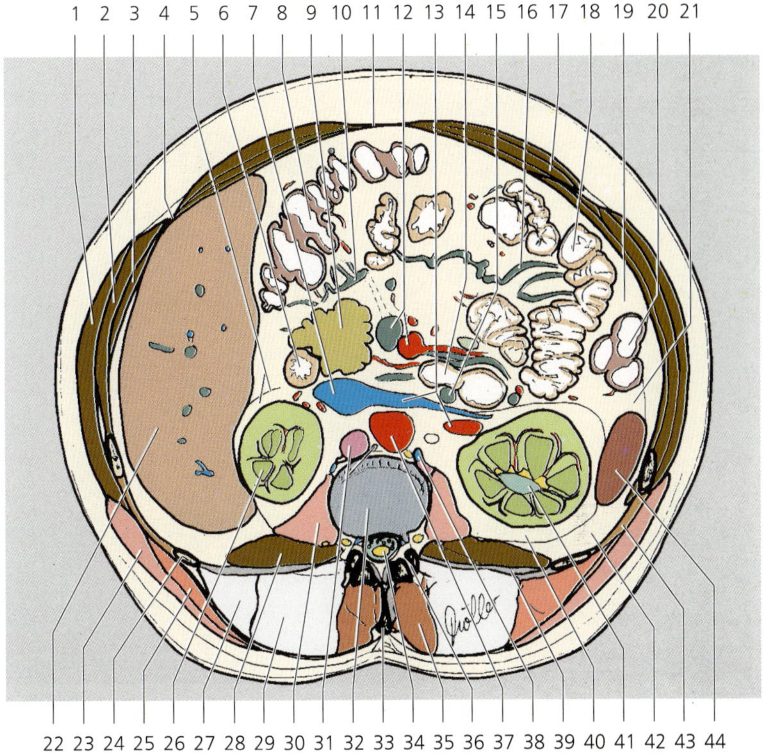

15 Veia mesentérica inferior
16 Veias ileojejunais
17 Músculo reto do abdome
18 Jejuno
19 Espaço paracólico anterior
20 Cólon descendente
21 Espaço paracólico posterior
22 Fígado (lobo direito)
23 Músculo latíssimo do dorso
24 Costela 12
25 Músculo serrátil posterior inferior
26 Rim direito (pirâmide renal, medula)
27 Músculo iliocostal do lombo (parte do músculo eretor da espinha, trato lateral)
28 Músculo quadrado do lombo
29 Músculo longuíssimo lombar (parte do músculo eretor da espinha, trato lateral)
30 Músculo psoas maior
31 Diafragma, pilar direito e ducto torácico
32 Núcleo pulposo (disco intervertebral L1-L2)
33 Processo espinhoso
34 Cone medular no canal vertebral lombar com filamentos nervosos e nervo espinal L1
35 Músculo espinal (parte medial do músculo eretor da espinha, trato medial)
36 Articulação zigapofisária
37 Aorta abdominal e origem da artéria renal da direita
38 Veia lombar ascendente esquerda
39 Fáscia toracolombar
40 Espaço perirrenal posterior
41 Rim esquerdo (cálices, pelve renal)
42 Espaço pararrenal posterior
43 Músculos intercostais
44 Baço

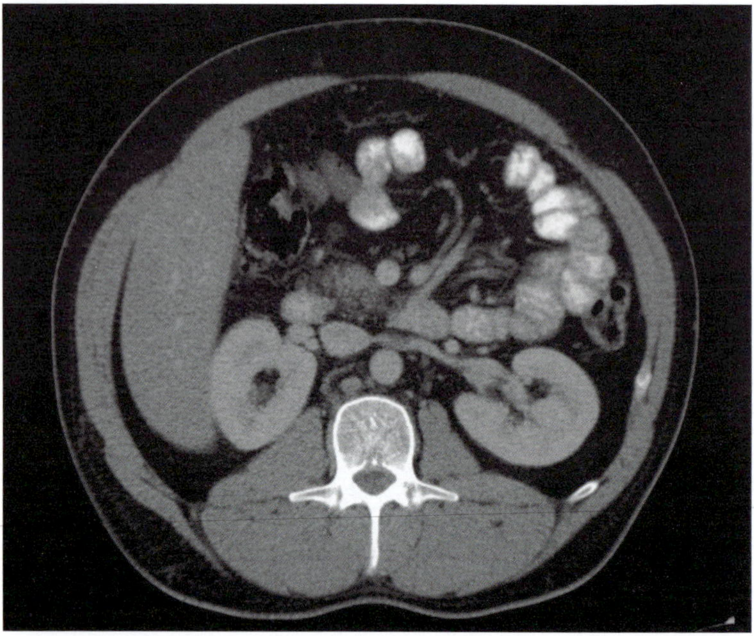

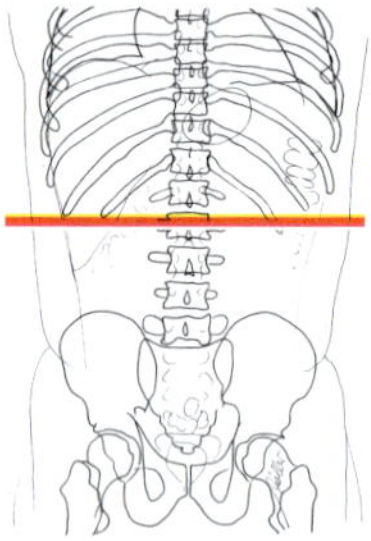

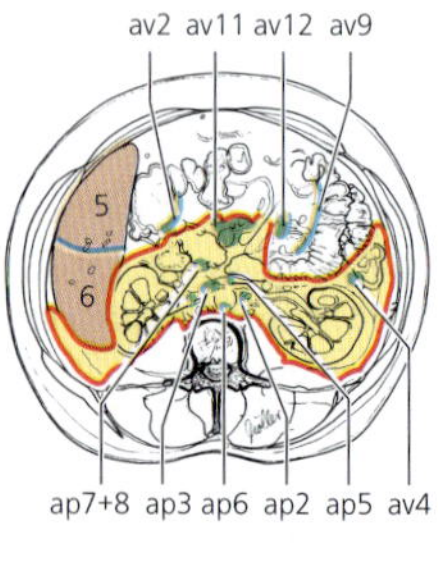

1 Músculo oblíquo externo
2 Músculo oblíquo interno
3 Músculo transverso do abdome
4 Fígado (lobo direito)
5 Fáscia renal e espaço perirrenal anterior
6 Artéria e veia renais direitas
7 Duodeno (parte ascendente)
8 Cólon transverso
9 Artéria e veia cólicas direitas
10 Veia cava inferior
11 Pâncreas (cabeça) ▶

• = Linfonodo (ver 3ª capa)
—— = Limites dos segmentos hepáticos
—— = Peritônio

Números indicam os segmentos hepáticos (ver 3ª capa)

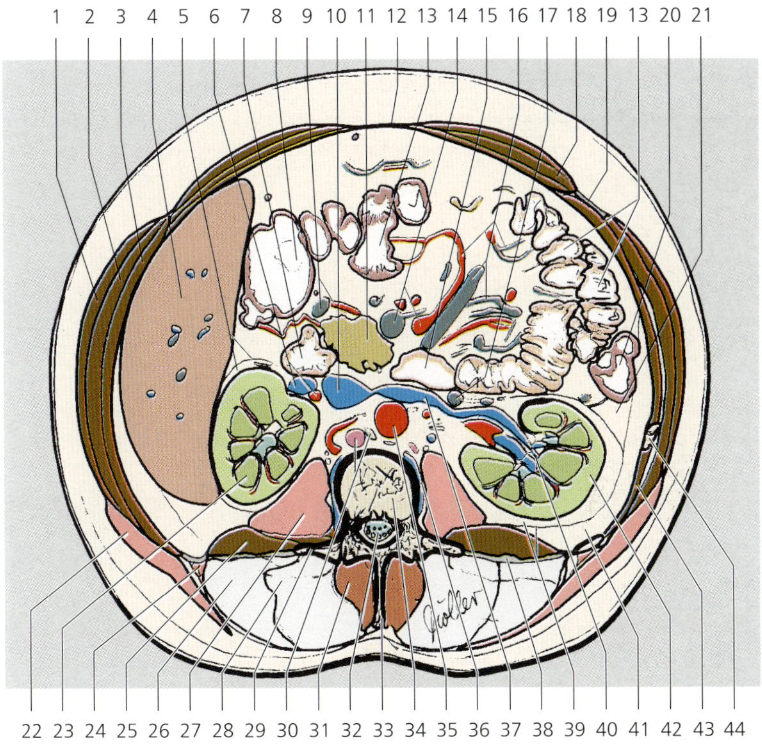

12 Linha alba
13 Jejuno
14 Artéria e veia mesentéricas superiores
15 Duodeno (parte ascendente)
16 Artérias e veias ileojejunais
17 Veia mesentérica inferior
18 Músculo reto do abdome
19 Aponeurose dos músculos oblíquo externo e interno e transverso do abdome
20 Cólon descendente
21 Espaço paracólico posterior
22 Músculo latíssimo do dorso
23 Rim direito (pirâmide renal, medula)
24 Músculo serrátil posterior inferior
25 Músculo quadrado do lombo
26 Músculo iliocostal do lombo (parte do músculo eretor da espinha, trato lateral)
27 Músculo psoas maior
28 Músculo longuíssimo lombar (parte do músculo eretor da espinha, trato lateral)
29 Processo transverso (costal)
30 Diafragma, pilar direito e ducto torácico
31 Músculo espinal (parte do músculo eretor da espinha, trato medial)
32 Cauda equina no canal vertebral lombar
33 Processo espinhoso
34 Corpo vertebral (L2)
35 Aorta abdominal
36 Veia lombar ascendente esquerda
37 Veia renal esquerda
38 Fáscia toracolombar
39 Fáscia renal e espaço perirrenal posterior
40 Rim esquerdo (hilo)
41 Espaço pararrenal posterior
42 Rim esquerdo (córtex)
43 Músculos intercostais
44 Costela 12

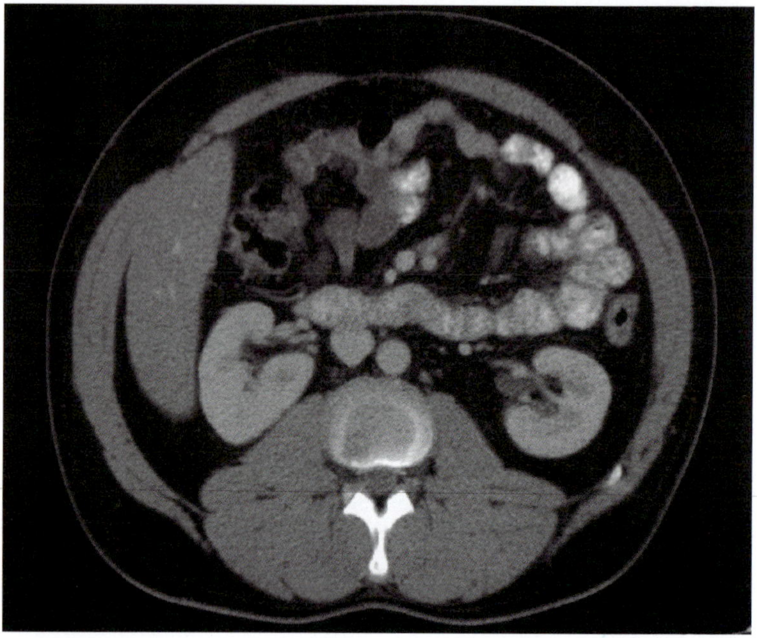

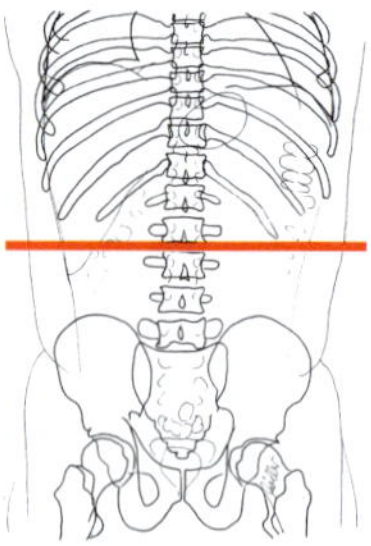

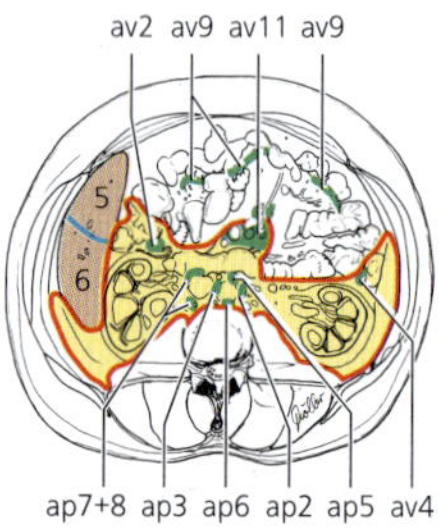

1 Músculo oblíquo externo
2 Músculo oblíquo interno
3 Músculo transverso do abdome
4 Fígado (lobo direito)
5 Fáscia renal e espaço perirrenal anterior
6 Cólon ascendente
7 Artéria e veia cólicas direitas
8 Músculo reto do abdome
9 Veia cava inferior ▶

• = Linfonodo (ver 3ª capa)
—— = Limites dos segmentos hepáticos
—— = Peritônio

Números indicam os segmentos hepáticos (ver 3ª capa)

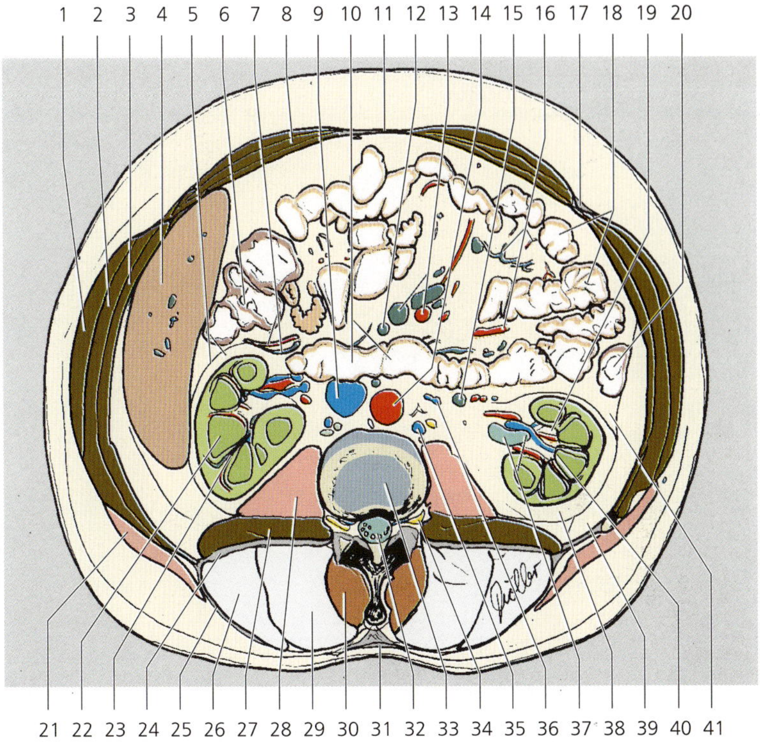

10 Duodeno (parte horizontal)
11 Linha alba
12 Veia ileocólica
13 Artéria e veia mesentéricas superiores
14 Aorta abdominal
15 Veia mesentérica inferior
16 Artérias e veias ileojejunais
17 Aponeurose dos músculos oblíquo externo e interno e transverso do abdome
18 Jejuno
19 Rim esquerdo (gordura peripélvica)
20 Cólon descendente
21 Músculo latíssimo do dorso
22 Rim direito (pirâmide renal, medula)
23 Rim direito (coluna renal)
24 Fáscia toracolombar (camada profunda)
25 Fáscia toracolombar (camada superficial)
26 Músculo iliocostal do lombo (parte do músculo eretor da espinha, trato lateral)
27 Músculo quadrado do lombo
28 Músculo psoas maior
29 Músculo longuíssimo lombar (parte do músculo eretor da espinha, trato lateral)
30 Músculo espinal (parte medial do músculo eretor da espinha, trato medial)
31 Ligamento supraespinhoso
32 Canal vertebral com cauda equina
33 Disco intervertebral (L2–L3)
34 Gânglio espinal (raiz nervosa L2)
35 Veia lombar ascendente esquerda
36 Veia testicular esquerda
37 Rim esquerdo (pelve)
38 Fáscia renal e espaço perirrenal posterior
39 Espaço pararrenal posterior
40 Rim esquerdo (papila)
41 Espaço paracólico posterior

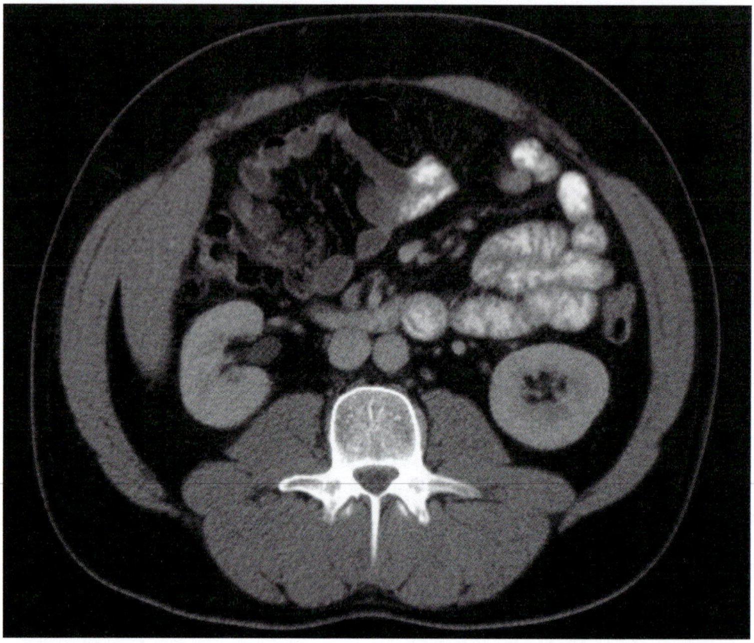

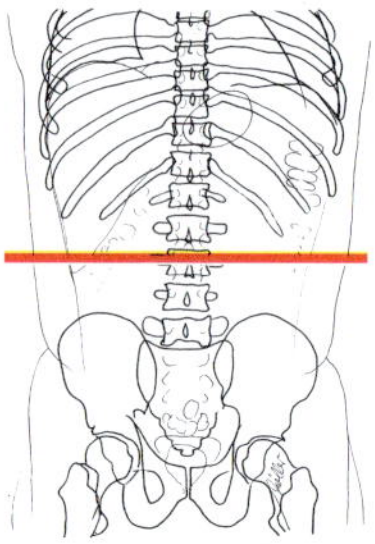

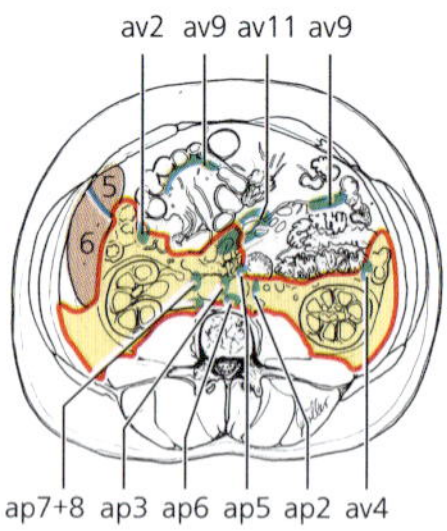

1 Músculo oblíquo externo
2 Músculo oblíquo interno
3 Músculo transverso do abdome
4 Fígado (lobo direito)
5 Fáscia renal e espaço perirrenal anterior
6 Cólon ascendente
7 Rim direito (pelve)
8 Intestino delgado
9 Duodeno (parte horizontal)
10 Veia cava inferior
11 Artérias e veias ileojejunais
12 Linha alba
13 Artéria e veia ileocólicas ▶

• = Linfonodo (ver 3ª capa)
—— = Limites dos segmentos hepáticos
—— = Peritônio

Números indicam os segmentos hepáticos (ver 3ª capa)

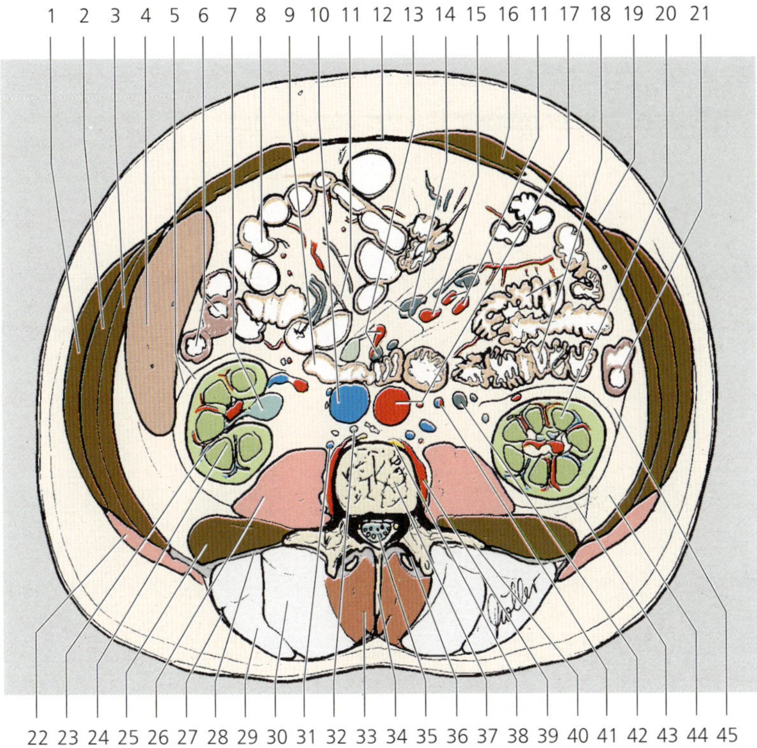

14 Raiz do mesentério
15 Artéria e veia mesentéricas superiores
16 Músculo reto do abdome
17 Aorta abdominal
18 Jejuno
19 Aponeurose dos músculos oblíquo externo e interno e transverso do abdome
20 Rim esquerdo (pirâmide renal, medula)
21 Cólon descendente
22 Músculo latíssimo do dorso
23 Rim direito (coluna renal)
24 Rim direito (papila renal)
25 Músculo quadrado do lombo
26 Músculo psoas maior
27 Fáscia toracolombar (camada superficial)
28 Fáscia toracolombar (camada profunda)
29 Músculo iliocostal do lombo (parte do músculo eretor da espinha, trato lateral)
30 Músculo longuíssimo lombar (parte do músculo eretor da espinha, trato lateral)
31 Veia lombar ascendente direita
32 Ducto torácico
33 Músculo espinal (parte do músculo eretor da espinha)
34 Processo espinhoso
35 Canal vertebral com cauda equina
36 Articulação zigapofisária
37 Corpo vertebral (L3)
38 Gânglio (simpático) lombar
39 Artéria lombar (ramo dorsal)
40 Processo transverso (costal)
41 Artéria e veia testiculares esquerdas
42 Veia mesentérica inferior
43 Fáscia renal e espaço perirrenal posterior
44 Espaço pararrenal posterior
45 Espaço paracólico posterior

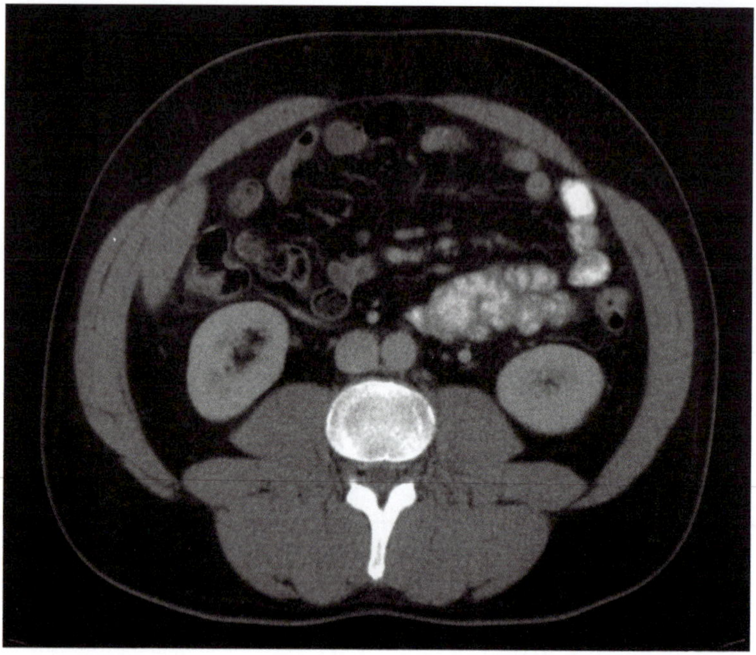

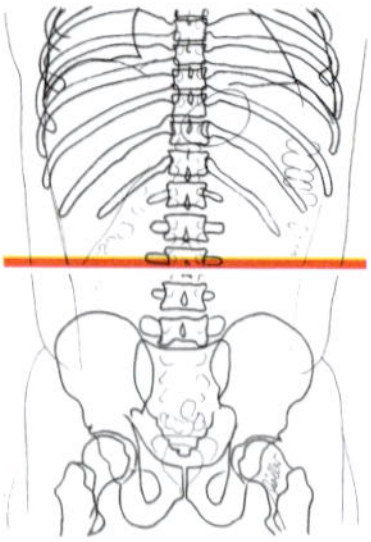

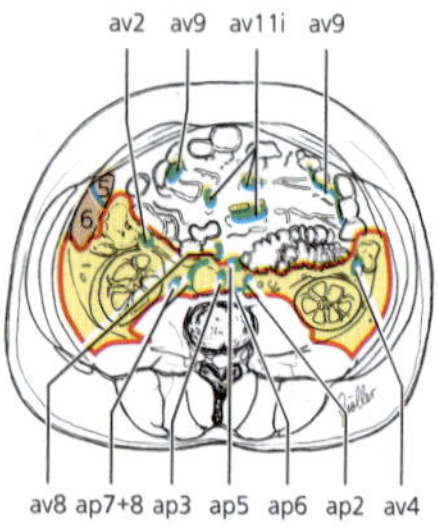

1 Músculo oblíquo externo
2 Músculo oblíquo interno
3 Músculo transverso do abdome
4 Fígado (lobo direito)
5 Fáscia renal e espaço perirrenal anterior
6 Cólon ascendente
7 Ureter direito
8 (Artéria e) veia testiculares esquerdas
9 Intestino delgado ▶

• = Linfonodo (ver 3ª capa)
—— = Limites dos segmentos hepáticos
—— = Peritônio

Números indicam os segmentos hepáticos (ver 3ª capa)

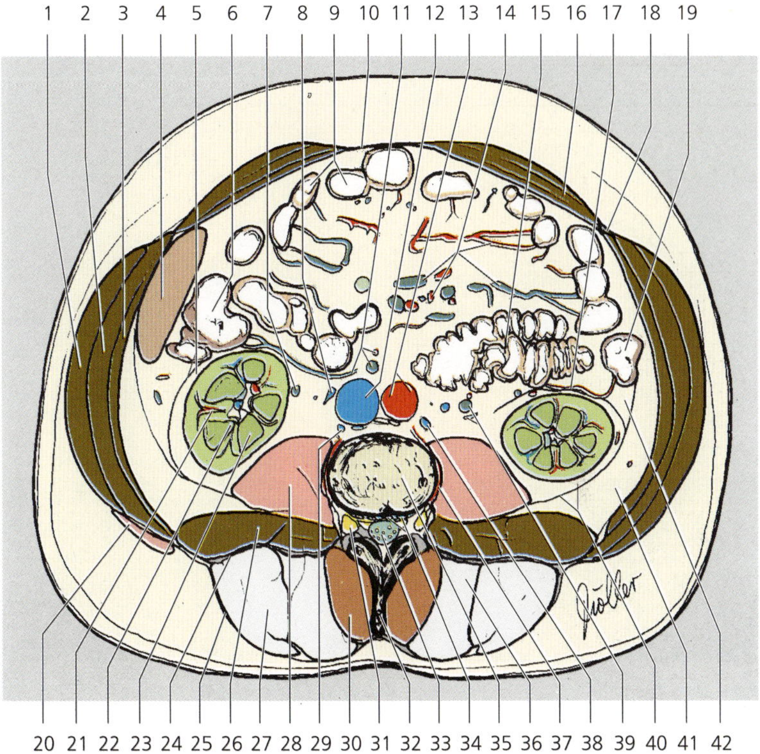

10 Linha alba
11 Artéria e veia ileocólicas
12 Veia cava inferior
13 Aorta abdominal e origem da artéria mesentérica inferior
14 Artérias e veias ileojejunais
15 Jejuno
16 Músculo reto do abdome
17 Artéria cólica esquerda
18 Aponeurose dos músculos oblíquo externo e interno e transverso do abdome
19 Cólon descendente
20 Músculo latíssimo do dorso
21 Rim direito (coluna renal)
22 Rim direito (papila renal)
23 Rim direito (pirâmide renal, medula)
24 Fáscia toracolombar (camada profunda)
25 Fáscia toracolombar (camada superficial)
26 Músculo quadrado do lombo
27 Músculo iliocostal do lombo (parte do músculo eretor da espinha, trato lateral)
28 Músculo psoas maior
29 Veia lombar ascendente esquerda
30 Músculo espinal (parte do músculo eretor da espinha, trato medial)
31 Gânglio espinal (raiz nervosa L3)
32 Processo espinhoso
33 Canal vertebral com cauda equina
34 Plexo venoso espinal
35 Corpo vertebral (L3)
36 Músculo longuíssimo lombar (parte do músculo eretor da espinha, parte lateral)
37 Artéria lombar (ramo dorsal)
38 Veia lombar ascendente direita
39 Veia mesentérica inferior e ureter esquerdo
40 Fáscia renal e espaço perirrenal posterior
41 Espaço pararrenal posterior
42 Espaço paracólico posterior

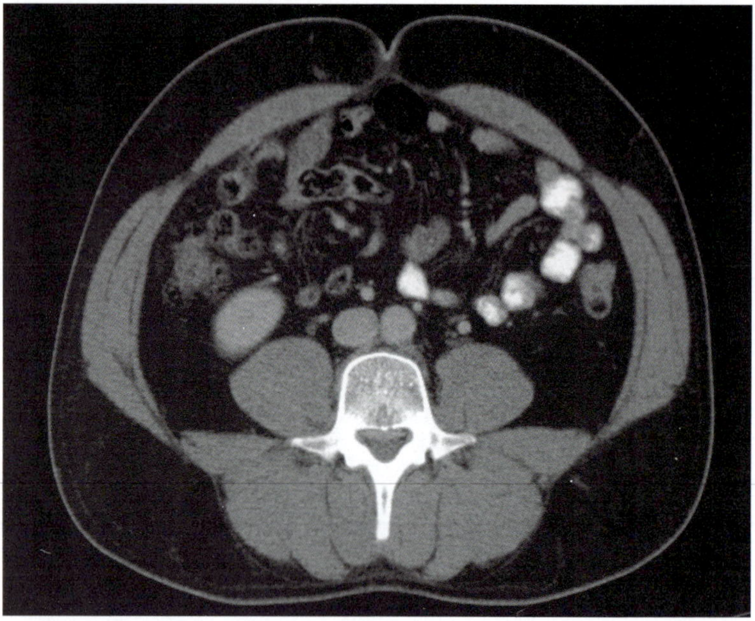

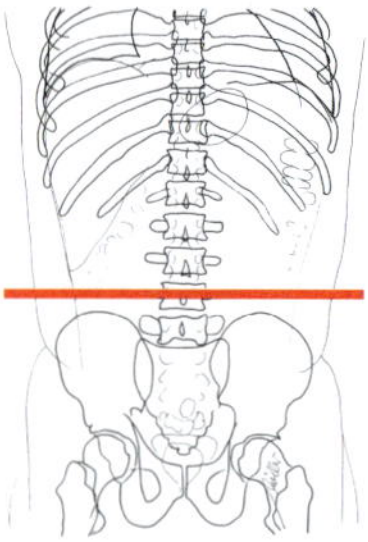

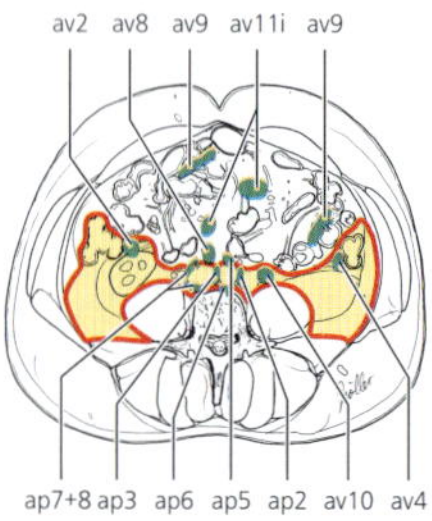

1 Músculo oblíquo externo
2 Músculo oblíquo interno
3 Músculo transverso do abdome
4 Fáscia renal e espaço perirrenal
5 Cólon ascendente
6 Rim direito (pirâmide renal, medula)
7 Artéria e veia cólicas direitas ▶

• = Linfonodo (ver 3ª capa)
—— = Peritônio

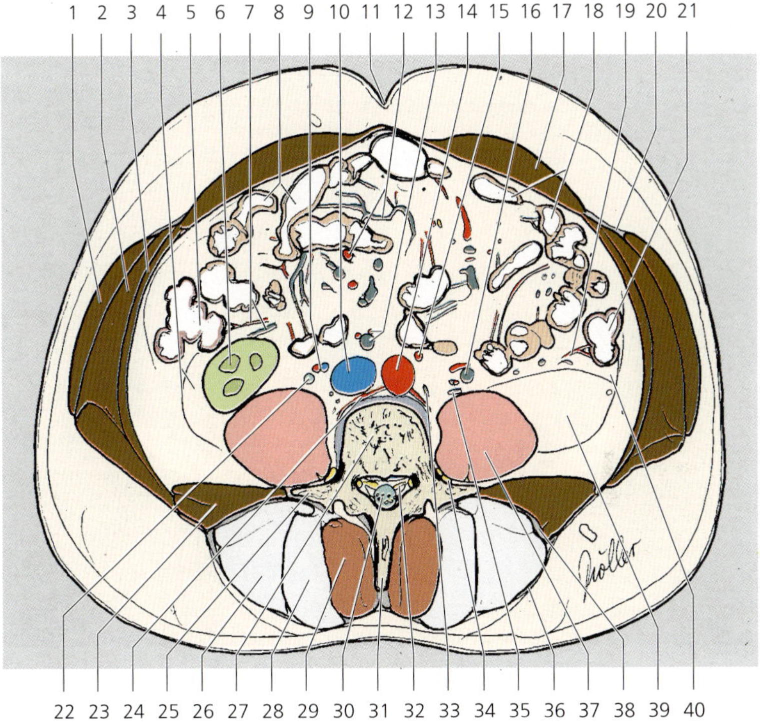

8 Intestino delgado
9 Artéria e veia testiculares direitas
10 Veia cava inferior
11 Umbigo
12 Artérias e veias ileojejunais
13 Artéria e veia ileocólicas
14 Aorta abdominal
15 Artéria mesentérica inferior
16 Veia mesentérica inferior
17 Músculo reto do abdome
18 Jejuno
19 Artéria cólica esquerda
20 Aponeurose dos músculos oblíquo externo e interno e transverso do abdome
21 Cólon descendente
22 Ureter direito
23 Músculo quadrado do lombo
24 Artéria lombar direita
25 Processo transverso (costal)
26 Músculo iliocostal do lombo (parte do músculo eretor da espinha, trato lateral)
27 Corpo vertebral (L4)
28 Músculo longuíssimo lombar (parte do músculo eretor da espinha, trato lateral)
29 Músculo multífido (parte do músculo eretor da espinha, trato medial)
30 Saco dural com cauda equina no canal vertebral lombar
31 Processo espinhoso
32 Gânglio espinal (raiz nervosa) na gordura epidural
33 Veia lombar ascendente direita
34 Plexo lombar
35 Ureter esquerdo
36 Fáscia toracolombar (camada superficial)
37 Músculo psoas maior
38 Fáscia toracolombar (camada profunda)
39 Espaço infrarrenal
40 Espaço paracólico posterior

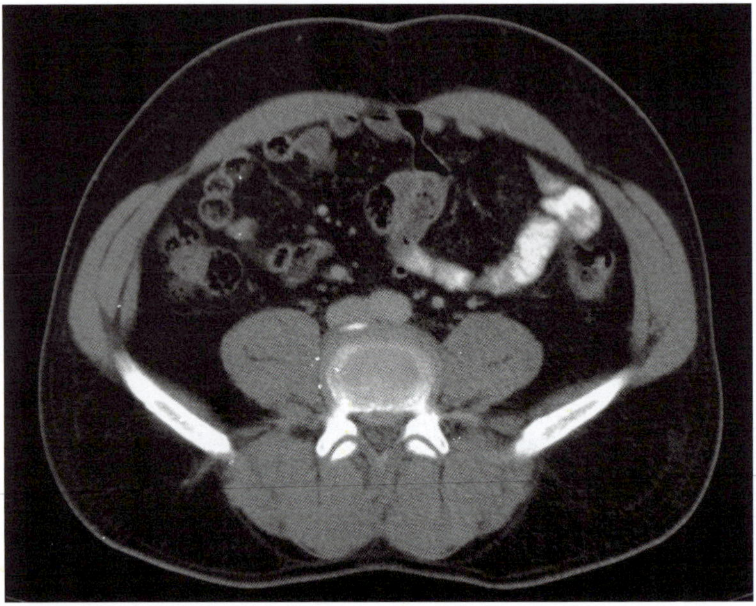

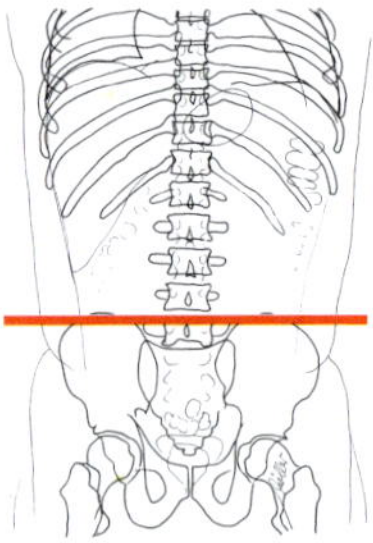

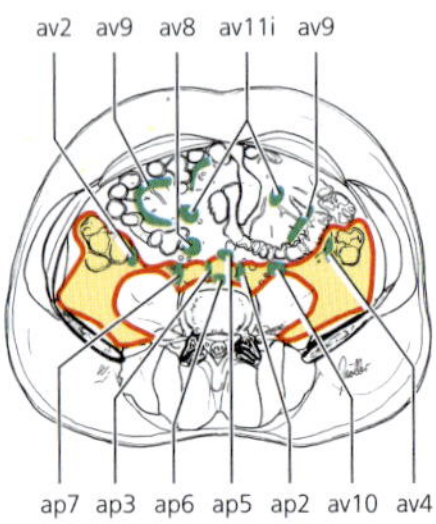

1 Músculo oblíquo externo
2 Músculo oblíquo interno
3 Músculo transverso do abdome
4 Cólon ascendente
5 Aponeurose dos músculos oblíquo externo e interno e transverso do abdome ▶

• = Linfonodo (ver 3ª capa)
—— = Peritônio

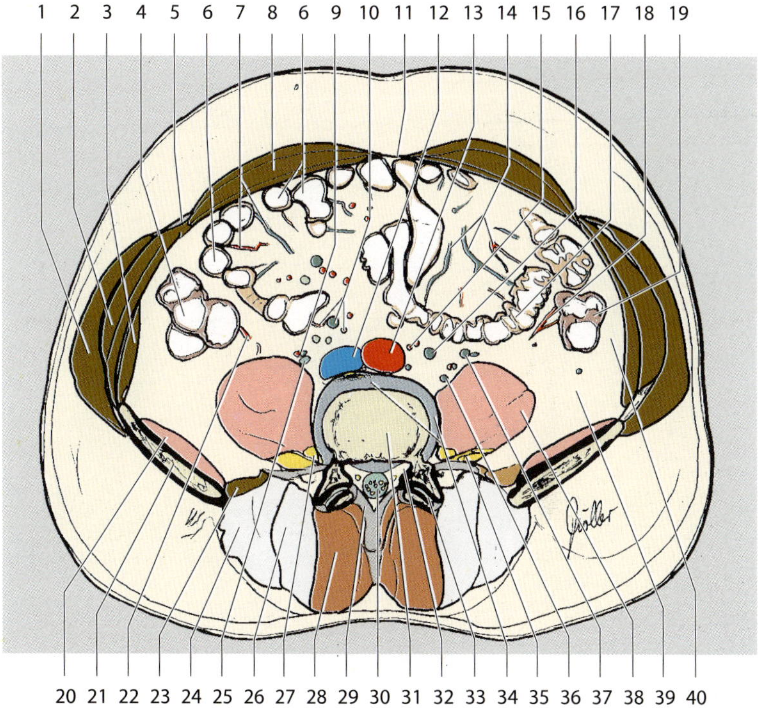

6 Intestino delgado
7 Artérias e veias ileojejunais
8 Músculo reto do abdome
9 Artéria e veia testiculares direitas
10 Artéria e veia ileocólicas
11 Linha alba
12 Veia cava inferior
13 Aorta abdominal
14 Artérias e veias jejunais
15 Artéria retal superior
16 Veia mesentérica inferior
17 Jejuno
18 Artéria cólica esquerda
19 Cólon descendente
20 Músculo ilíaco
21 Asa do ílio (margem superior)
22 Artéria cólica direita
23 Músculo quadrado do lombo
24 Músculo iliocostal do lombo (parte do músculo eretor da espinha, trato lateral)
25 Ureter direito
26 Músculo longuíssimo lombar (parte do músculo eretor da espinha, trato lateral)
27 Plexo lombar
28 Músculo multífido (parte do músculo eretor da espinha, trato medial)
29 Ligamento amarelo
30 Saco dural com cauda equina no canal vertebral lombar
31 Corpo vertebral de L4 (face intervertebral inferior)
32 Recesso lateral
33 Articulação zigapofisária
34 Disco intervertebral (L4–L5)
35 Nervo femoral
36 Ureter esquerdo
37 Artéria e veias sigmóideas
38 Músculo psoas maior
39 Espaço infrarrenal
40 Espaço paracólico posterior

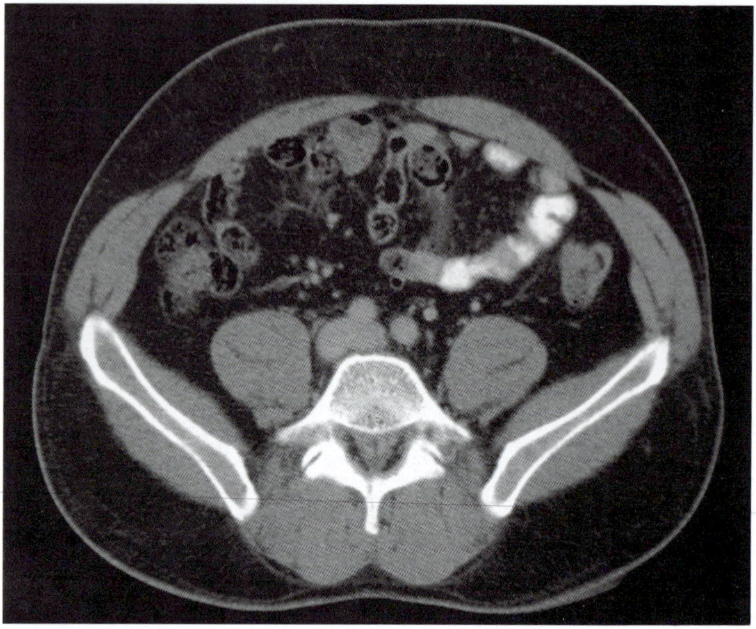

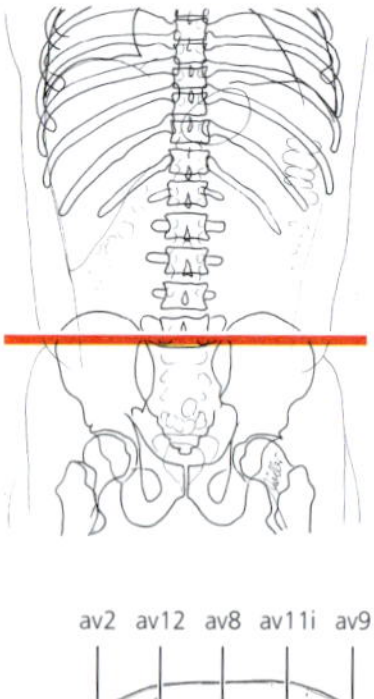

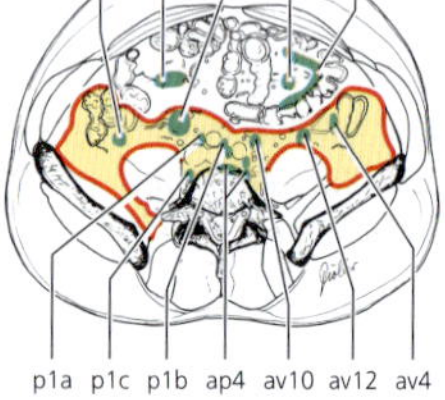

• = Linfonodo (ver 3ª capa)
—— = Peritônio

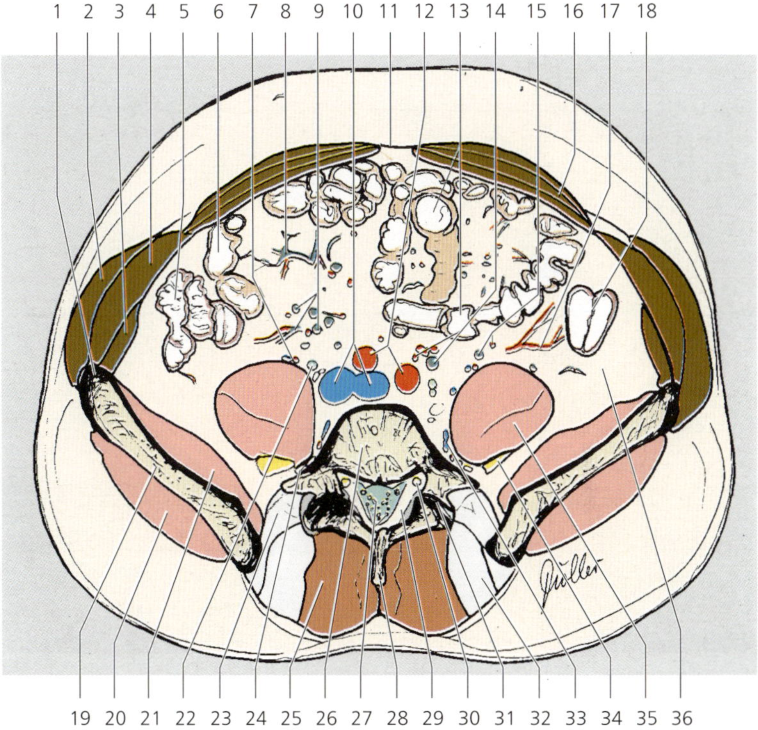

1 Crista ilíaca anterossuperior
2 Músculo oblíquo externo
3 Músculo transverso do abdome
4 Músculo oblíquo interno
5 Cólon ascendente
6 Íleo
7 Artéria e veia testiculares direitas
8 Artérias e veias ileojejunais
9 Artéria e veia ileocólicas (ramos cólicos e ileais)
10 Veia cava inferior (confluência)
11 Linha alba
12 Artérias ilíacas comuns
13 Intestino delgado
14 Artéria e veia retais superiores
15 Artéria e veia sigmóideas
16 Músculo reto do abdome
17 Artéria cólica esquerda
18 Cólon descendente
19 Asa do ílio (margem superior)
20 Músculo glúteo médio
21 Músculo ilíaco
22 Ureter direito
23 Músculo iliocostal do lombo (parte do músculo eretor da espinha, trato lateral)
24 Plexo lombar
25 Músculo multífido (parte do músculo eretor da espinha, trato medial)
26 Corpo vertebral (L5)
27 Canal vertebral com saco dural e filamentos nervosos
28 Processo espinhoso
29 Gordura peridural
30 Gânglio espinal V em recesso lateral
31 Articulação zigapofisária
32 Músculo longuíssimo lombar (parte do músculo eretor da espinha, trato lateral)
33 Veia lombar
34 Nervo femoral
35 Músculo psoas maior
36 Espaço paracólico

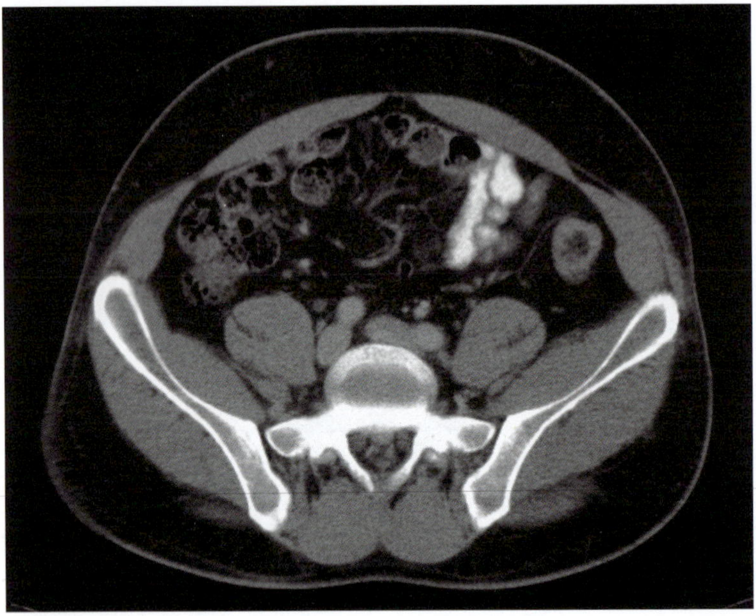

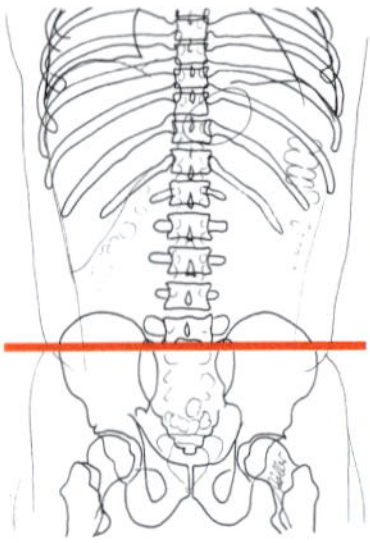

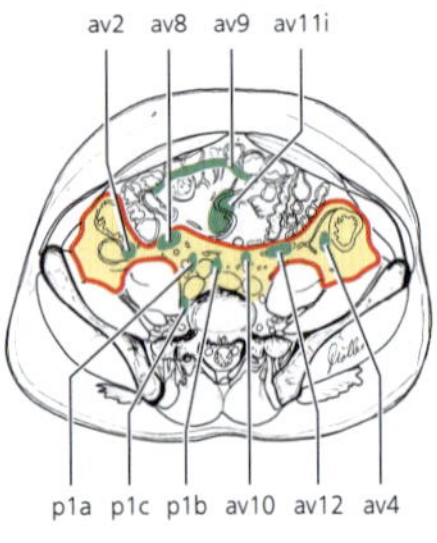

• = Linfonodo (ver 3ª capa)
—— = Peritônio

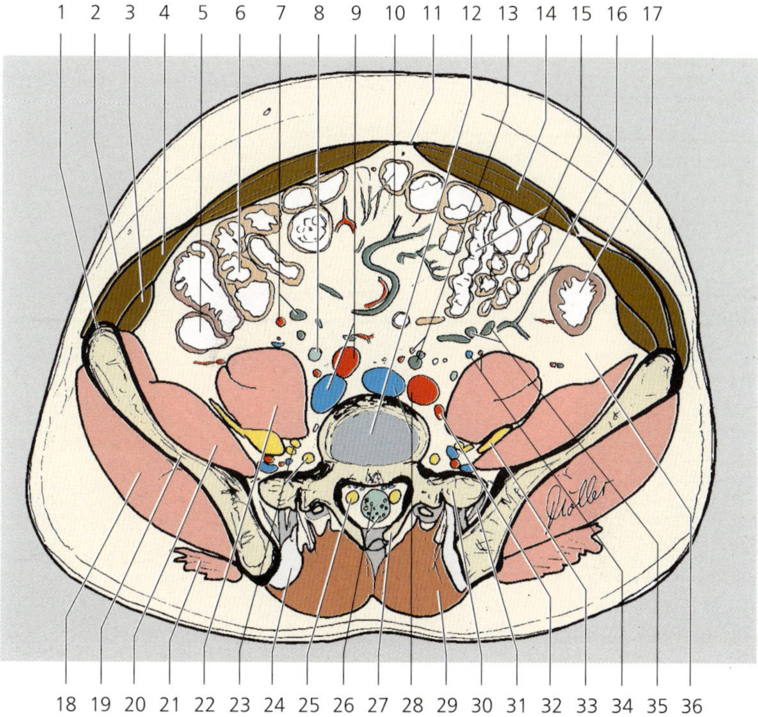

1 Crista ilíaca anterossuperior
2 Músculo oblíquo externo
3 Músculo transverso do abdome
4 Músculo oblíquo interno
5 Cólon ascendente
6 Íleo
7 Artéria e veia ileocólicas (ramos cólicos e ileais)
8 Ureter direito
9 Artéria e veia ilíacas comuns direitas
10 Artérias e veias ileojejunais
11 Linha alba
12 Disco intervertebral (L5–S1)
13 Artéria e veia retais superiores
14 Músculo reto do abdome
15 Jejuno
16 Veia cólica esquerda
17 Cólon descendente
18 Músculo glúteo médio
19 Asa do ílio (margem superior)
20 Músculo ilíaco
21 Músculo glúteo máximo
22 Músculo psoas maior
23 Plexo lombar
24 Músculo longuíssimo lombar (parte do músculo eretor da espinha, trato lateral)
25 Gânglio espinal em recesso lateral
26 Saco dural no canal vertebral com filamentos nervosos da cauda equina
27 Arco posterior da vértebra S1
28 Artéria e veia ilíacas comuns esquerdas
29 Músculo multífido (parte do músculo eretor da espinha, trato medial)
30 Massa lateral do sacro (S1)
31 Articulação sacroilíaca
32 Artéria iliolombar com veia lombar
33 Nervo femoral
34 Artéria e veia testiculares esquerdas
35 Artéria e veia sigmóideas
36 Espaço paracólico posterior

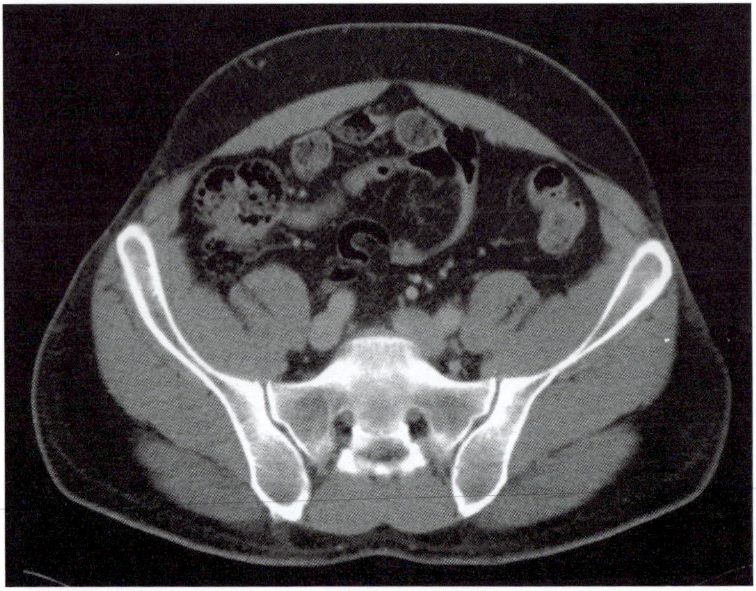

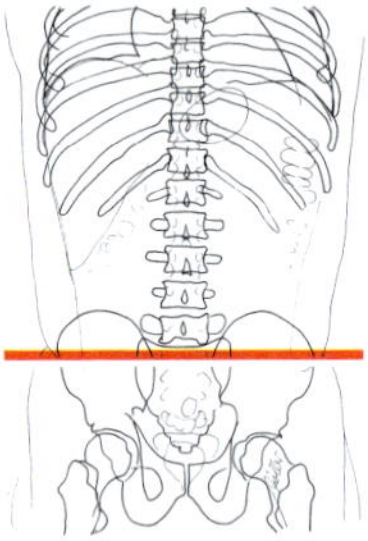

1 Crista ilíaca anterior superior
2 Músculo transverso do abdome
3 Músculo oblíquo externo
4 Músculo oblíquo interno
5 Ceco
6 Ureter direito
7 Artéria e veia epigástricas inferiores ▶

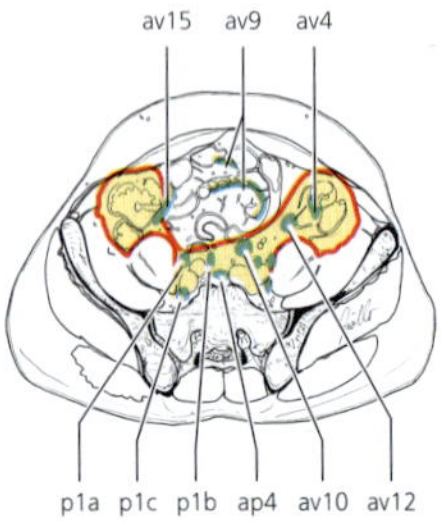

• = Linfonodo (ver 3ª capa)
— = Peritônio

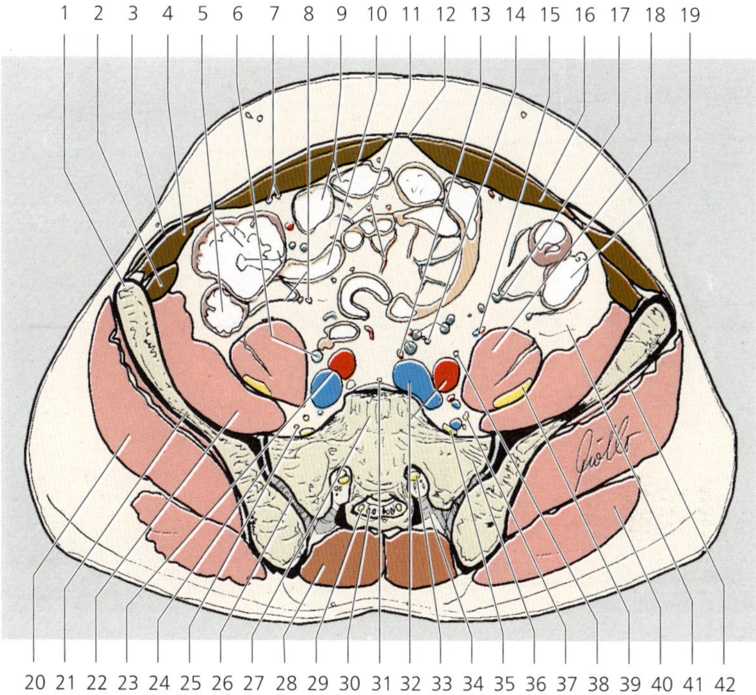

8 Artéria e veia celíacas (posterior)
9 Íleo
10 Íleo terminal
11 Artérias e veias ileojejunais
12 Linha alba
13 Artéria e veia retais superiores
14 Artéria e veia sigmóideas
15 Artéria e veia testiculares esquerdas
16 Músculo reto do abdome
17 Veia cólica esquerda
18 Músculo psoas maior
19 Cólon descendente
20 Músculo glúteo médio
21 Asa do ílio (margem superior)
22 Músculo ilíaco
23 Artéria e veia ilíacas comuns esquerdas
24 Articulação sacroilíaca (superfície articular)
25 Nervo lombar IV
26 Articulação sacroilíaca (sindesmose)
27 Sacro (base)
28 Músculo multífido (parte do músculo eretor da espinha, trato medial)
29 Nervo sacral (raiz) II no canal sacral
30 Nervo sacral (raiz) III no canal sacral
31 Artéria sacral mediana
32 Veia ilíaca comum (confluência) e artéria ilíaca comum esquerda
33 Nervo sacral I no forame sacral
34 Forame sacral posterior
35 Nervo lombar V
36 Sacro (massa lateral)
37 Nervo obturatório
38 Ureter esquerdo
39 Nervo femoral
40 Músculo glúteo máximo
41 Espaço paracólico posterior
42 Músculo glúteo mínimo

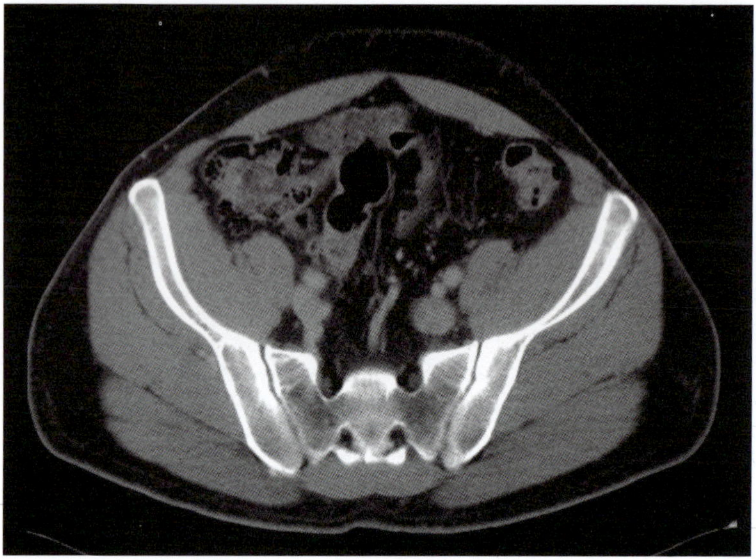

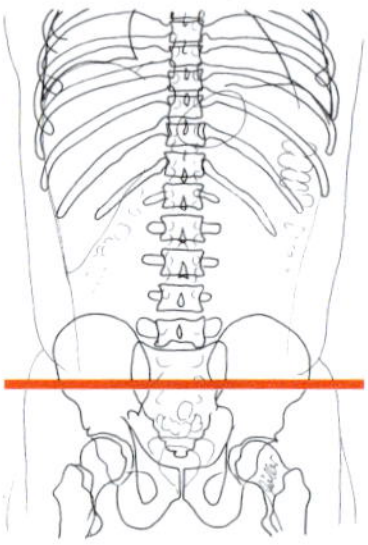

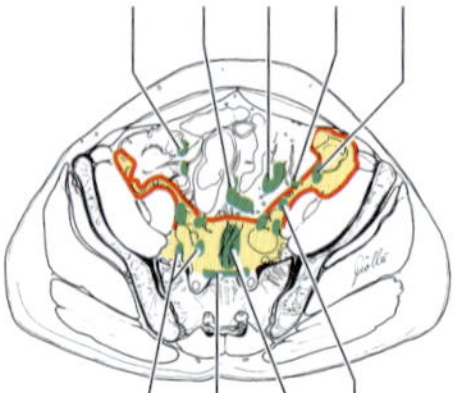

• = Linfonodo (ver 3ª capa)
—— = Peritônio

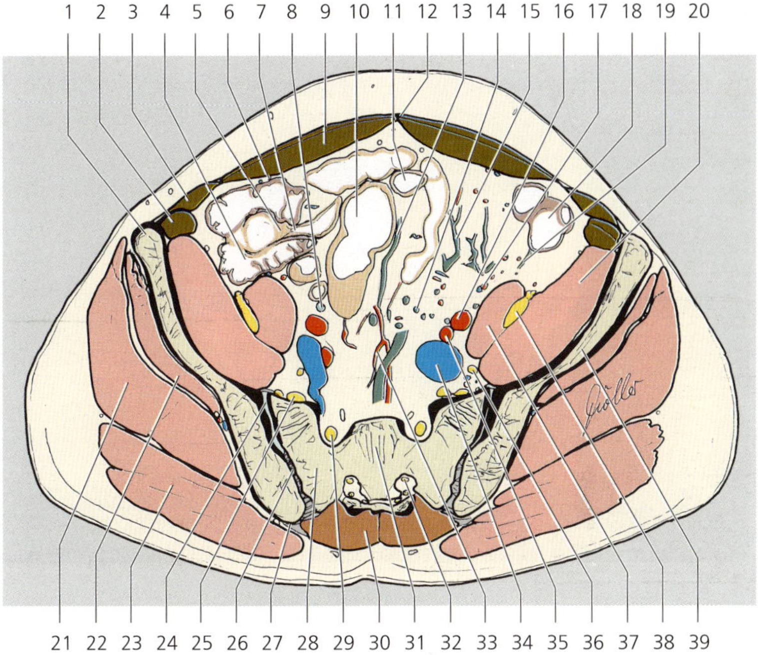

1 Crista ilíaca anterossuperior
2 Transverso do abdome
3 Músculo oblíquo externo
4 Ceco
5 Orifício ileal
6 Artéria e veia epigástricas inferiores
7 Íleo terminal
8 Ureter direito
9 Músculo reto do abdome
10 Cólon sigmoide
11 Íleo
12 Linha alba
13 Veia ileocólica
14 Artéria e veia sigmóideas
15 Artérias e veias ileojejunais
16 Artéria ilíaca externa
17 Artéria e veia testiculares esquerdas
18 Cólon descendente
19 Veia cólica esquerda
20 Músculo ilíaco
21 Músculo glúteo médio
22 Músculo glúteo mínimo
23 Músculo glúteo máximo
24 Articulação sacroilíaca (parte articular)
25 Plexo sacral
26 Articulação sacroilíaca (sindesmose)
27 Crista ilíaca posterior
28 Sacro (massa lateral)
29 Nervo sacral I no forame sacral anterior
30 Músculo multífido (parte medial do músculo eretor da espinha, trato medial)
31 Sacro (base)
32 Nervo sacral (raiz) II no canal sacral
33 Artéria e veia retais superiores
34 Veia ilíaca comum (confluência)
35 Artéria ilíaca interna esquerda
36 Nervo obturatório
37 Músculo psoas maior
38 Nervo femoral
39 Asa do ílio

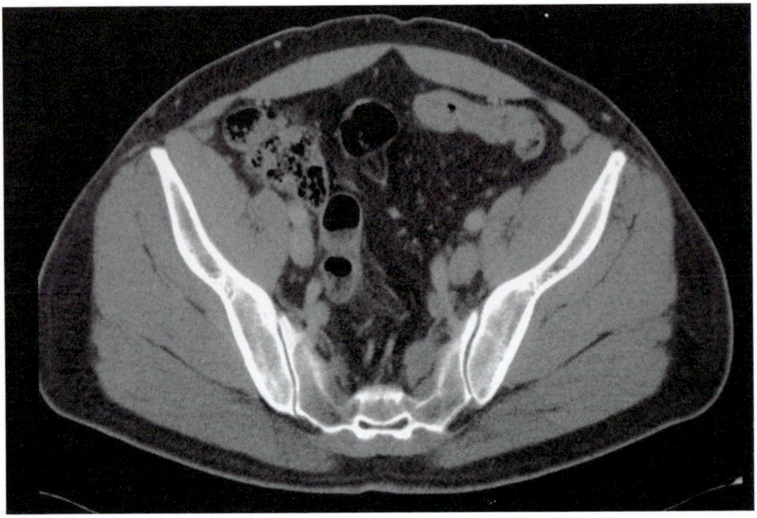

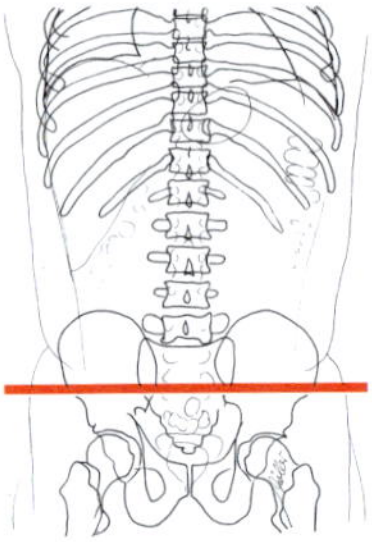

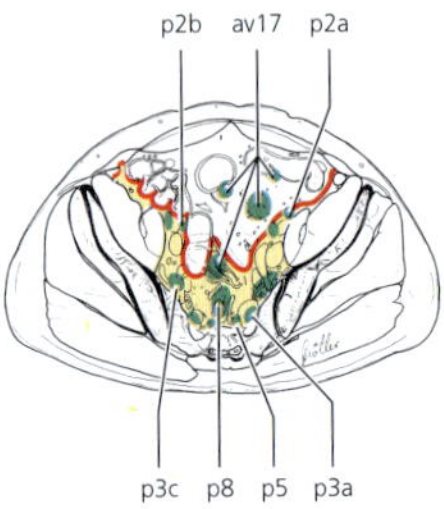

• = Linfonodo (ver 3ª capa)

—— = Peritônio

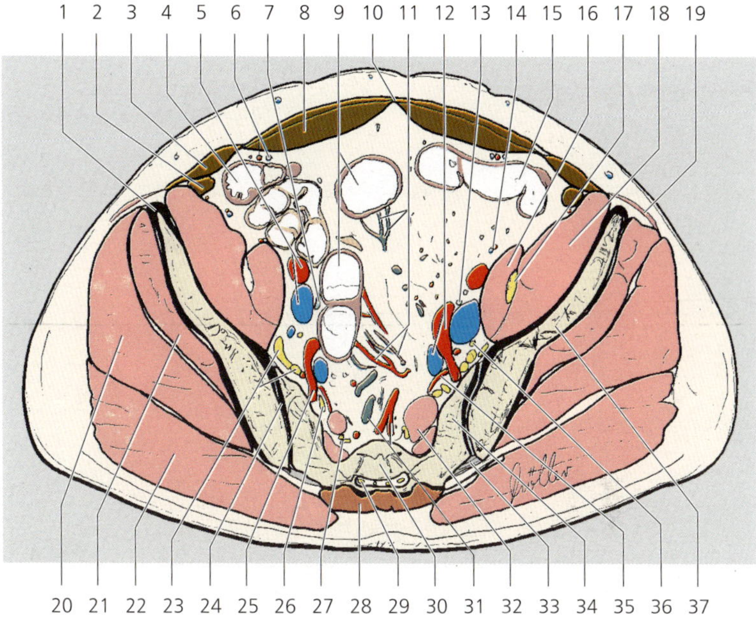

1 Crista ilíaca anterossuperior
2 Músculo transverso do abdome
3 Músculo oblíquo externo
4 Ceco
5 Artéria e veia ilíacas externas
6 Artéria e veia epigástricas inferiores
7 Ureter direito
8 Músculo reto do abdome
9 Cólon sigmoide
10 Linha alba
11 Artéria e veia sigmóideas
12 Artéria e veia ilíacas internas (ramo principal anterior)
13 Ureter esquerdo
14 Artéria e veia testiculares esquerdas
15 Cólon descendente
16 Músculo psoas maior
17 Nervo femoral
18 Músculo ilíaco
19 Músculo tensor da fáscia lata
20 Músculo glúteo médio
21 Músculo glúteo mínimo
22 Músculo glúteo máximo
23 Plexo sacral
24 Articulação sacroilíaca
25 Artéria e veia ilíacas internas, ramo principal posterior
26 Nervo sacral I
27 Nervo sacral II
28 Músculo multífido (parte medial do músculo eretor da espinha, trato medial)
29 Nervo sacral III no canal sacral
30 Sacro (base)
31 Artéria e veia retais superiores
32 Músculo piriforme
33 Ligamentos sacroilíacos dorsais
34 Sacro (massa lateral)
35 Artéria sacral lateral
36 Nervo obturatório
37 Asa do ílio

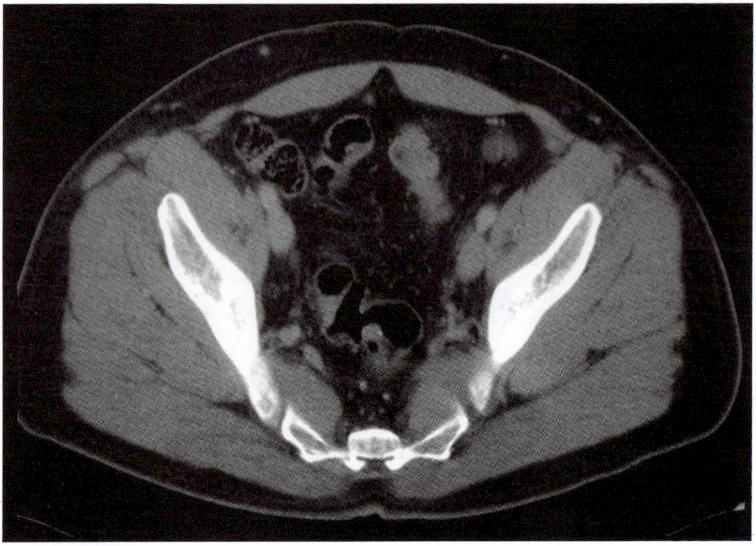

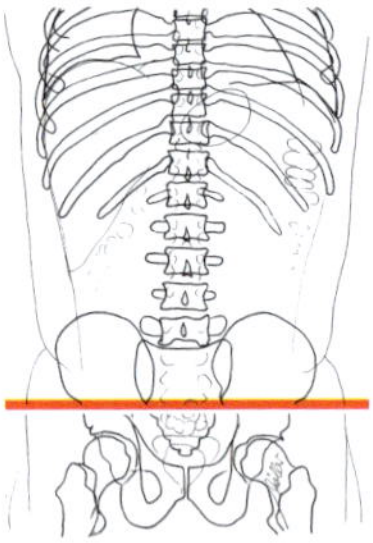

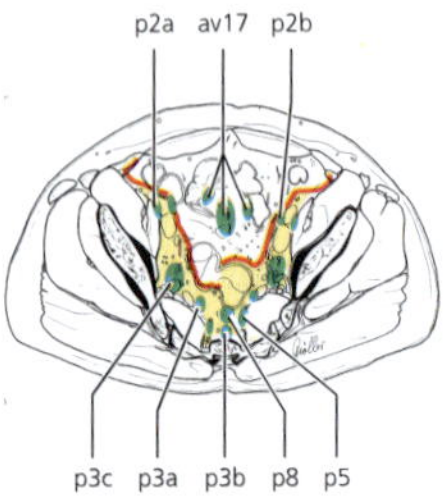

• = Linfonodo (ver 3ª capa)
—— = Peritônio

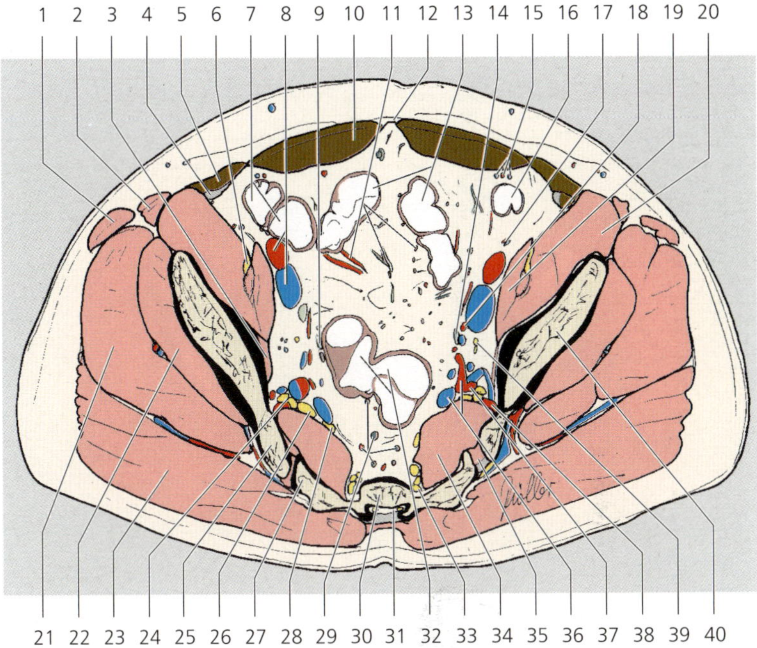

1 Músculo tensor da fáscia lata
2 Músculo sartório
3 Músculo obturador interno
4 Músculo transverso do abdome
5 Músculo oblíquo externo
6 Nervo femoral
7 Ceco
8 Artéria e veia ilíacas externas
9 Ureter direito
10 Músculo reto do abdome
11 Artéria e veia sigmóideas
12 Linha alba
13 Cólon sigmoide
14 Ureter esquerdo
15 Artéria e veia epigástricas inferiores
16 Cólon descendente
17 Artéria e veia testiculares esquerdas
18 Artéria e veia vesicais superiores
19 Músculo psoas maior
20 Músculo ilíaco
21 Músculo glúteo médio
22 Músculo glúteo mínimo
23 Músculo glúteo máximo
24 Plexo sacral (nervos L4 e L5)
25 Espinha ilíaca posteroinferior
26 Plexo sacral (nervo S1)
27 Sacro (massa lateral)
28 Plexo sacral (nervo S2)
29 Artéria e veia retais superiores
30 Sacro (base)
31 Canal sacral com nervos sacrais IV
32 Reto
33 Nervo sacral III
34 Músculo piriforme
35 Forame obturatório (margem superior)
36 Artéria e veia ilíacas internas, ramo principal posterior
37 Artéria obturatória (origem)
38 Artéria, veia e nervo glúteos superiores
39 Nervo obturatório
40 Asa do ílio

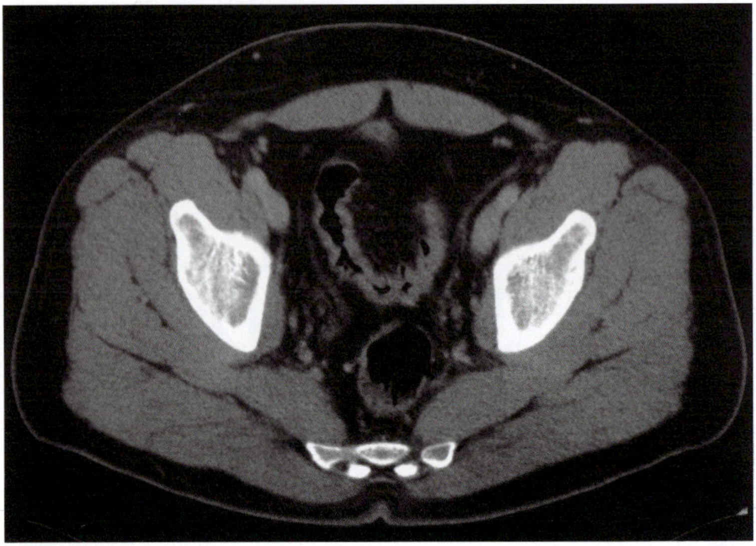

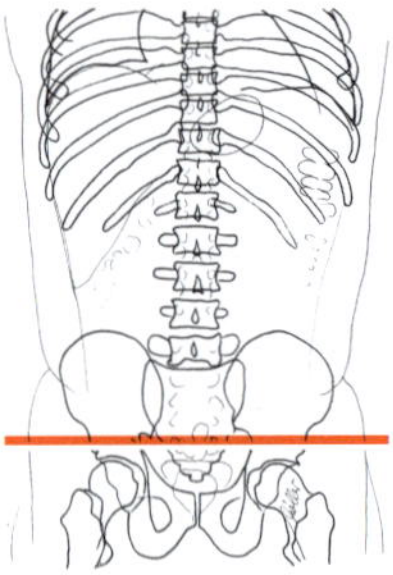

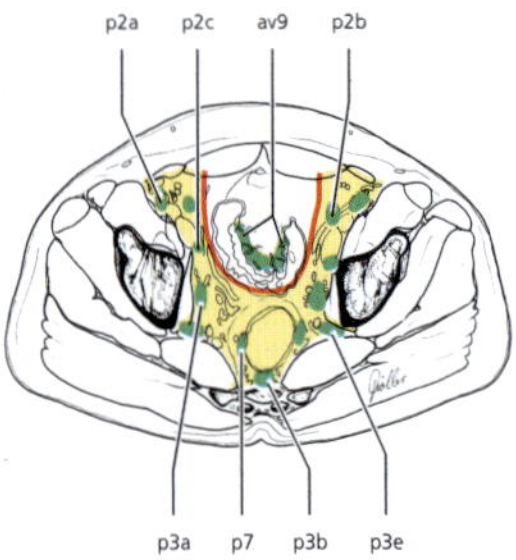

• = Linfonodo (ver 3ª capa)
—— = Peritônio

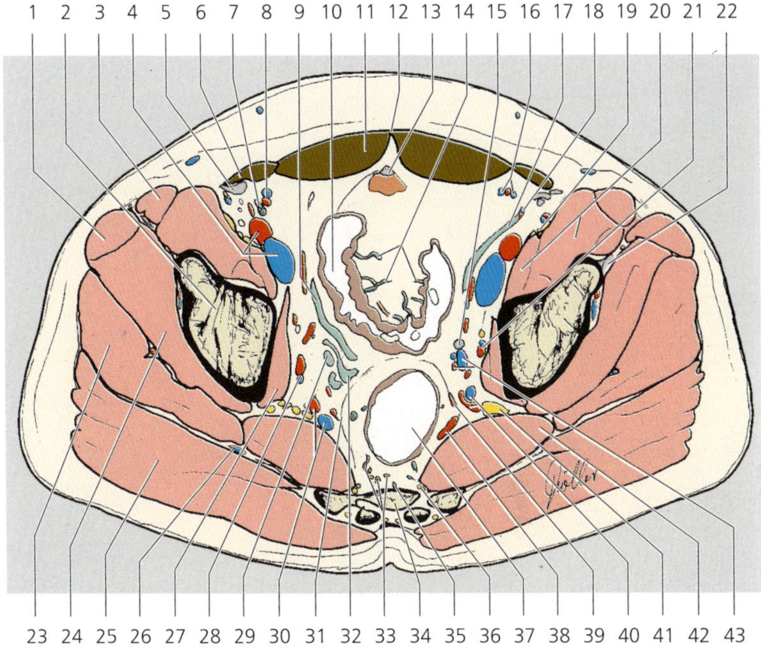

1 Músculo tensor da fáscia lata
2 Teto do acetábulo
3 Músculo sartório
4 Artéria e veia ilíacas externas
5 Ligamento inguinal
6 Músculo oblíquo externo com aponeurose
7 Ducto deferente com artéria e veia testiculares direitas
8 Artéria e veia epigástricas inferiores direitas
9 Ducto deferente direito
10 Cólon sigmoide
11 Músculo reto do abdome
12 Linha alba
13 Teto da bexiga com ligamento umbilical mediano
14 Artéria e veia sigmóideas
15 Ureter esquerdo
16 Artéria e veia epigástricas inferiores esquerdas
17 Ducto deferente esquerdo
18 Artéria e veia testiculares esquerdas
19 Nervo femoral
20 Músculo iliopsoas
21 Artéria, veia e nervo obturatórios
22 Músculo reto femoral (inserção do tendão)
23 Músculo glúteo médio
24 Músculo glúteo mínimo
25 Músculo glúteo máximo
26 Artéria, veia e nervo glúteos superiores
27 Músculo obturador interno
28 Artéria obturatória
29 Ureter
30 Artéria e veia ilíacas internas
31 Fáscia mesorretal
32 Vesícula seminal
33 Artéria e veia retais superiores
34 Sacro (base)
35 Artéria sacral mediana
36 Nervo sacral IV no forame anterior
37 Reto
38 Artéria pudenda interna
39 Artéria retal média
40 Artéria e veia glúteas inferiores esquerdas
41 Nervo isquiático
42 Músculo piriforme
43 Artéria e veia vesicais inferiores esquerdas

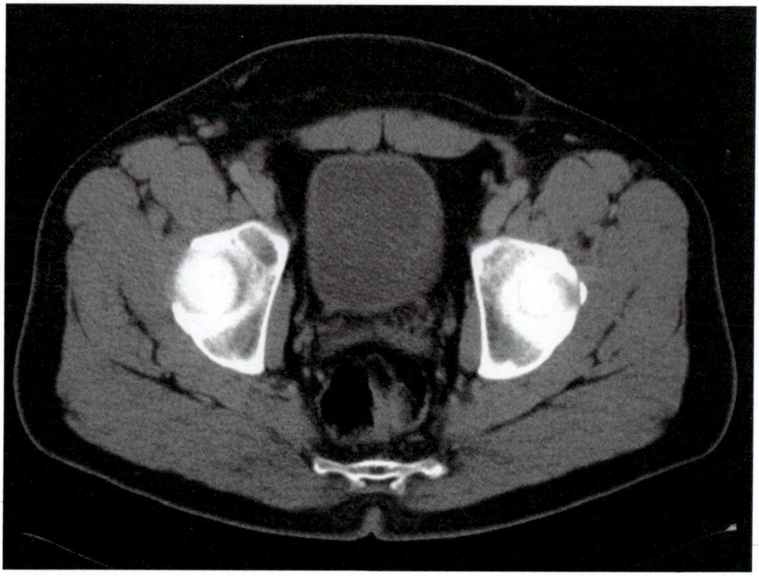

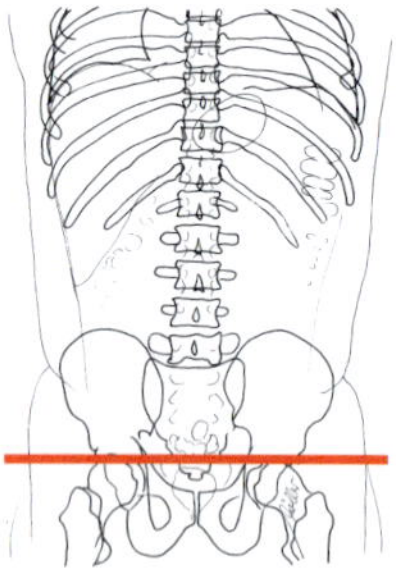

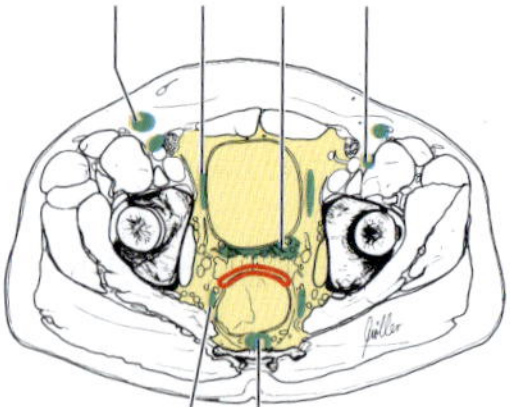

• = Linfonodo (ver 3ª capa)

—— = Peritônio

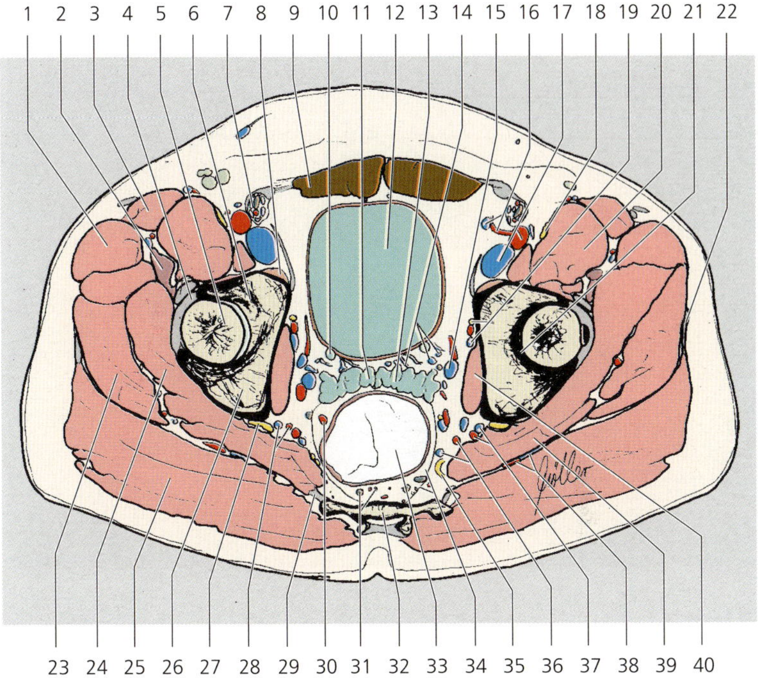

1 Músculo tensor da fáscia lata
2 Músculo (e tendão) reto femoral
3 Músculo sartório
4 Ligamento iliofemoral
5 Fêmur (cabeça)
6 Ílio (acetábulo)
7 Cordão espermático com ligamento inguinal no anel inguinal profundo
8 Músculo pectíneo
9 Músculo reto do abdome
10 Ureter direito (orifício)
11 Ducto deferente (ampola)
12 Bexiga urinária
13 Vesícula seminal
14 Plexo venoso vesical
15 Artéria e veia vesicais inferiores esquerdas
16 Artéria epigástrica inferior esquerda (origem) e veia
17 Artéria e veia femorais
18 Nervo femoral
19 Artéria, veia e nervo obturatórios
20 Músculo iliopsoas
21 Articulação do quadril
22 Trato iliotibial
23 Músculo glúteo médio
24 Músculo glúteo mínimo
25 Músculo glúteo máximo
26 Ílio (pilar articular posterior)
27 Nervo isquiático
28 Artéria e veia glúteas inferiores direitas
29 Ligamentos supraespinhoso e sacrotuberal
30 Artéria retal média
31 Artéria e veia retais superiores (ramos)
32 Sacro (base)
33 Reto
34 Fáscia mesorretal e gordura mesorretal
35 Nervo pudendo
36 Artéria e veia pudendas internas
37 Artéria e veia glúteas inferiores esquerdas
38 Artéria e veia glúteas superiores esquerdas
39 Músculo piriforme
40 Músculo obturador interno

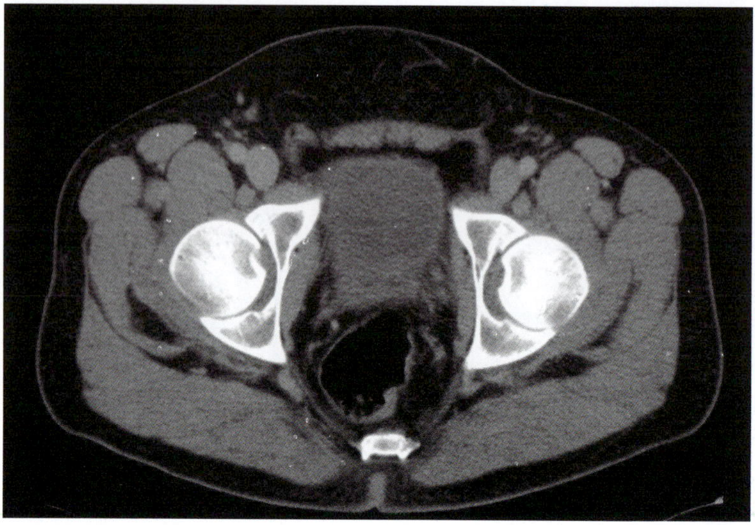

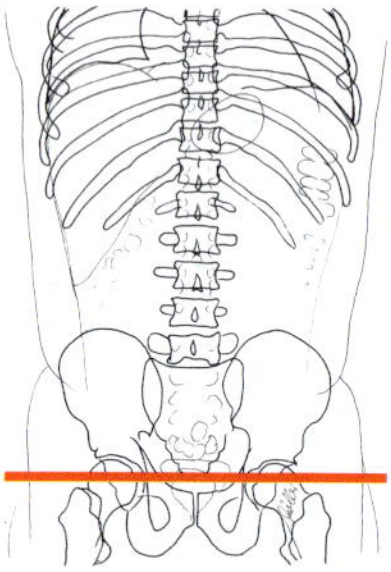

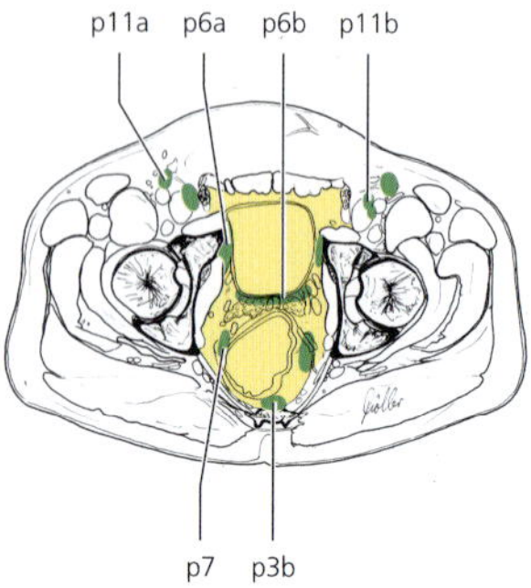

• = Linfonodo (ver 3ª capa)

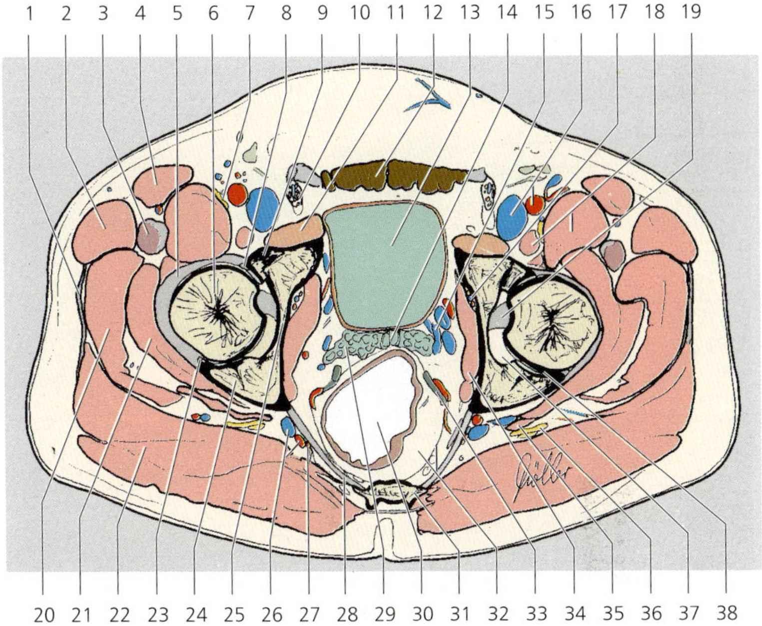

1 Trato iliotibial
2 Músculo tensor da fáscia lata
3 Músculo (e tendão) reto femoral
4 Músculo sartório
5 Ligamento iliofemoral
6 Fêmur (cabeça)
7 Nervo femoral
8 Lábio glenoidal anterior
9 Ílio (pilar articular anterior)
10 Cordão espermático
11 Músculo pectíneo
12 Músculo reto do abdome
13 Bexiga urinária
14 Ducto deferente (ampola)
15 Plexo venoso vesical
16 Artéria e veia femorais
17 Artéria, veia e nervo obturatórios
18 Músculo iliopsoas
19 Ligamento da cabeça do fêmur
20 Músculo glúteo médio
21 Músculo glúteo mínimo
22 Músculo glúteo máximo
23 Lábio glenoidal posterior
24 Ílio (pilar articular posterior)
25 Ílio (acetábulo)
26 Artéria e veia glúteas inferiores direitas
27 Artéria e veia pudendas internas e nervo pudendo
28 Ligamento sacrotuberal
29 Vesícula seminal
30 Reto
31 Sacro (base)
32 Fáscia mesorretal e gordura mesorretal
33 Artéria e veia retais médias
34 Músculo obturador interno
35 Músculo piriforme
36 Nervo isquiático
37 Fossa acetabular
38 Articulação do quadril

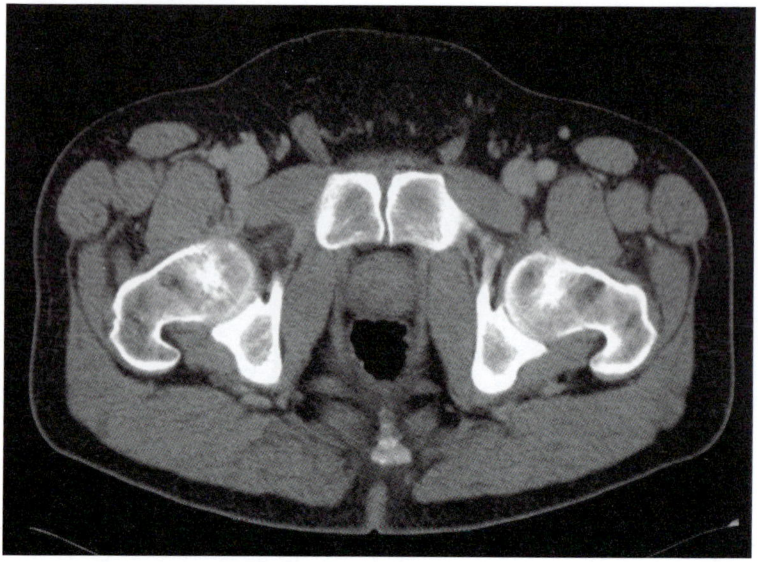

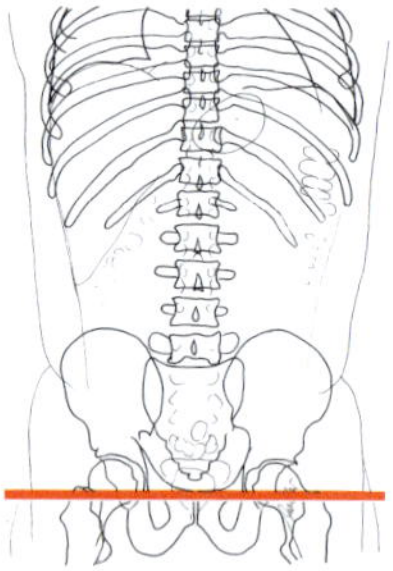

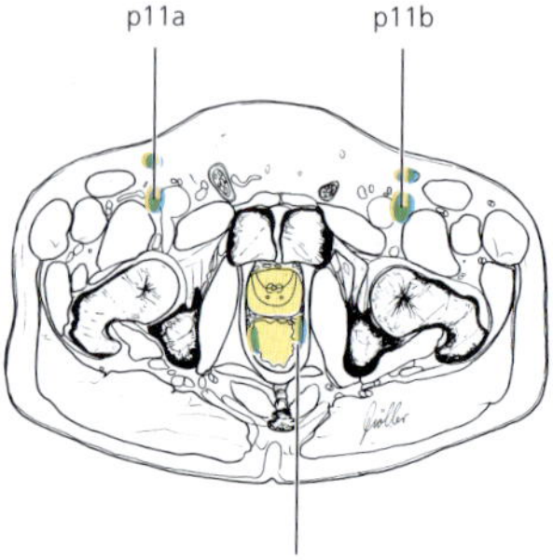

• = Linfonodo (ver 3ª capa)

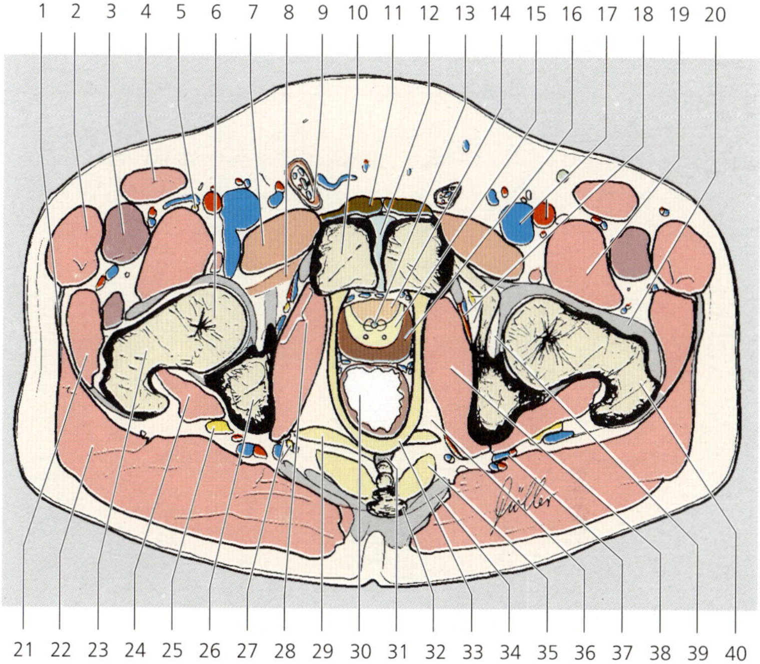

1 Trato iliotibial
2 Músculo tensor da fáscia lata
3 Músculo reto femoral
4 Músculo sartório
5 Nervo femoral
6 Fêmur (cabeça)
7 Músculo pectíneo
8 Músculo obturador externo
9 Cordão espermático
10 Púbis
11 Músculo reto do abdome
12 Sínfise púbica
13 Uretra (parte prostática)
14 Próstata (estroma fibromuscular anterior)
15 Próstata (zona central)
16 Próstata (zona periférica)
17 Artéria e veia femorais
18 Artéria, veia e nervo obturatórios
19 Músculo iliopsoas
20 Ligamento iliofemoral
21 Músculo glúteo médio
22 Músculo glúteo máximo
23 Fêmur (colo)
24 Músculo quadrado femoral
25 Nervo isquiático
26 Ísquio
27 Artéria e veia pudendas internas e nervo pudendo
28 Forame obturatório
29 Músculo levantador do ânus (músculo iliococcígeo)
30 Reto
31 Ligamento anococcígeo
32 Cóccix
33 Músculo levantador do ânus (músculo pubococcígeo, músculo puborretal)
34 Ligamento sacrotuberal
35 Músculo coccígeo
36 Fossa isquiorretal
37 Artéria e veia glúteas inferiores
38 Músculo obturador interno
39 Fossa acetabular
40 Fêmur (trocanter maior)

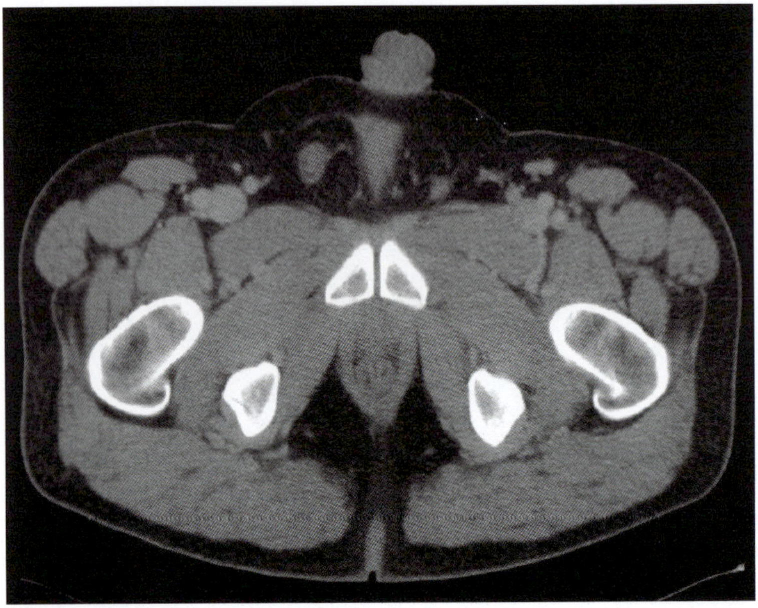

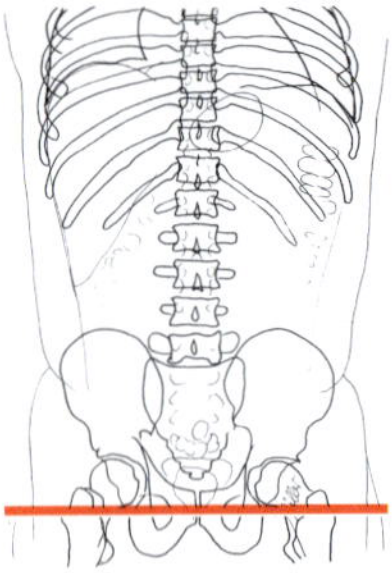

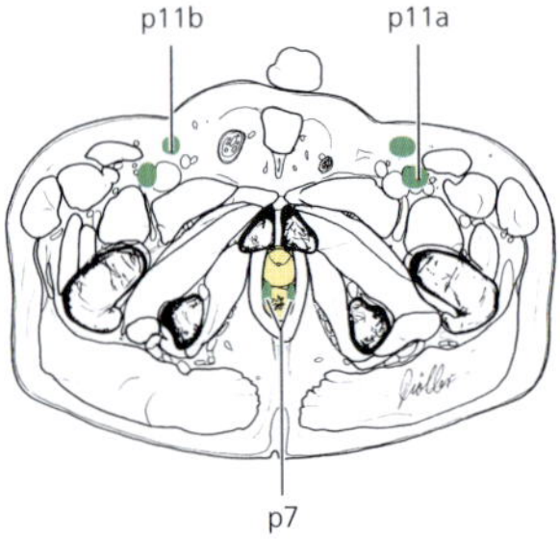

● = Linfonodo (ver 3ª capa)

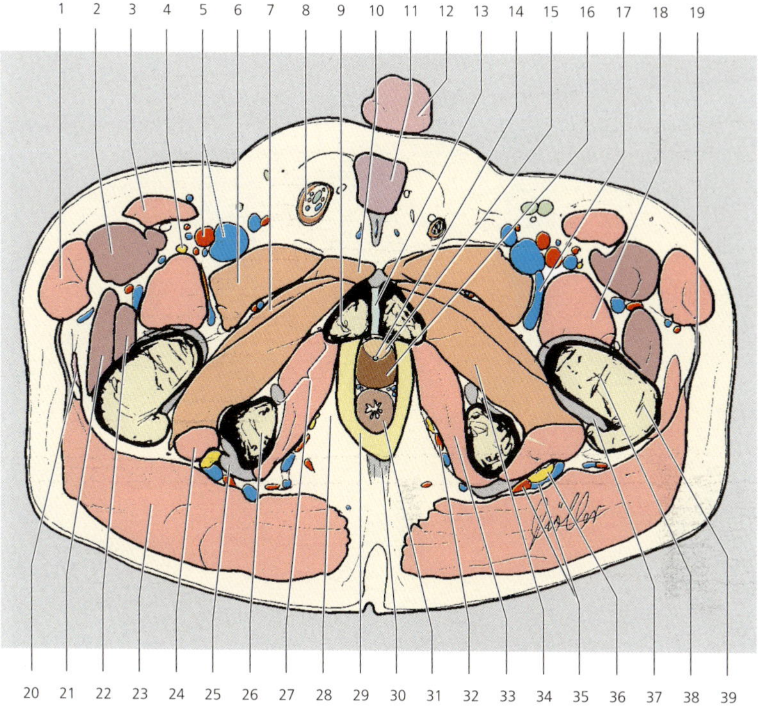

1 Músculo tensor da fáscia lata
2 Músculo reto femoral
3 Músculo sartório
4 Nervo femoral
5 Artéria e veia femorais
6 Músculo pectíneo
7 Músculo adutor curto
8 Cordão espermático
9 Púbis
10 Músculo adutor longo
11 Corpo cavernoso
12 Glande do pênis
13 Sínfise púbica
14 Uretra (parte prostática)
15 Próstata (estroma fibromuscular anterior)
16 Próstata (zona periférica)
17 Veia femoral circunflexa medial
18 Músculo iliopsoas
19 Trato iliotibial
20 Músculo glúteo médio
21 Músculo vasto lateral
22 Músculo vasto intermédio
23 Músculo glúteo máximo
24 Músculo quadrado femoral
25 Inserção do tendão comum dos músculos *hamstrings* (isquiofemorais)
26 Túber isquiático
27 Forame obturatório
28 Fossa isquiorretal
29 Músculo levantador do ânus (músculo puborretal)
30 Ligamento anococcígeo
31 Ânus
32 Artéria e veia obturatórias internas e nervo obturatório
33 Músculo obturador interno
34 Músculo obturador externo
35 Artéria e veia glúteas inferiores
36 Nervo isquiático
37 Ligamento iliofemoral
38 Fêmur (colo)
39 Fêmur (trocanter maior)

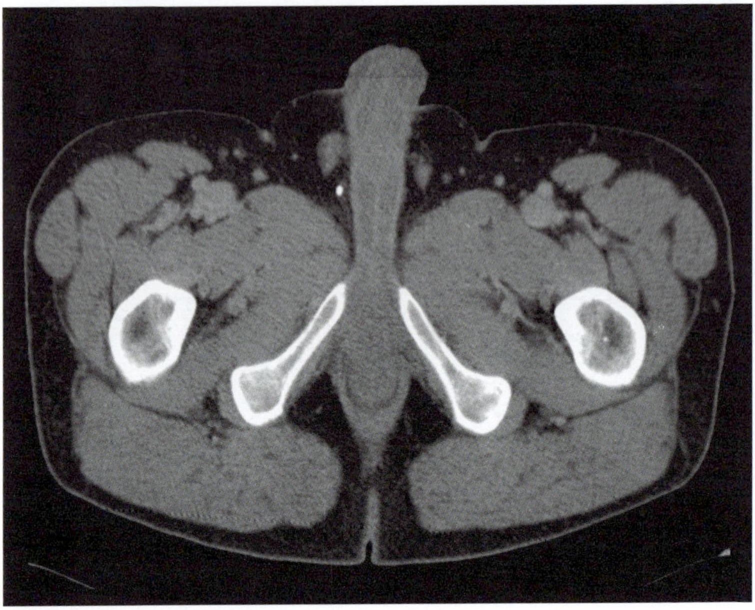

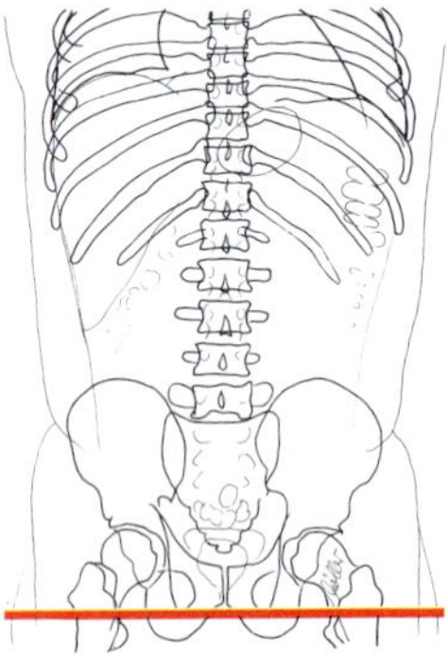

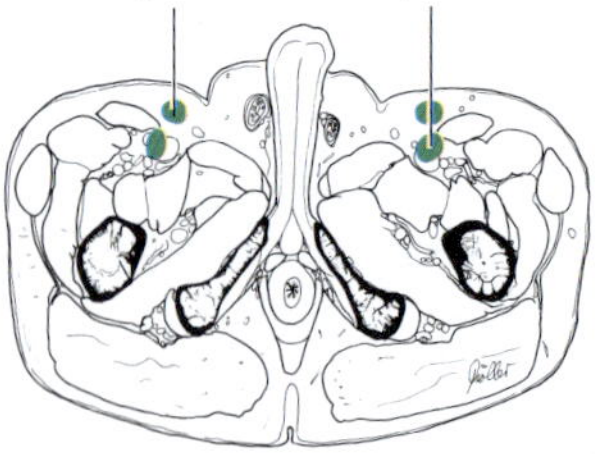

• = Linfonodo (ver 3ª capa)

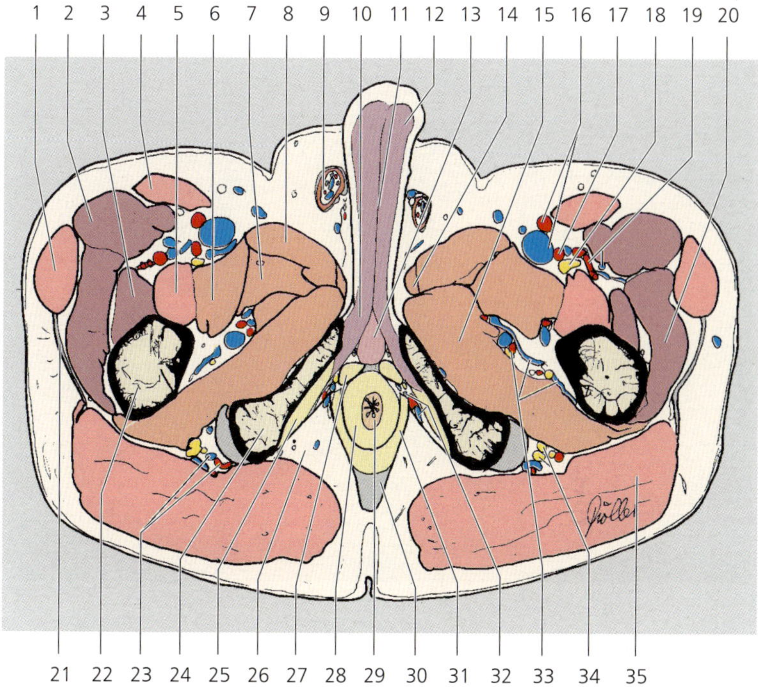

1 Músculo tensor da fáscia lata
2 Músculo reto femoral
3 Músculo vasto intermédio
4 Músculo sartório
5 Músculo iliopsoas
6 Músculo pectíneo
7 Músculo adutor curto
8 Músculo adutor longo
9 Cordão espermático
10 Pilar do pênis (dos corpos cavernosos)
11 Septo do pênis
12 Corpo cavernoso
13 Bulbo do pênis (corpo esponjoso)
14 Músculo grácil
15 Músculo adutor magno
16 Artéria e veia femorais
17 Artéria femoral profunda
18 Nervo femoral
19 Artéria e veia femorais circunflexas laterais
20 Músculo vasto lateral
21 Trato iliotibial
22 Fêmur (diáfise proximal)
23 Artéria e veia glúteas inferiores
24 Ísquio (tuberosidade)
25 Músculo isquiocavernoso
26 Fossa isquioanal
27 Músculo transverso superficial do períneo
28 Esfíncter anal externo
29 Ânus
30 Ligamento anococcígeo
31 Músculo levantador do ânus
32 Artéria e veia pudendas internas e nervo pudendo
33 Artéria e veia femorais circunflexas mediais (ramos ascendente, descendente e profundo)
34 Nervo isquiático
35 Músculo glúteo máximo

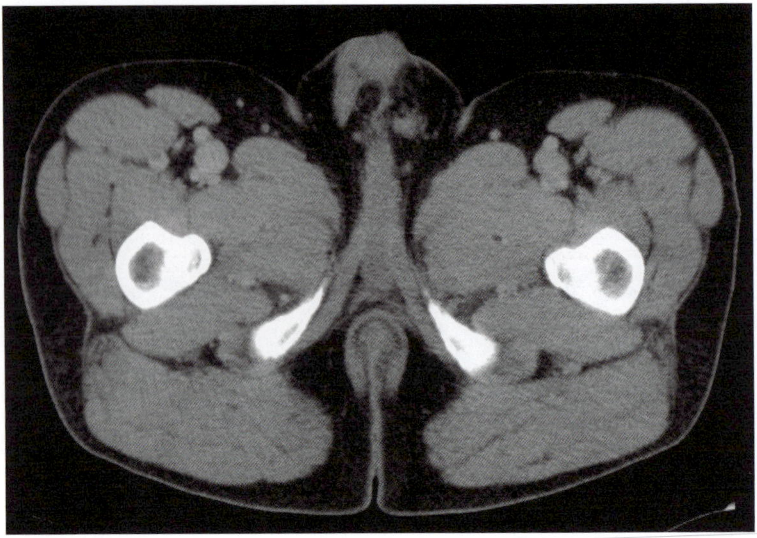

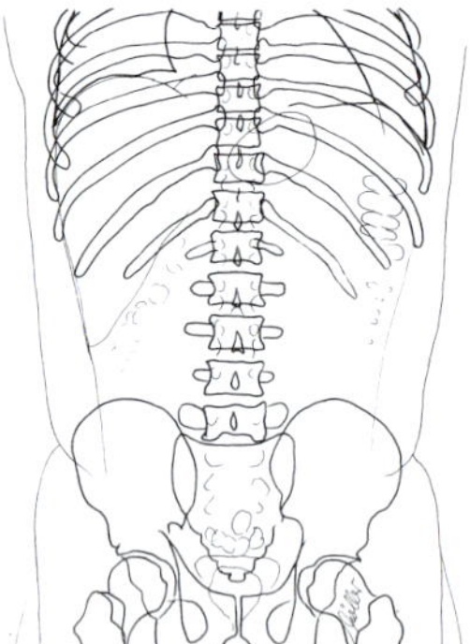

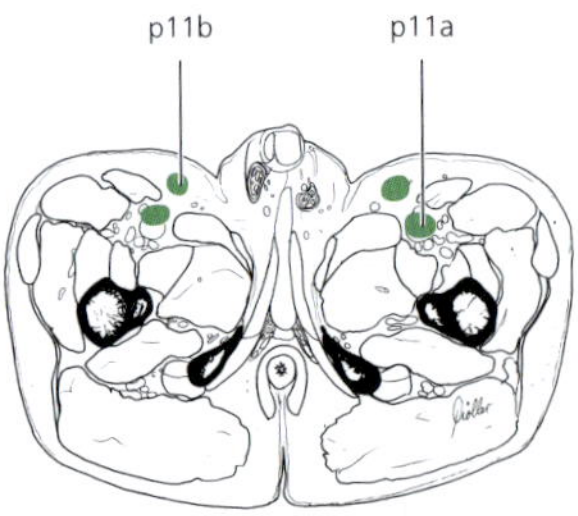

• = Linfonodo (ver 3ª capa)

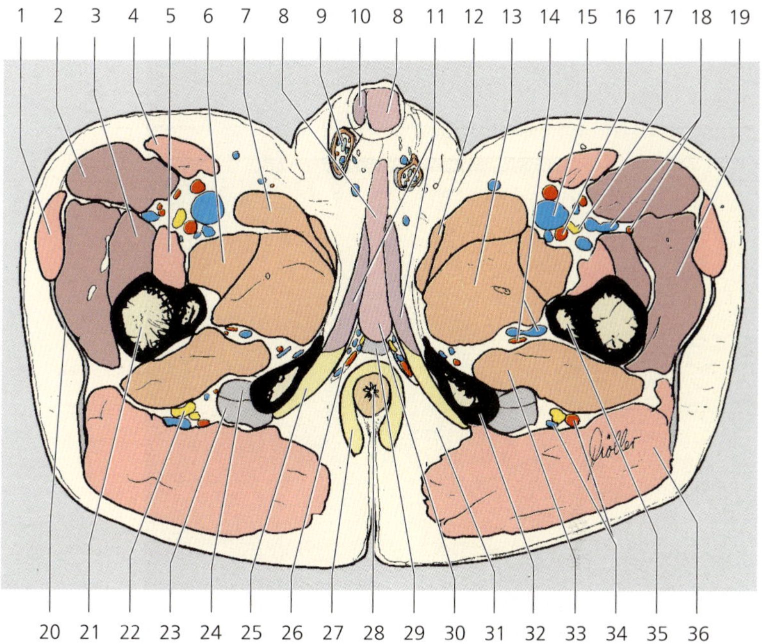

1 Músculo tensor da fáscia lata
2 Músculo reto femoral
3 Músculo vasto intermédio
4 Músculo sartório
5 Músculo iliopsoas
6 Músculo pectíneo
7 Músculo adutor longo
8 Corpo esponjoso
9 Cordão espermático
10 Corpo cavernoso
11 Pilar do pênis (dos corpos cavernosos)
12 Músculo grácil
13 Músculo adutor curto
14 Artéria e veia femorais circunflexas mediais
15 Artéria e veia femorais
16 Artéria femoral profunda
17 Nervo femoral
18 Artéria e veia femorais circunflexas laterais
19 Músculo vasto lateral
20 Trato iliotibial
21 Fêmur
22 Nervo isquiático
23 Origem comum do músculo bíceps femoral (cabeça longa) e semitendíneo
24 Músculo semimembranáceo
25 Músculo isquiocavernoso
26 Vasos pudendos
27 Esfíncter anal externo
28 Ânus
29 Corpo do períneo
30 Bulbo do pênis
31 Fossa isquioanal
32 Túber isquiático
33 Músculo adutor magno
34 Artéria e veia glúteas inferiores
35 Trocanter menor
36 Músculo glúteo máximo

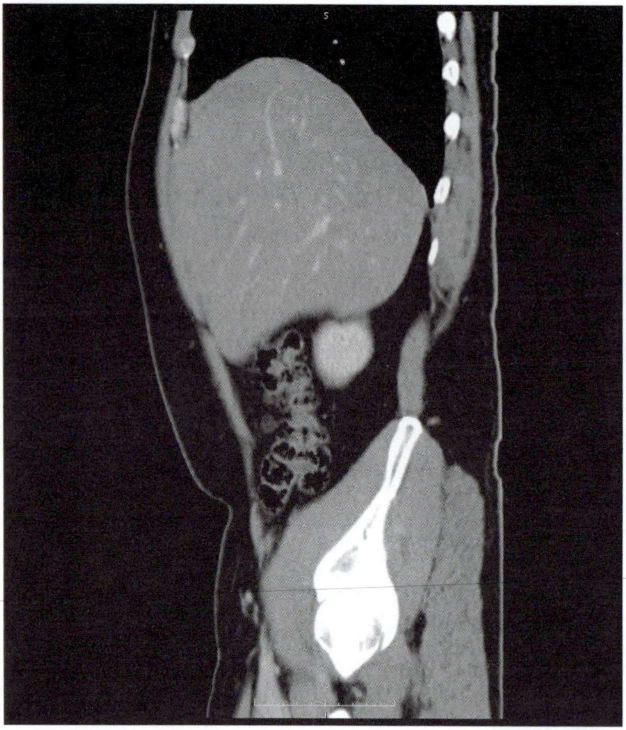

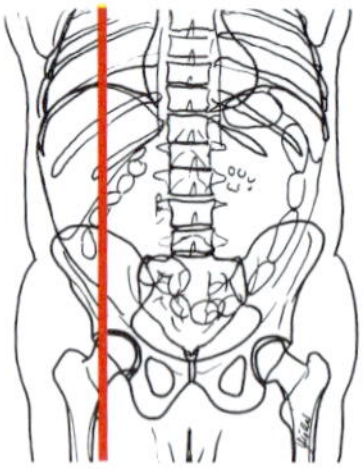

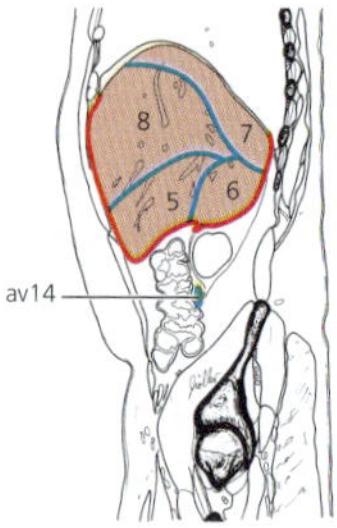

• = Linfonodo (ver 3ª capa)
—— = Limites dos segmentos hepáticos
—— = Peritônio

Números indicam os segmentos hepáticos (ver 3ª capa)

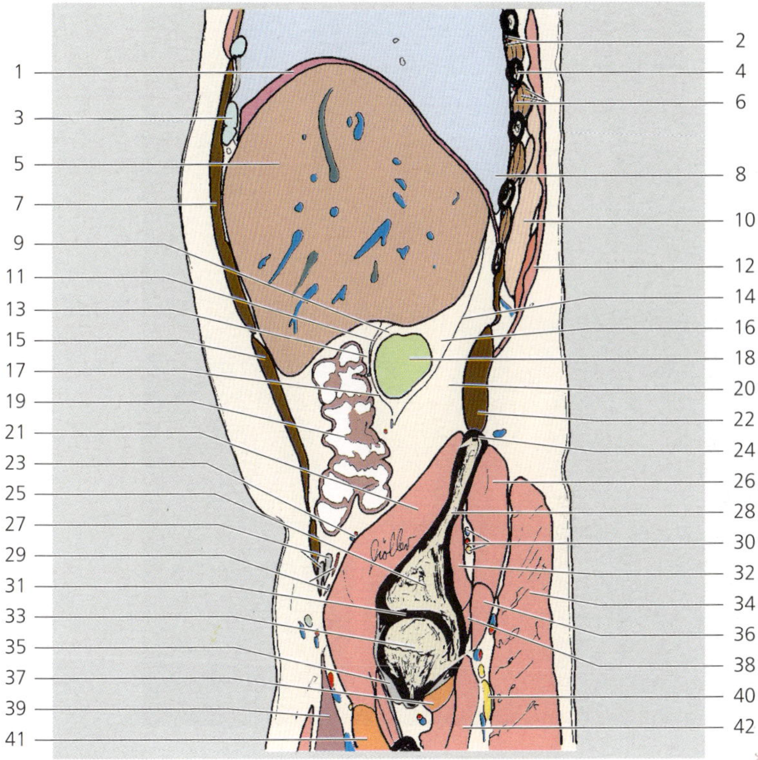

1 Diafragma
2 Veia, artéria e nervo intercostais
3 Costela 5 (cartilagem costal)
4 Costela 9
5 Fígado (lobo direito)
6 Músculos intercostais externo, interno e íntimo
7 Músculo reto do abdome
8 Recesso costodiafragmático
9 Espaço perirrenal anterior
10 Músculo eretor da espinha (trato lateral)
11 Espaço perirrenal anterior
12 Músculo latíssimo do dorso
13 Fossa hepatorrenal (bolsa de Morison)
14 Fáscia renal posterior
15 Aponeurose oblíqua externa
16 Espaço perirrenal posterior
17 Fáscia renal anterior
18 Rim direito
19 Cólon ascendente
20 Espaço pararrenal posterior
21 Músculo iliopsoas
22 Músculo quadrado do lombo
23 Artéria e veia ilíacas circunflexas profundas
24 Crista ilíaca
25 Teto do acetábulo
26 Músculo glúteo médio
27 Ligamento inguinal
28 Ílio
29 Vasos testiculares
30 Artéria, veia e nervo glúteos superiores
31 Articulação do quadril
32 Músculo glúteo mínimo
33 Fêmur (cabeça)
34 Músculo glúteo máximo
35 Cápsula da articulação do quadril
36 Músculo obturador interno
37 Músculo obturador externo
38 Músculo piriforme
39 Músculo vasto medial
40 Nervo isquiático
41 Músculo pectíneo
42 Músculo quadrado femoral

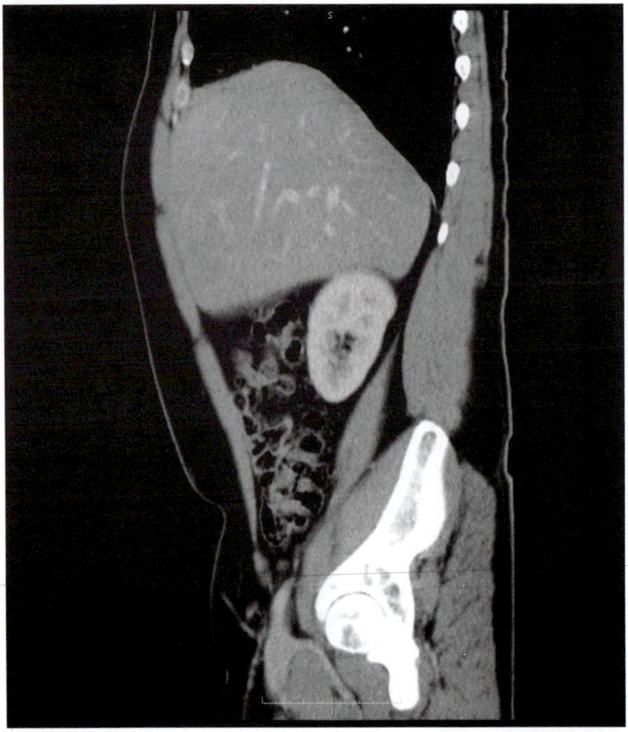

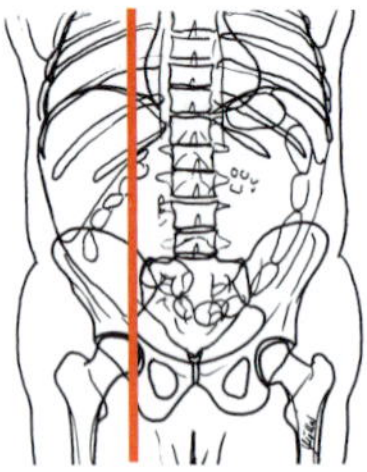

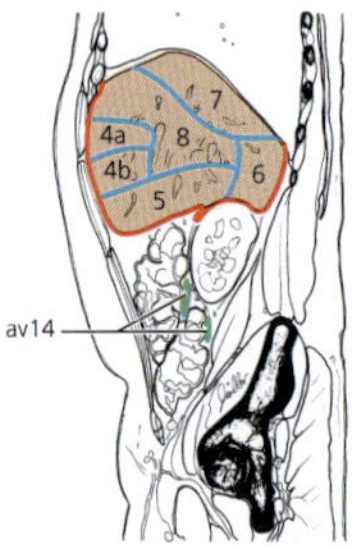

1 Pulmão direito
2 Costela 9
3 Diafragma
4 Veia, artéria e nervo intercostais
5 Costela 5 (cartilagem costal)
6 Músculo latíssimo do dorso
7 Fígado (lobo direito)
8 Músculos intercostais externo, interno e íntimo
9 Músculo reto do abdome ▶

• = Linfonodo (ver 3ª capa)
—— = Limites dos segmentos hepáticos
—— = Peritônio

Números indicam os segmentos hepáticos (ver 3ª capa)

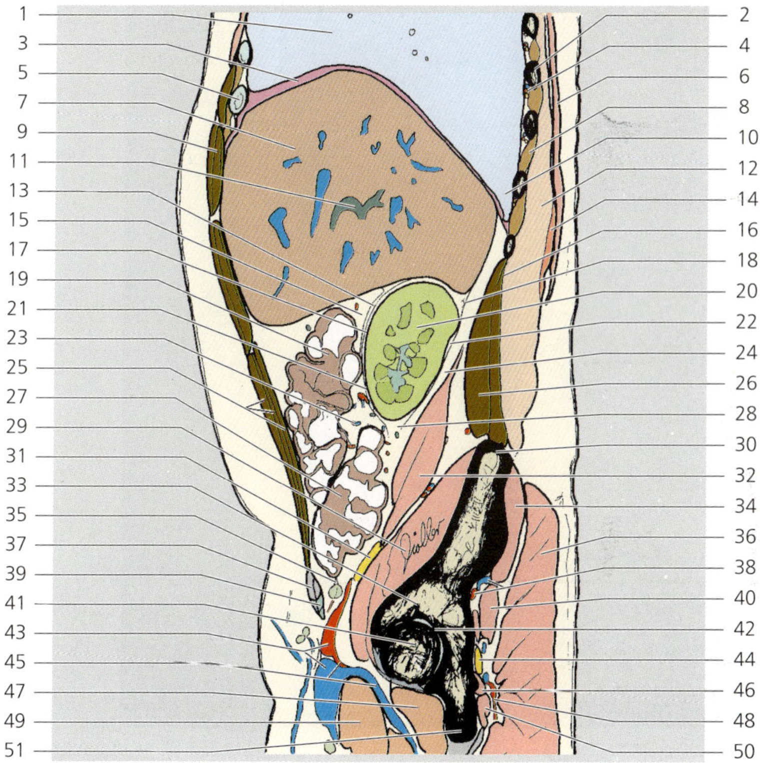

10 Recesso costodiafragmático
11 Veia porta
12 Músculo eretor da espinha (trato lateral)
13 Espaço pararrenal anterior
14 Músculo serrátil posterior inferior
15 Fossa hepatorrenal (bolsa de Morison)
16 Fáscia toracolombar
17 Espaço perirrenal anterior
18 Fáscia renal posterior
19 Cólon ascendente
20 Rim direito
21 Fáscia renal anterior
22 Espaço perirrenal posterior
23 Artéria e veia cólicas direitas
24 Espaço pararrenal posterior
25 Músculos oblíquos externo, interno e transverso do abdome
26 Músculo quadrado do lombo
27 Ceco
28 Espaço retroperitoneal infrarrenal
29 Músculo ilíaco
30 Crista ilíaca
31 Nervo femoral
32 Músculo psoas
33 Teto do acetábulo
34 Músculo glúteo médio
35 Apêndice vermiforme
36 Músculo glúteo máximo
37 Ligamento inguinal
38 Artéria, veia e nervo glúteos superiores
39 Cordão espermático (com ducto deferente)
40 Músculo piriforme
41 Fêmur (cabeça)
42 Articulação do quadril
43 Artéria e veia femorais
44 Nervo isquiático
45 Artéria e veia femorais circunflexas laterais
46 Músculo gêmeo superior
47 Músculo obturador externo
48 Artéria glútea inferior
49 Músculo pectíneo
50 Músculo obturador interno
51 Ílio

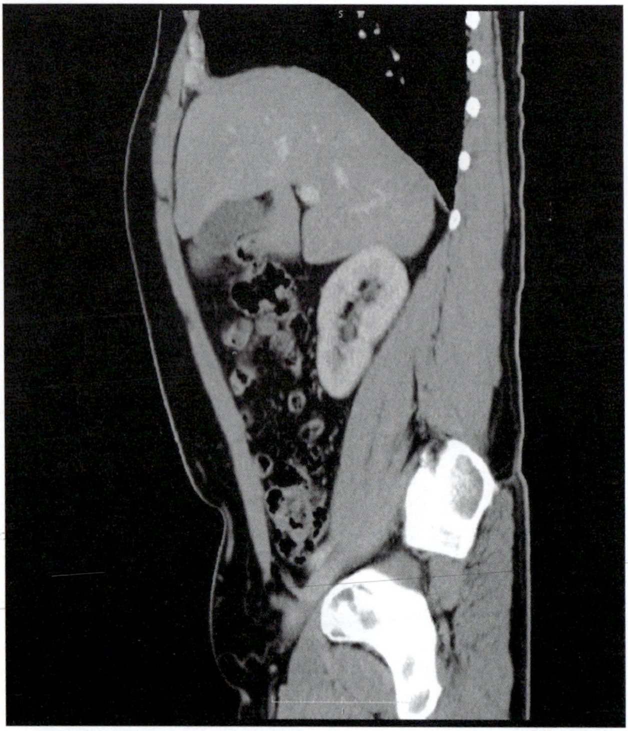

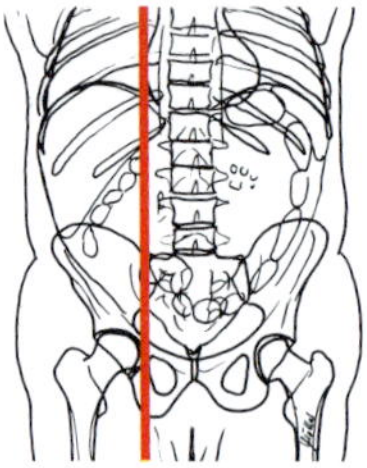

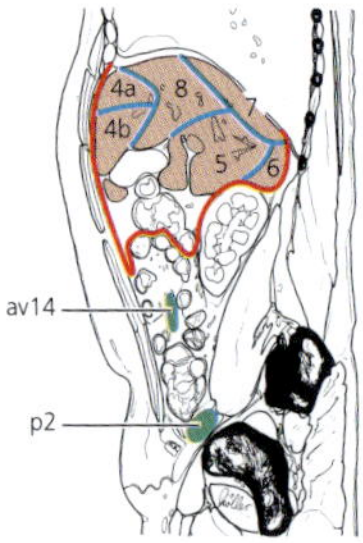

1 Pulmão, lobo direito
2 Músculo latíssimo do dorso
3 Costela 4 (cartilagem costal)
4 Músculos intercostais externo, interno e íntimo
5 Diafragma
6 Veia, artéria e nervo intercostais
7 Fígado (lobo direito)
8 Músculo eretor da espinha (trato lateral)

▶

• = Linfonodo (ver 3ª capa)
—— = Limites dos segmentos hepáticos
—— = Peritônio

Números indicam os segmentos hepáticos (ver 3ª capa)

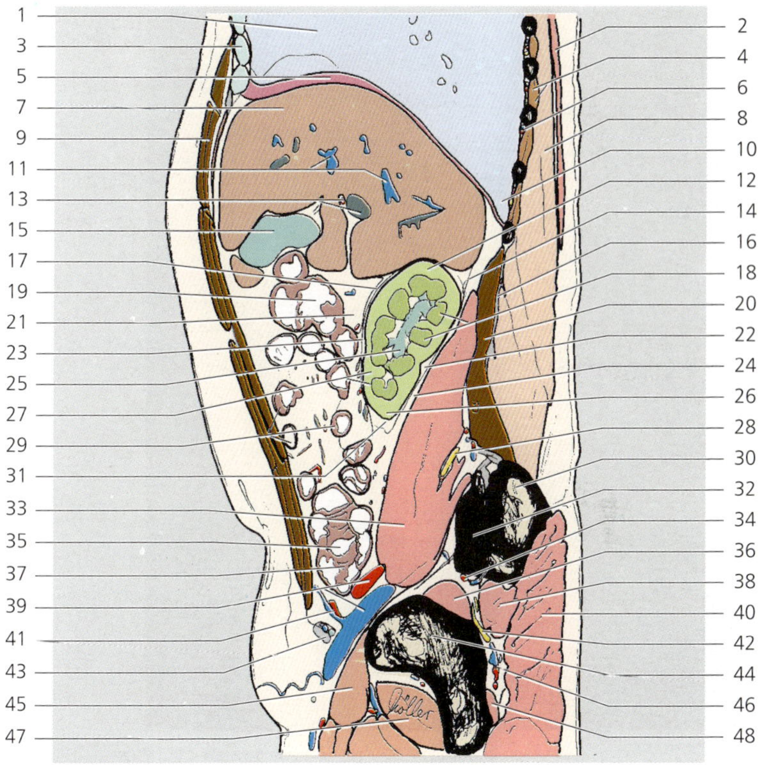

9 Músculo reto do abdome
10 Recesso costodiafragmático
11 Veias hepáticas
12 Rim (polo superior)
13 Veia porta e artéria hepática
14 Fáscia renal posterior
15 Vesícula biliar
16 Fáscia toracolombar
17 Espaço pararrenal anterior
18 Rim direito (pirâmides renais)
19 Cólon (flexura esquerda)
20 Músculo quadrado do lombo
21 Fossa hepatorrenal (bolsa de Morison)
22 Espaço perirrenal posterior
23 Fáscia renal anterior
24 Espaço pararrenal posterior
25 Rim direito (cálice renal)
26 Rim (polo inferior)
27 Rim direito (córtex renal)
28 Nervo femoral
29 Cólon ascendente
30 Sacro
31 Espaço retroperitoneal infrarrenal
32 Ílio
33 Músculo iliopsoas
34 Artéria e veia ilíacas externas
35 Orifício ileal
36 Músculo obturador interno
37 Ceco
38 Músculo piriforme
39 Artéria e veia epigástricas externas
40 Músculo glúteo máximo
41 Artéria e veia epigástricas inferiores
42 Nervo isquiático
43 Cordão espermático
44 Ísquio
45 Músculo pectíneo
46 Artéria e veia glúteas inferiores
47 Músculo obturador externo
48 Músculo obturador interno e músculo gêmeo superior

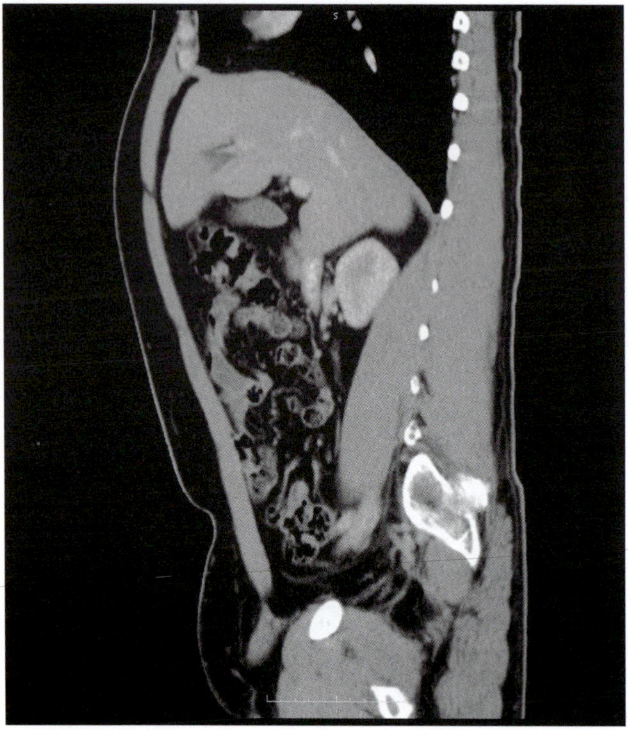

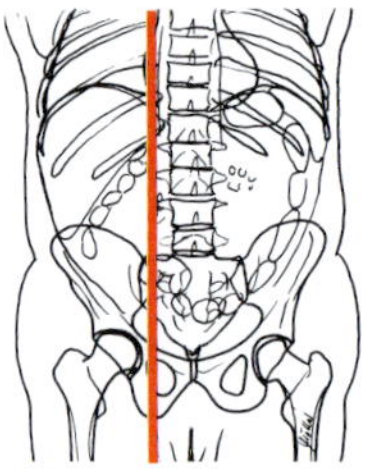

1 Pulmão direito
2 Músculos intercostais externo, interno e íntimo
3 Costela 5 (cartilagem costal)
4 Veia, artéria e nervo intercostais
5 Diafragma
6 Músculo eretor da espinha (trato lateral) ▶

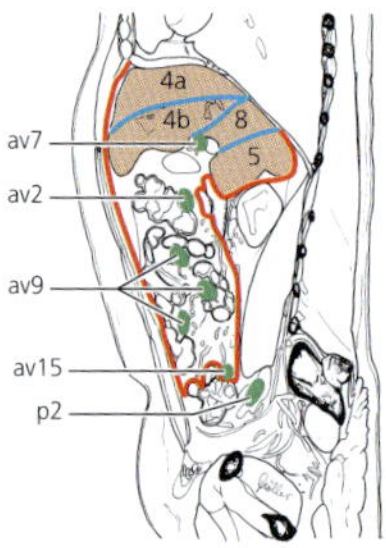

• = Linfonodo (ver 3ª capa)
—— = Limites dos segmentos hepáticos
—— = Peritônio

Números indicam os segmentos hepáticos (ver 3ª capa)

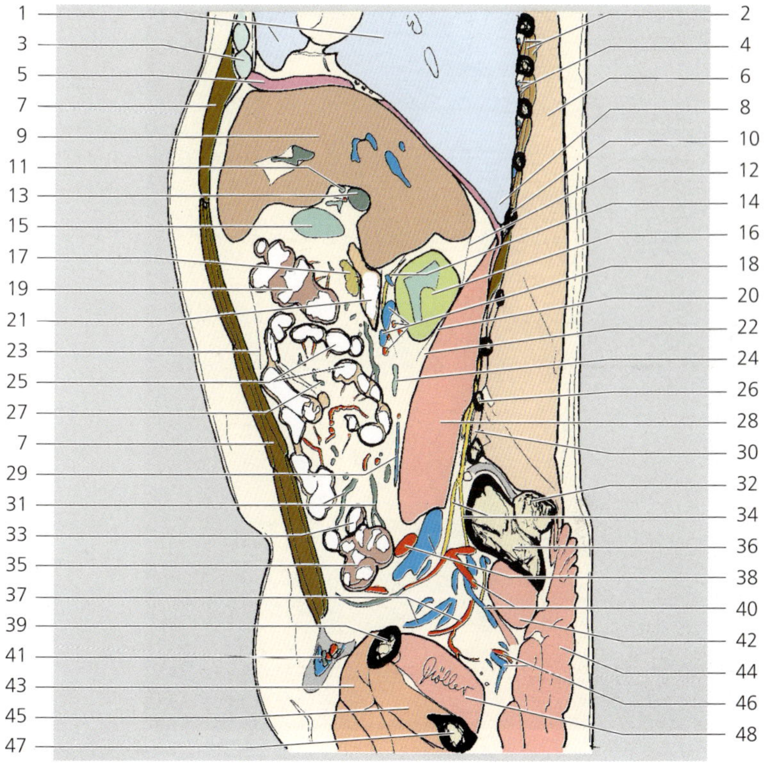

7 Músculo reto do abdome
8 Recesso costodiafragmático
9 Fígado (lobo direito)
10 Costela 12
11 Ducto hepático
12 Fáscia renal posterior
13 Veia porta e artéria hepática
14 Glândula suprarrenal
15 Vesícula biliar
16 Rim direito
17 Pâncreas
18 Artéria e veia renais direitas
19 Cólon transverso
20 Espaço perirrenal posterior
21 Duodeno (parte descendente)
22 Espaço pararrenal posterior
23 Omento maior
24 Ureter
25 Íleo
26 Processo costal
27 Artérias e veias jejunais e ileais
28 Músculo psoas
29 Veia testicular
30 Músculo eretor da espinha (músculos intertransversários)
31 Veias cecais
32 Sacro
33 Íleo terminal
34 Plexo sacral
35 Ceco
36 Ílio
37 Artéria e veia vesicais inferiores direitas
38 Artéria e veia ilíacas externas
39 Púbis
40 Artéria e veia glúteas inferiores
41 Canal inguinal (cordão espermático)
42 Músculo piriforme
43 Músculo pectíneo
44 Músculo glúteo máximo
45 Músculo obturador externo
46 Artéria e veia retais médias
47 Ísquio (ramo)
48 Músculo obturador interno

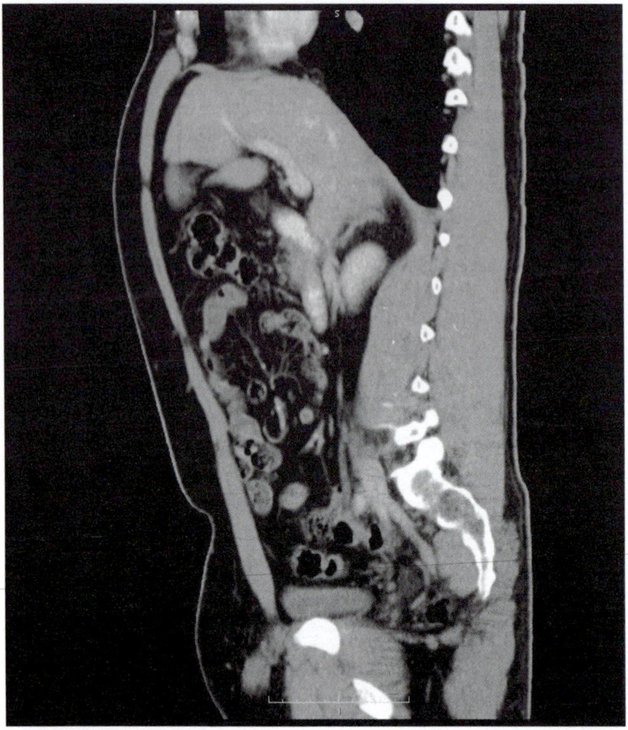

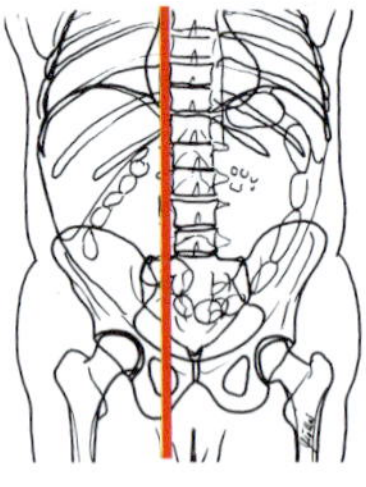

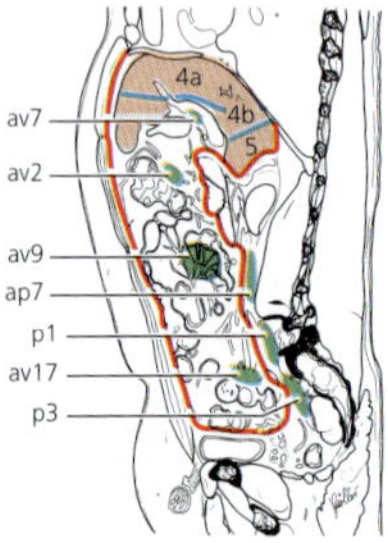

1 Costela 4 (cartilagem costal)
2 Músculo latíssimo do dorso
3 Diafragma
4 Músculos intercostais externo, interno e íntimo
5 Músculo reto do abdome
6 Costela 9
7 Fígado (lobo direito)
8 Veia, artéria e nervo intercostais
9 Veia porta esquerda (ramo segmentar medial ▶

• = Linfonodo (ver 3ª capa)
—— = Limites dos segmentos hepáticos
—— = Peritônio

Números indicam os segmentos hepáticos (ver 3ª capa)

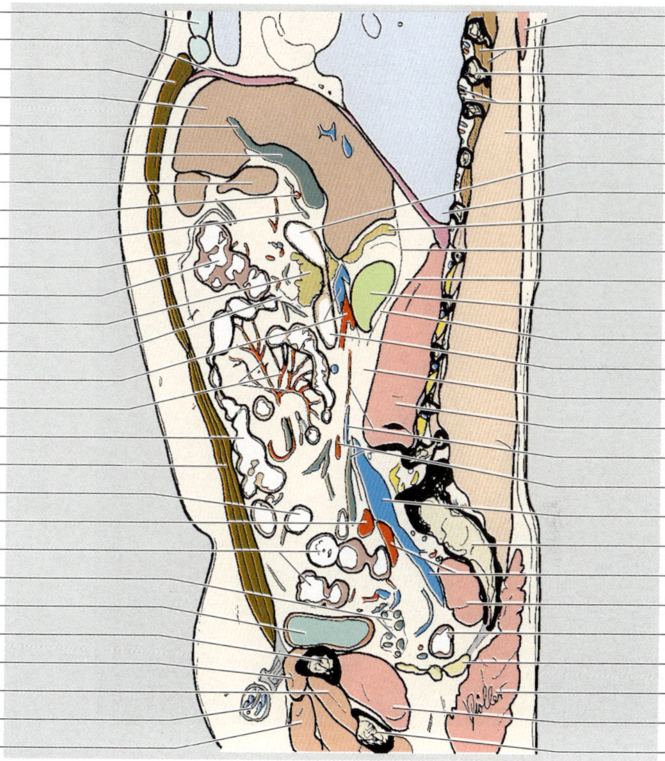

10 Músculo eretor da espinha (trato lateral)
11 Veia porta esquerda
12 Duodeno (parte superior)
13 Fígado (lobo quadrado)
14 Recesso costodiafragmático
15 Artéria hepática propriamente dita
16 Glândula suprarrenal
17 Ducto biliar
18 Fáscia renal posterior
19 Omento maior
20 Espaço pararrenal posterior
21 Cólon transverso
22 Rim direito
23 Pâncreas
24 Espaço perirrenal posterior
25 Mesocólon transverso
26 Duodeno (parte horizontal)
27 Artéria e veia renais direitas
28 Espaço retroperitoneal infrarrenal
29 Artérias e veias jejunais e ileais
30 Músculo psoas
31 Íleo
32 Artéria e veia testiculares
33 Íleo terminal
34 Artéria e veia mesentéricas inferiores
35 Artéria ilíaca externa
36 Veia ilíaca comum
37 Cólon sigmoide
38 Sacro
39 Vesícula seminal
40 Artéria e veia ilíacas internas
41 Bexiga urinária
42 Músculo piriforme
43 Púbis
44 Reto
45 Músculo pectíneo
46 Músculo levantador do ânus
47 Músculo obturador externo
48 Músculo glúteo máximo
49 Cordão espermático
50 Músculo obturador interno
51 Músculo adutor longo
52 Ísquio (ramo)

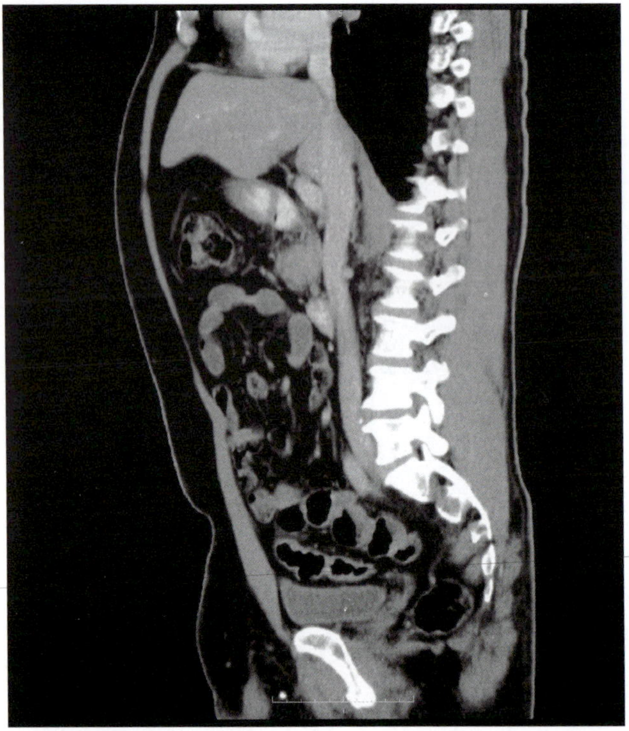

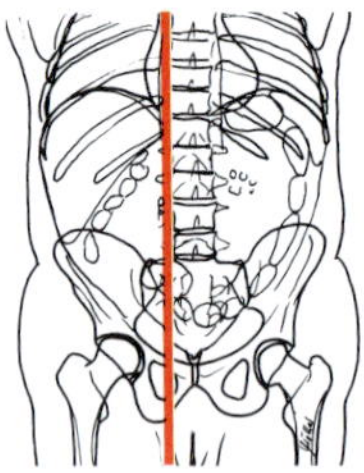

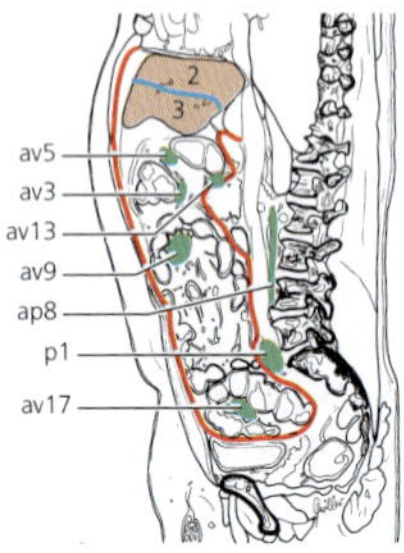

1 Costela 4 (cartilagem costal)
2 Músculo latíssimo do dorso
3 Átrio direito
4 Pulmão direito
5 Diafragma
6 Músculo eretor da espinha (trato lateral)
7 Músculo reto do abdome ▶

• = Linfonodo (ver 3ª capa)
—— = Limites dos segmentos hepáticos
—— = Peritônio

Números indicam os segmentos hepáticos (ver 3ª capa)

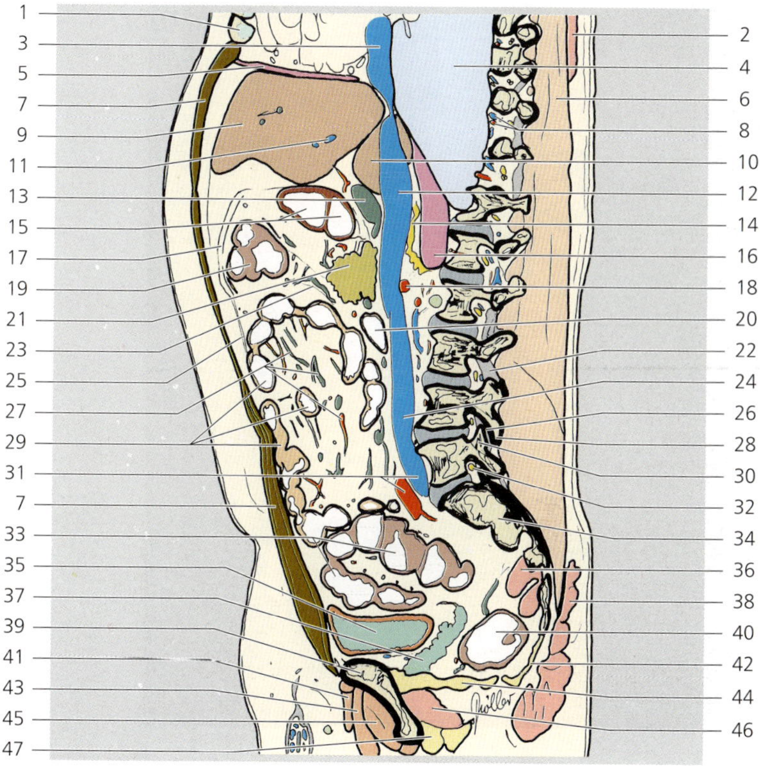

8 Veia, artéria e nervo intercostais
9 Fígado (lobo direito)
10 Fígado (lobo caudado)
11 Veia porta esquerda
12 Veia cava inferior
13 Veia porta
14 Glândula suprarrenal
15 Estômago (piloro)
16 Diafragma (pilar e inserção)
17 Ligamento gastrocólico
18 Artéria renal direita
19 Cólon transverso
20 Duodeno (terceira parte)
21 Pâncreas (cabeça)
22 Ligamento amarelo
23 Mesocólon transverso
24 Veia cava inferior
25 Omento maior
26 Articulação zigapofisária
27 Artérias e veias jejunais e ileais
28 Processo articular superior
29 Jejuno e íleo
30 Processo articular inferior
31 Artéria e veia ilíacas comuns
32 Gânglio espinal (raiz nervosa)
33 Cólon sigmoide
34 Sacro
35 Bexiga urinária
36 Músculo piriforme
37 Vesícula seminal
38 Músculo glúteo máximo
39 Púbis
40 Reto
41 Músculo adutor longo
42 Músculo levantador do ânus e músculo coccígeo
43 Músculo adutor curto
44 Músculo levantador do ânus
45 Músculo obturador externo
46 Músculo obturador interno
47 Músculo isquiocavernoso

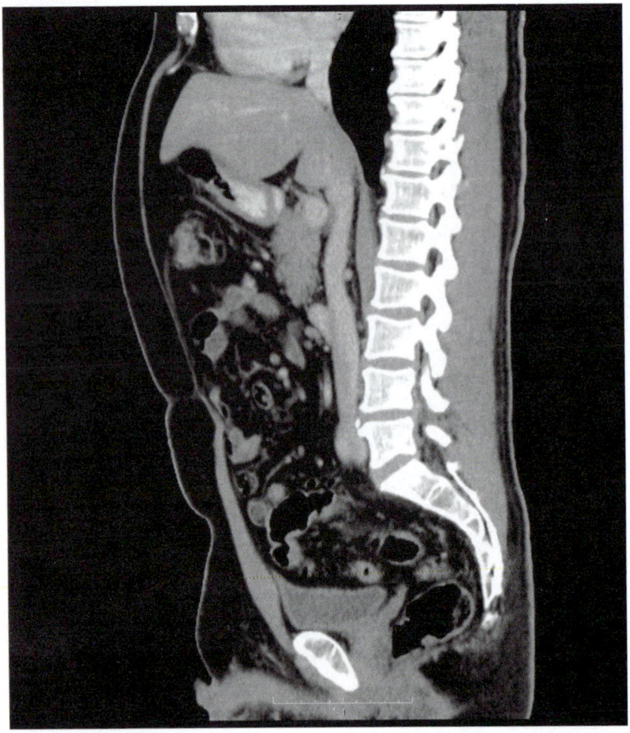

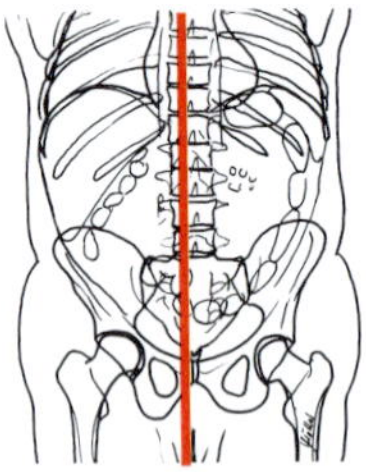

1 Articulação costoesternal
2 Músculo latíssimo do dorso
3 Processo xifoide
4 Pulmão direito
5 Diafragma
6 Forame intervertebral (forame neural) com gânglio espinal ▶

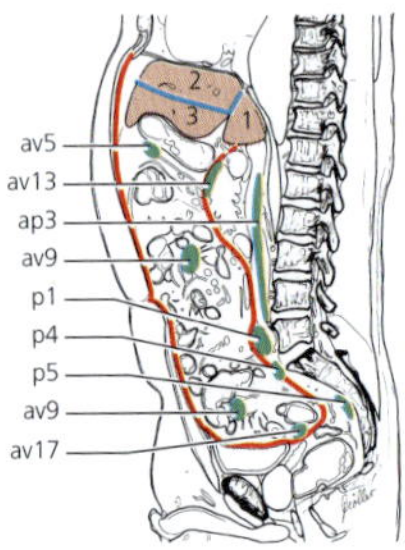

• = Linfonodo (ver 3ª capa)
—— = Limites dos segmentos hepáticos
—— = Peritônio

Números indicam os segmentos hepáticos (ver 3ª capa)

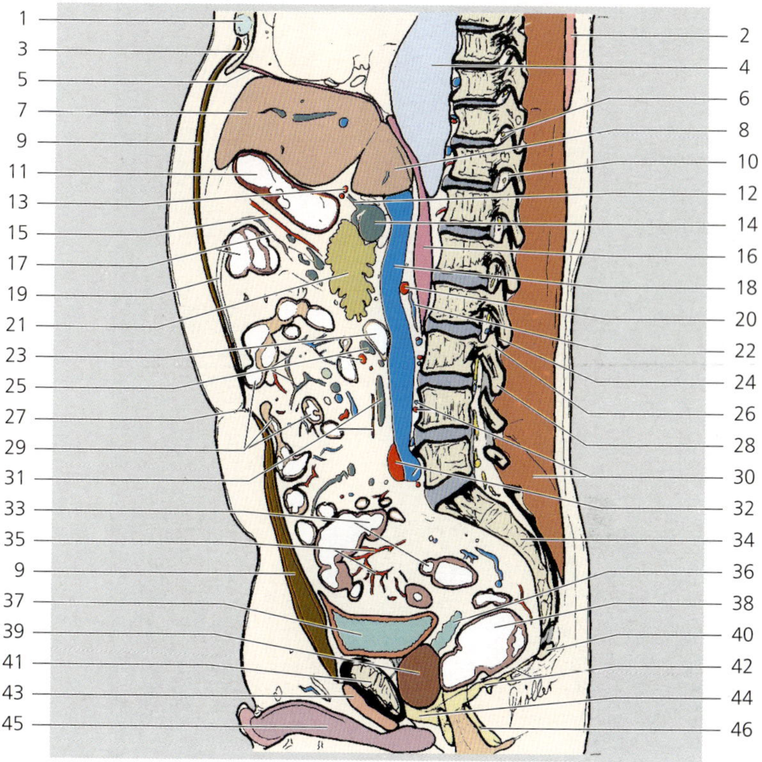

7 Fígado (lobo direito)
8 Fígado (lobo caudado)
9 Músculo reto do abdome
10 Ligamento amarelo
11 Estômago (corpo)
12 Veia gástrica direita
13 Artéria hepática propriamente dita
14 Veia porta
15 Artéria gastromental direita
16 Diafragma (parte lombar)
17 Cólon transverso e veia cólica média
18 Veia cava inferior
19 Omento maior
20 Artéria renal direita
21 Pâncreas
22 Veia ázigo
23 Duodeno, parte horizontal
24 Articulação zigapofisária
25 Artérias e veias jejunais e ileais
26 Processo articular superior
27 Umbigo
28 Processo articular inferior
29 Jejuno e íleo
30 Artéria e veia lombares e músculo eretor da espinha, trato medial
31 Artéria e veia ileocólicas
32 Artéria e veia ilíacas comuns
33 Cólon sigmoide
34 Sacro
35 Artérias sigmóideas
36 Vesícula seminal
37 Bexiga urinária
38 Reto
39 Próstata
40 Cóccix
41 Púbis
42 Músculo levantador do ânus
43 Músculo pectíneo
44 Diafragma urogenital
45 Corpo cavernoso
46 Esfíncter anal externo

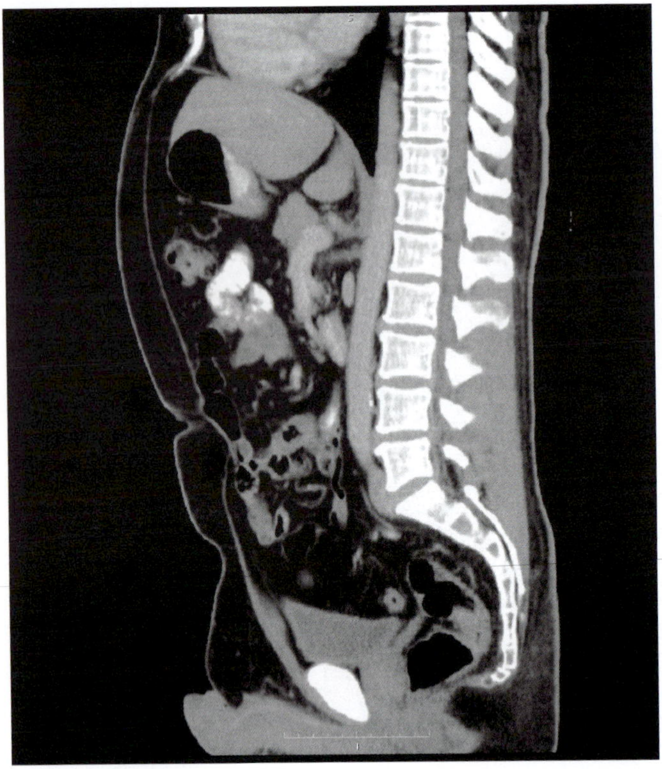

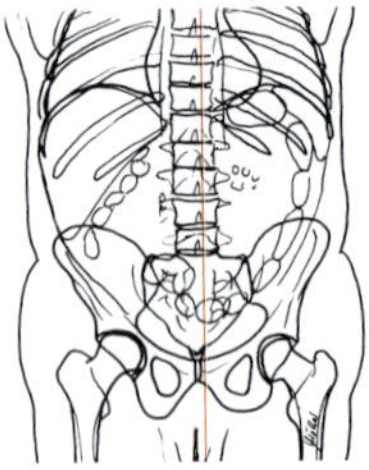

1 Processo xifoide
2 Corpo vertebral (T8)
3 Diafragma
4 Medula espinal torácica
5 Fígado (lobo esquerdo)
6 Pulmão esquerdo
7 Estômago ▶

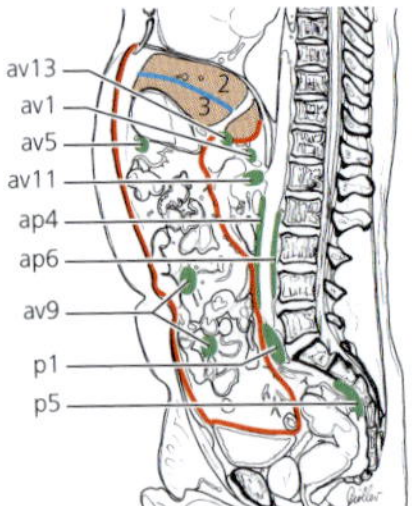

● = Linfonodo (ver 3ª capa)
—— = Limites dos segmentos hepáticos
—— = Peritônio

Números indicam os segmentos hepáticos (ver 3ª capa)

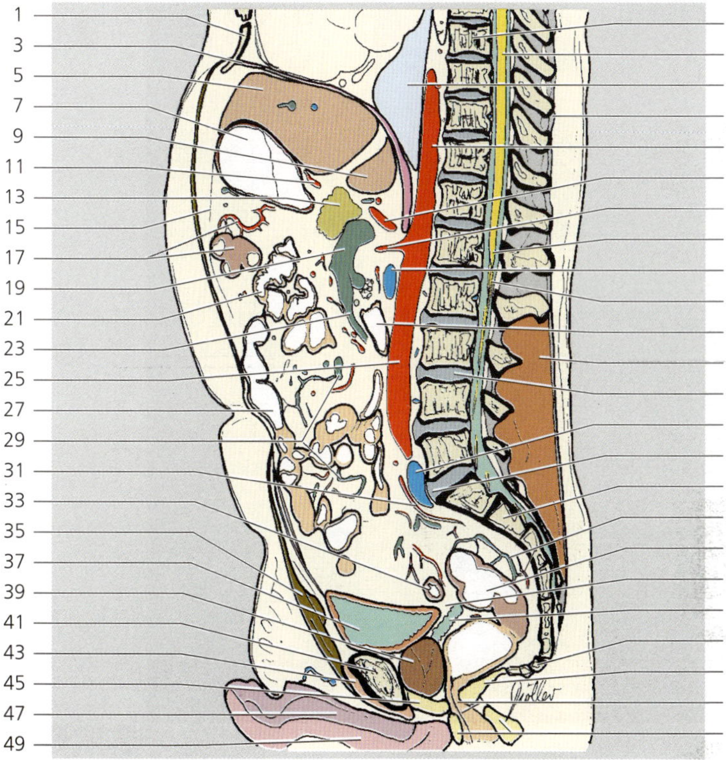

8 Ligamento supraespinhoso
9 Fígado (lobo caudado)
10 Aorta descendente
11 Artéria gástrica esquerda
12 Tronco celíaco
13 Pâncreas
14 Artéria mesentérica superior
15 Omento maior
16 Cone medular
17 Cólon transverso e artéria cólica média
18 Veia renal direita
19 Veia porta
20 Cauda equina
21 Jejuno
22 Duodeno (parte horizontal)
23 Veia mesentérica superior
24 Músculo eretor da espinha (trato medial)
25 Aorta abdominal
26 Disco intervertebral (L4–L5)
27 Íleo
28 Veia ilíaca comum
29 Artérias e veias jejunais e ileais
30 Promontório do sacro
31 Artéria mesentérica inferior
32 Sacro
33 Cólon sigmoide
34 Artéria e veia retais superiores
35 Músculo reto do abdome
36 Reto
37 Bexiga urinária
38 Escavação (bolsa) retovesical
39 Próstata
40 Vesícula seminal
41 Púbis
42 Cóccix
43 Músculo pectíneo
44 Músculo levantador do ânus
45 Diafragma urogenital
46 Canal anal
47 Corpo cavernoso
48 Esfíncter anal externo
49 Corpo esponjoso

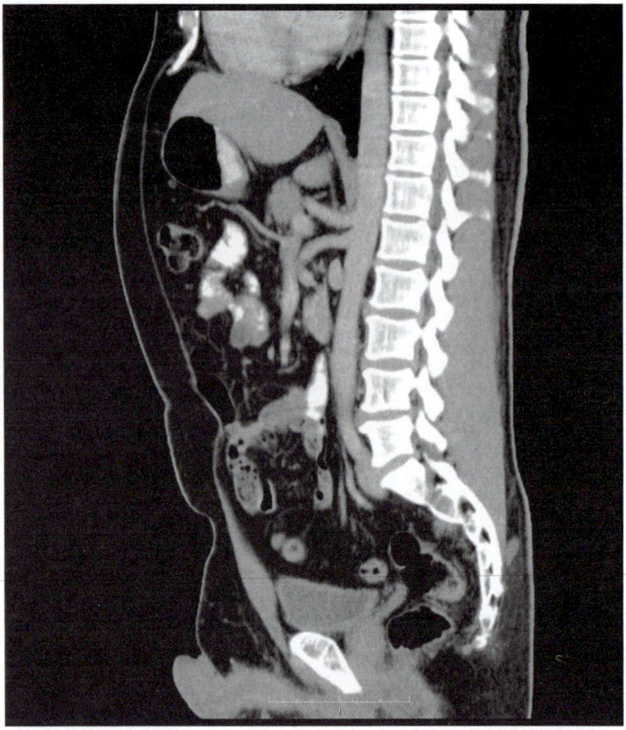

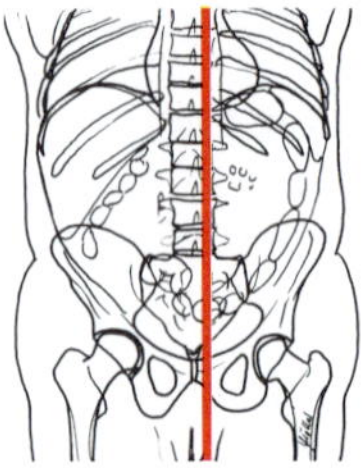

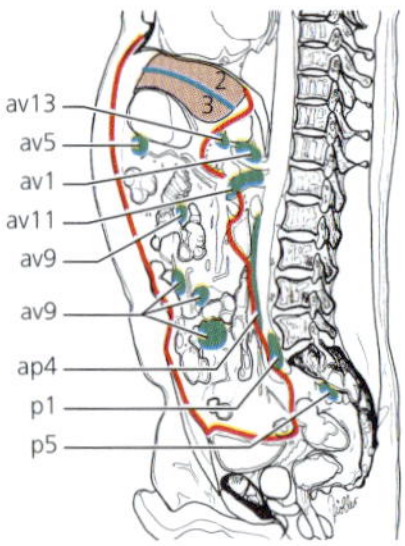

1 Esterno
2 Aorta descendente (torácica)
3 Coração
4 Processo espinhoso
5 Diafragma
6 Pulmão esquerdo
7 Fígado (lobo esquerdo)
8 Ligamento arqueado medial
9 Fígado (lobo caudado)
10 Tronco celíaco
11 Estômago
12 Artéria mesentérica superior ▶

• = Linfonodo (ver 3ª capa)
—— = Limites dos segmentos hepáticos
—— = Peritônio

Números indicam os segmentos hepáticos (ver 3ª capa)

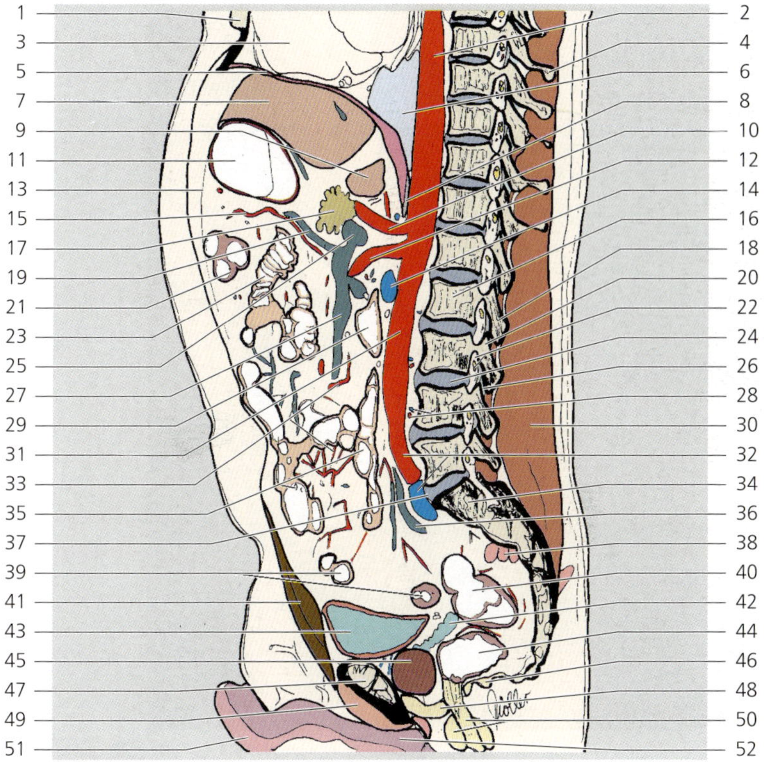

13 Omento maior
14 Veia renal direita
15 Artéria cólica média
16 Corpo vertebral lombar (L2)
17 Pâncreas
18 Processo articular inferior
19 Artéria gastromental direita
20 Processo articular superior
21 Cólon transverso
22 Forame intervertebral (neuroforame) com gânglio espinal
23 Jejuno
24 Disco intervertebral (L3–L4)
25 Veia porta
26 Articulação zigapofisária
27 Veia mesentérica superior
28 Artéria e veia lombares
29 Duodeno (parte horizontal)
30 Músculo eretor da espinha (trato medial)
31 Aorta abdominal
32 Artéria e veia ilíacas comuns
33 Artérias e veias ileais
34 Sacro
35 Íleo
36 Veia sigmóidea (da veia mesentérica inferior)
37 Promontório do sacro
38 Músculo piriforme
39 Cólon sigmoide
40 Reto
41 Músculo reto do abdome
42 Vesícula seminal
43 Bexiga urinária
44 Reto (ampola)
45 Próstata
46 Músculo levantador do ânus
47 Púbis
48 Músculo transverso profundo do períneo
49 Músculo pectíneo
50 Esfíncter anal
51 Corpo esponjoso
52 Corpo cavernoso

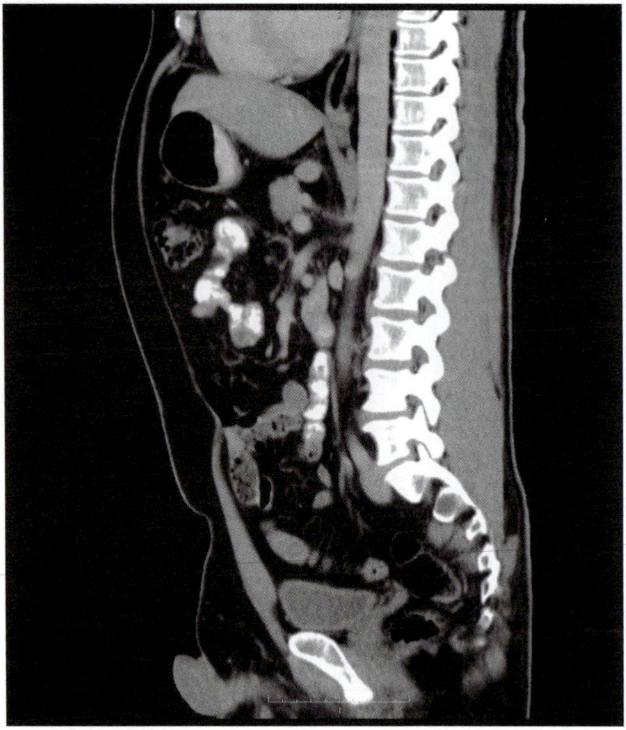

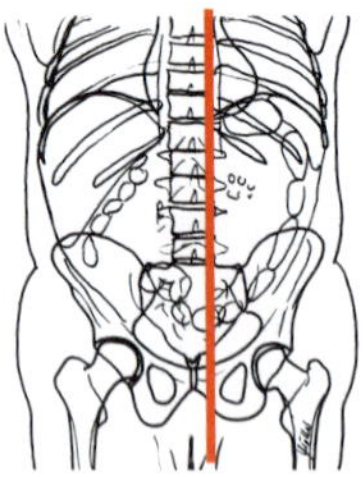

1 Processo xifoide
2 Músculo latíssimo do dorso
3 Diafragma
4 Articulação zigapofisária com processo articular inferior e superior
5 Fígado (lobo esquerdo)
6 Esôfago
7 Estômago ▶

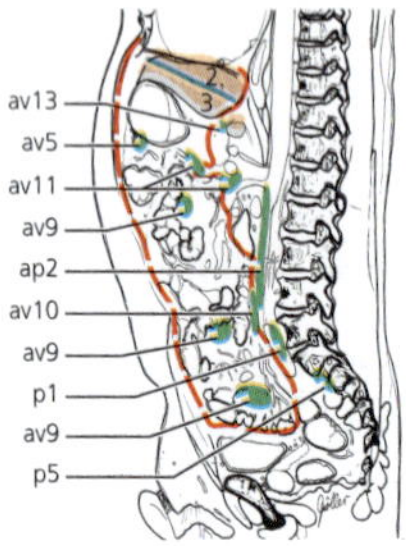

• = Linfonodo (ver 3ª capa)
—— = Limites dos segmentos hepáticos
—— = Peritônio

Números indicam os segmentos hepáticos (ver 3ª capa)

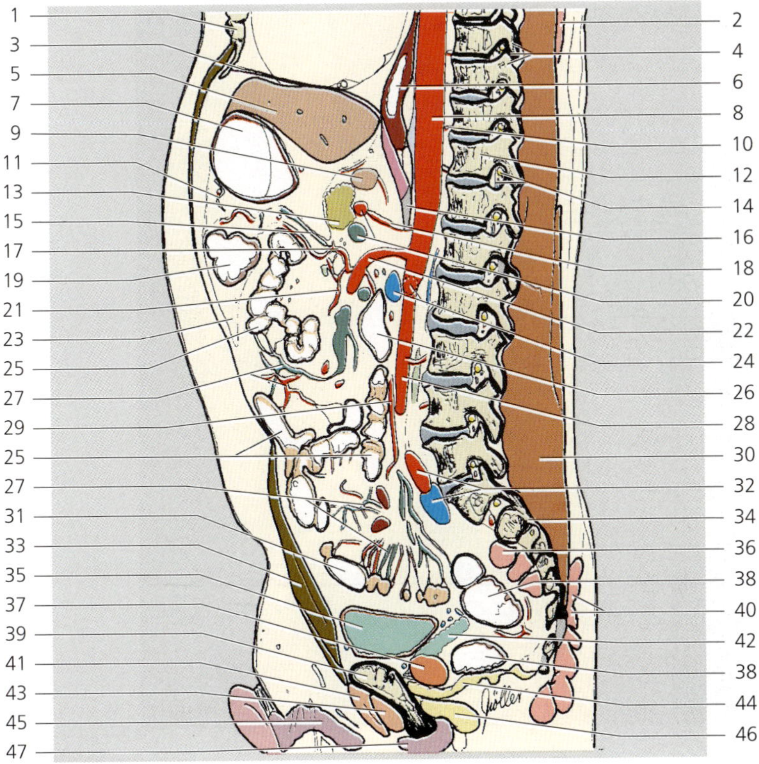

8 Aorta descendente (torácica)
9 Fígado (lobo caudado)
10 Artéria lombar
11 Artéria e veia gastromentais esquerdas
12 Corpo vertebral (T11)
13 Pâncreas
14 Forame intervertebral com gânglio espinal
15 Mesocólon transverso
16 Ligamento arqueado medial
17 Artéria cólica média
18 Tronco celíaco
19 Cólon transverso
20 Artéria e veia esplênicas
21 Artéria cólica direita
22 Artéria mesentérica superior
23 Omento maior
24 Artéria renal esquerda (origem) e veia renal esquerda
25 Jejuno e íleo
26 Duodeno (parte ascendente)
27 Artérias e veias jejunais
28 Aorta abdominal
29 Veia mesentérica inferior
30 Músculo eretor da espinha (trato medial)
31 Jejuno
32 Artéria e veia ilíacas comuns
33 Músculo reto do abdome
34 Sacro
35 Bexiga urinária
36 Músculo piriforme
37 Próstata
38 Reto
39 Púbis
40 Músculo glúteo máximo
41 Músculo adutor curto
42 Vesícula seminal
43 Músculo obturador externo
44 Músculo levantador do ânus
45 Corpo cavernoso
46 Músculo transverso profundo do períneo
47 Pênis (pilar)

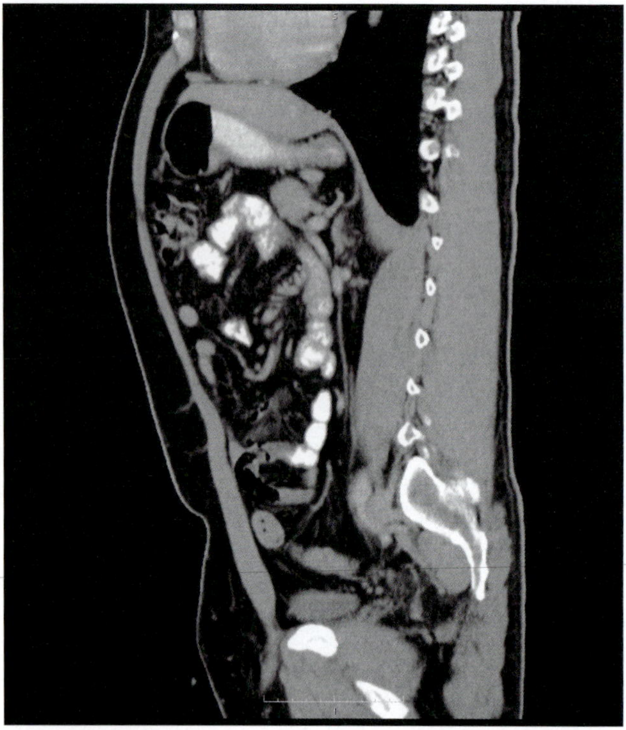

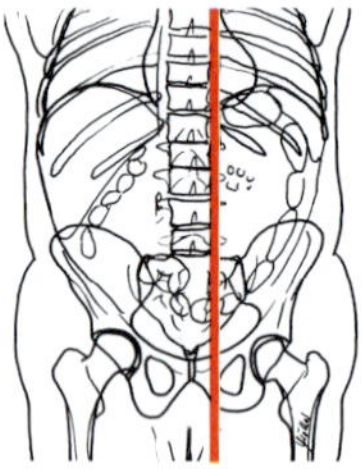

1 Coração
2 Músculo latíssimo do dorso
3 Costela 5 (cartilagem costal)
4 Pulmão esquerdo
5 Diafragma
6 Processo transverso
7 Músculo reto do abdome
8 Veia, artéria e nervo intercostais (posterior) ▶

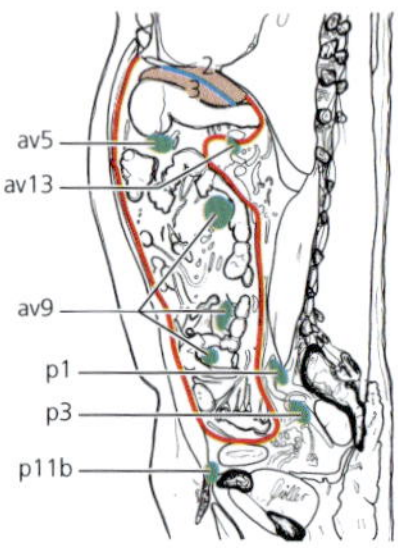

• = Linfonodo (ver 3ª capa)
—— = Limites dos segmentos hepáticos
—— = Peritônio

Números indicam os segmentos hepáticos (ver 3ª capa)

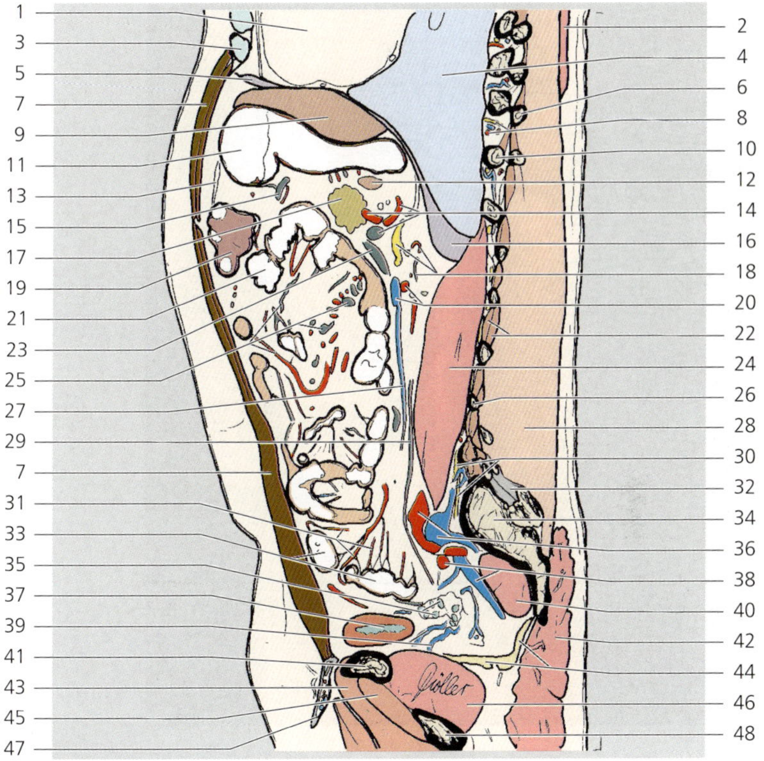

9 Fígado (lobo esquerdo)
10 Costela 9 (cabeça)
11 Estômago (corpo)
12 Fígado (lobo caudado)
13 Omento maior
14 Artéria e veia esplênicas
15 Artéria e veia gastromentais esquerdas
16 Diafragma (parte lombar)
17 Pâncreas
18 Glândula suprarrenal com artéria e veia suprarrenais
19 Cólon transverso
20 Artéria e veia renais esquerdas
21 Jejuno
22 Músculos intertransversários (parte do músculo eretor da espinha, trato medial) e ligamentos intertransversários
23 Veia mesentérica inferior
24 Músculo psoas
25 Artérias e veias jejunais e ileais
26 Processo costal
27 Veia testicular
28 Músculo eretor da espinha (trato lateral)
29 Ureter
30 Plexo sacral
31 Artérias ileais
32 Ligamento iliolombar
33 Íleo
34 Sacro
35 Vesícula seminal
36 Artéria e veia ilíacas comuns
37 Bexiga urinária
38 Artéria e veia ilíacas internas
39 Plexo venoso da bexiga
40 Músculo piriforme
41 Púbis (ramo)
42 Músculo glúteo máximo
43 Músculo pectíneo
44 Músculo levantador do ânus
45 Músculo obturador externo
46 Músculo obturador interno
47 Canal inguinal (cordão espermático)
48 Ísquio

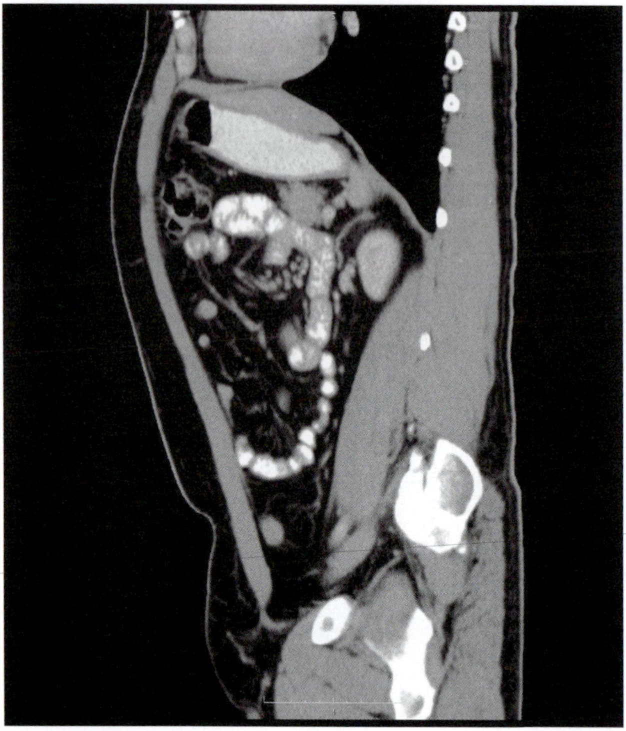

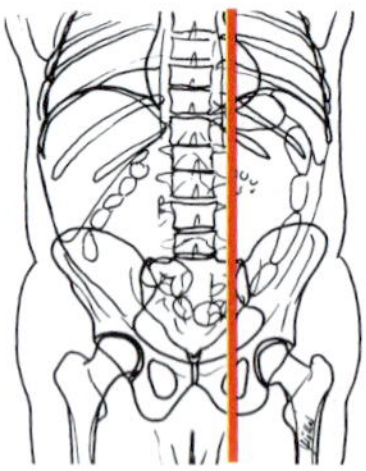

1 Costela 4 (cartilagem costal)
2 Músculo latíssimo do dorso
3 Coração
4 Músculos intercostais externo, interno e íntimo
5 Diafragma
6 Veia, artéria e nervo intercostais ▶

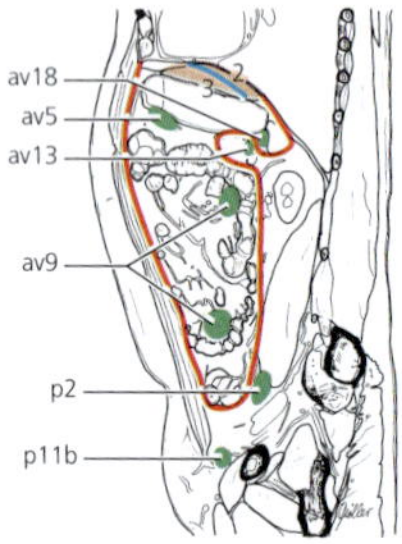

• = Linfonodo (ver 3ª capa)
—— = Limites dos segmentos hepáticos
—— = Peritônio

Números indicam os segmentos hepáticos (ver 3ª capa)

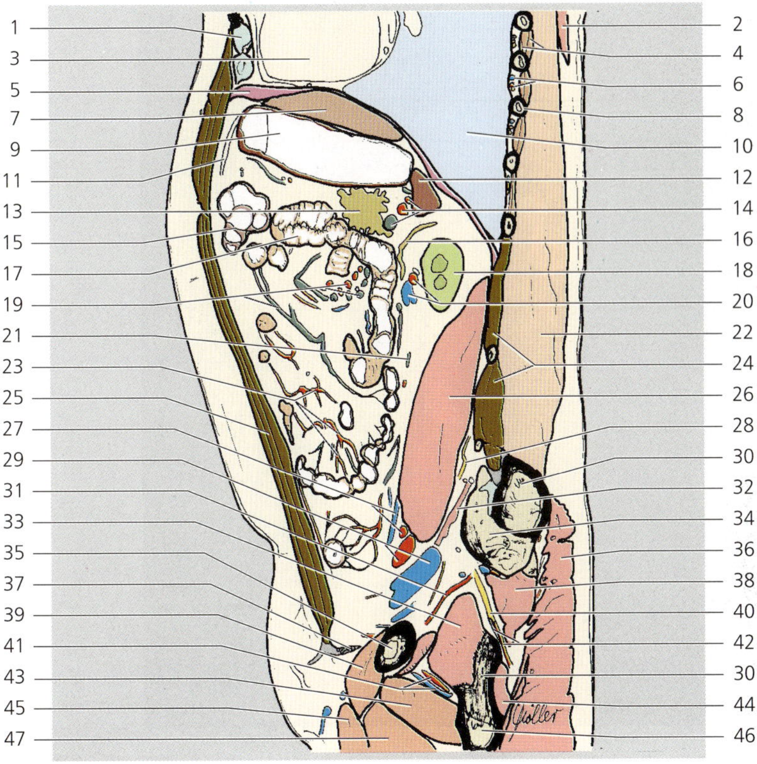

7 Fígado (lobo direito)
8 Costela 10
9 Estômago
10 Pulmão esquerdo
11 Omento maior
12 Baço
13 Pâncreas
14 Artéria e veia esplênicas
15 Cólon transverso
16 Glândula suprarrenal
17 Jejuno
18 Rim esquerdo
19 Artérias e veias jejunais
20 Artéria e veia renais esquerdas
21 Ureter
22 Músculo eretor da espinha (trato lateral)
23 Artérias e veias jejunais e ileais
24 Músculo quadrado do lombo
25 Músculo reto do abdome
26 Músculo psoas
27 Artéria e veia testiculares
28 Plexo sacral
29 Artéria e veia ilíacas externas
30 Ílio
31 Artéria vesical inferior
32 Músculo ilíaco
33 Músculo obturador interno
34 Sacro
35 Púbis
36 Músculo glúteo máximo
37 Canal inguinal (cordão espermático)
38 Músculo piriforme
39 Músculo pectíneo
40 Nervo isquiático
41 Artéria e veia obturatórias
42 Artéria e veia glúteas inferiores
43 Músculo obturador externo
44 Músculos gêmeos e obturador interno
45 Músculo adutor longo
46 Túber isquiático
47 Músculo adutor magno

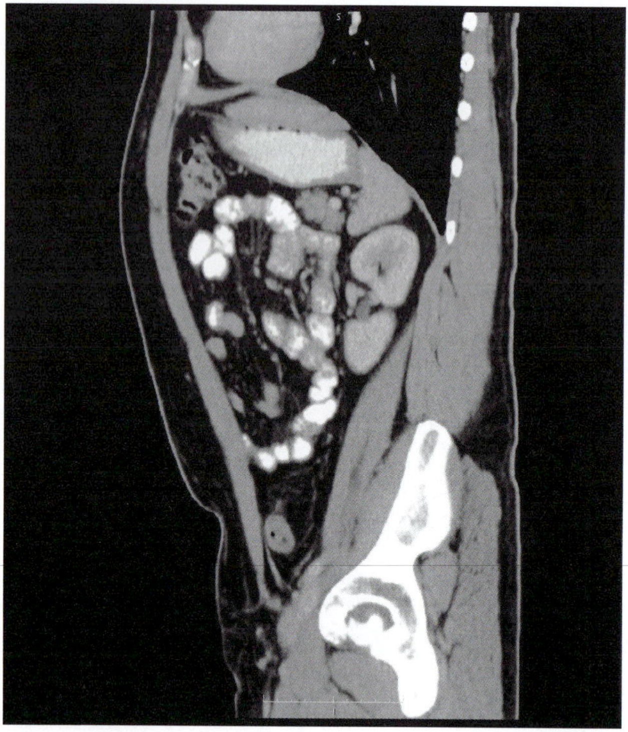

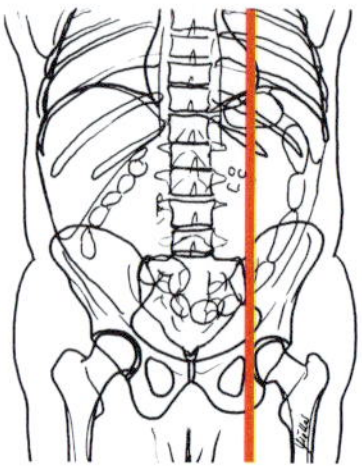

1 Coração
2 Músculo latíssimo do dorso
3 Costela 8 (cartilagem costal)
4 Músculos intercostais externo, interno e íntimo
5 Diafragma
6 Costela 9

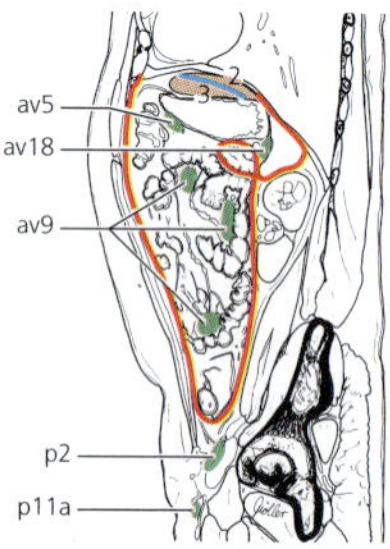

• = Linfonodo (ver 3ª capa)
—— = Limites dos segmentos hepáticos
—— = Peritônio

Números indicam os segmentos hepáticos (ver 3ª capa)

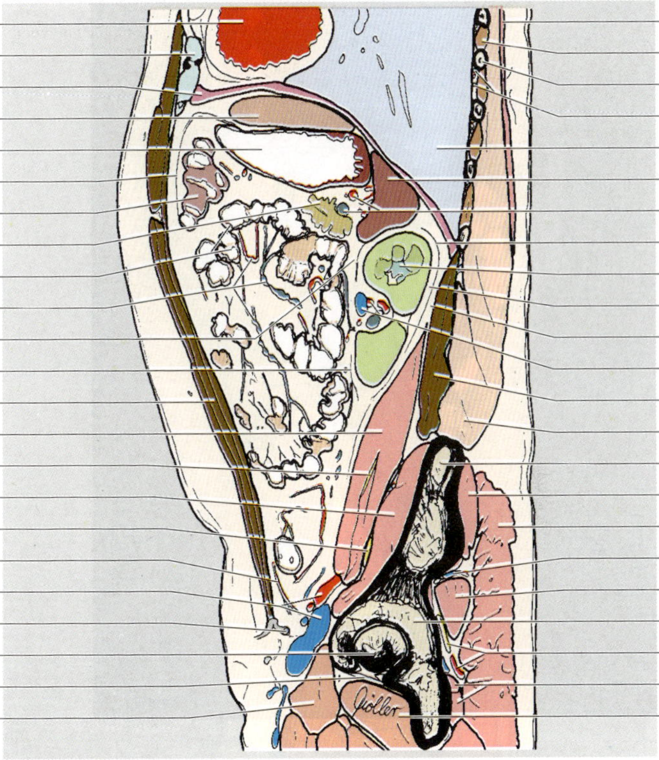

7 Fígado (lobo esquerdo)
8 Veia, artéria e nervo intercostais
9 Estômago
10 Pulmão esquerdo
11 Omento maior
12 Baço
13 Cólon transverso
14 Artéria e veia esplênicas
15 Pâncreas
16 Fáscia renal posterior
17 Jejuno
18 Rim esquerdo (cálice renal)
19 Artérias e veias jejunais e ileais
20 Espaço perirrenal posterior
21 Espaço pararrenal anterior
22 Espaço pararrenal posterior
23 Fáscia renal anterior
24 Artéria e veia renais esquerdas
25 Músculo reto do abdome
26 Músculo quadrado do lombo
27 Músculo psoas
28 Músculo eretor da espinha (trato lateral)
29 Nervo genitofemoral
30 Crista ilíaca
31 Músculo ilíaco
32 Músculo glúteo médio
33 Nervo femoral
34 Músculo glúteo máximo
35 Artéria e veia epigástricas inferiores
36 Artéria e veia glúteas superiores
37 Artéria e veia ilíacas externas
38 Músculo piriforme
39 Canal inguinal (cordão espermático)
40 Teto do acetábulo
41 Fêmur (cabeça)
42 Artéria, veia e nervo glúteos inferiores
43 Articulação do quadril
44 Músculos gêmeos e obturador interno
45 Músculo pectíneo
46 Músculo obturador externo

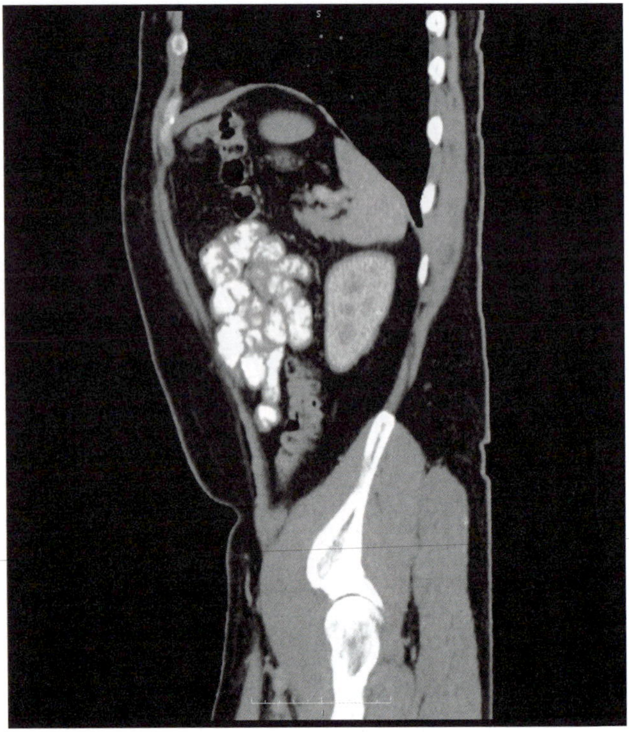

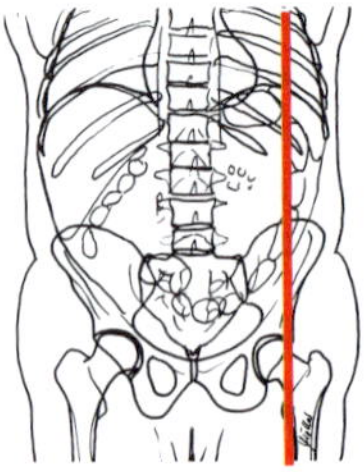

1 Pulmão esquerdo
2 Costela 8
3 Fígado (lobo esquerdo)
4 Músculo latíssimo do dorso
5 Diafragma
6 Músculos intercostais externo, interno e íntimo
7 Costela 8 (cartilagem costal) ▶

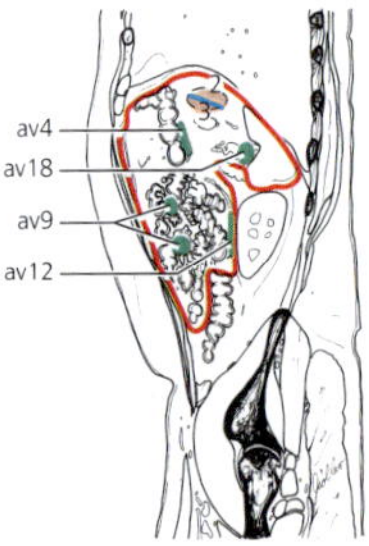

• = Linfonodo (ver 3ª capa)
—— = Limites dos segmentos hepáticos
—— = Peritônio

Números indicam os segmentos hepáticos (ver 3ª capa)

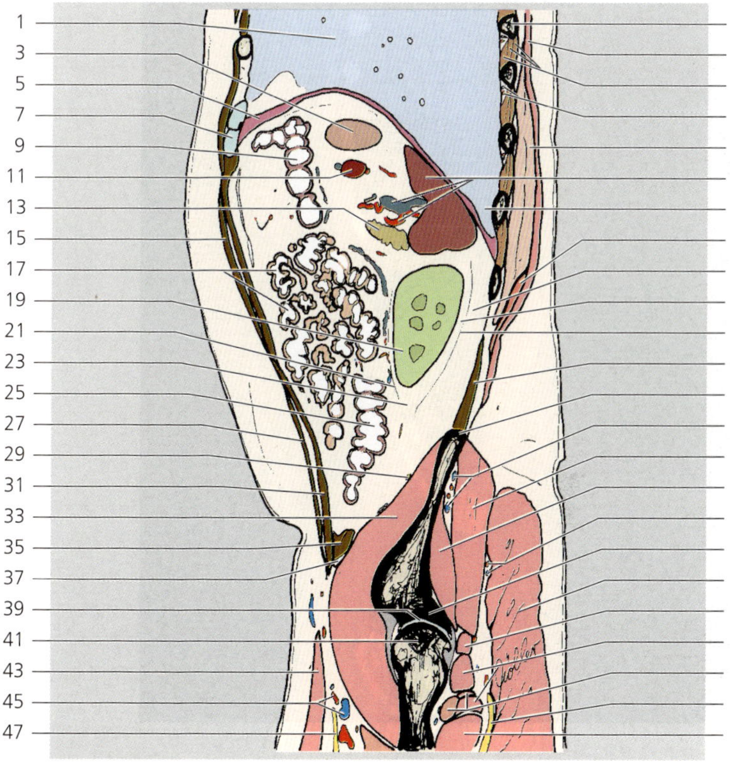

8 Veia, artéria e nervo intercostais
9 Cólon (flexura esquerda)
10 Músculo eretor da espinha (trato lateral)
11 Estômago (fundo)
12 Baço com artéria e veia esplênicas
13 Pâncreas (cauda)
14 Recesso costodiafragmático
15 Músculo reto do abdome
16 Músculo serrátil posterior inferior
17 Jejuno
18 Espaço pararrenal posterior
19 Rim esquerdo
20 Espaço perirrenal posterior
21 Fáscia renal anterior
22 Fáscia renal posterior
23 Espaço retroperitoneal infrarrenal
24 Músculo quadrado do lombo
25 Cólon descendente
26 Crista ilíaca
27 Aponeurose oblíqua externa
28 Artéria e veia glúteas superiores (ramo profundo)
29 Nervo cutâneo femoral lateral
30 Músculo glúteo médio
31 Músculo oblíquo interno
32 Músculo glúteo mínimo
33 Músculo ilíaco
34 Artéria, veia e nervo glúteos superiores
35 Músculo transverso do abdome
36 Teto do acetábulo
37 Ligamento inguinal
38 Músculo glúteo máximo
39 Articulação do quadril
40 Músculo piriforme
41 Fêmur (cabeça)
42 Músculos gêmeos superior e inferior
43 Músculo sartório
44 Músculos obturadores externo e interno
45 Artéria e veia femorais circunflexas laterais
46 Nervo isquiático
47 Nervo femoral
48 Músculo quadrado femoral

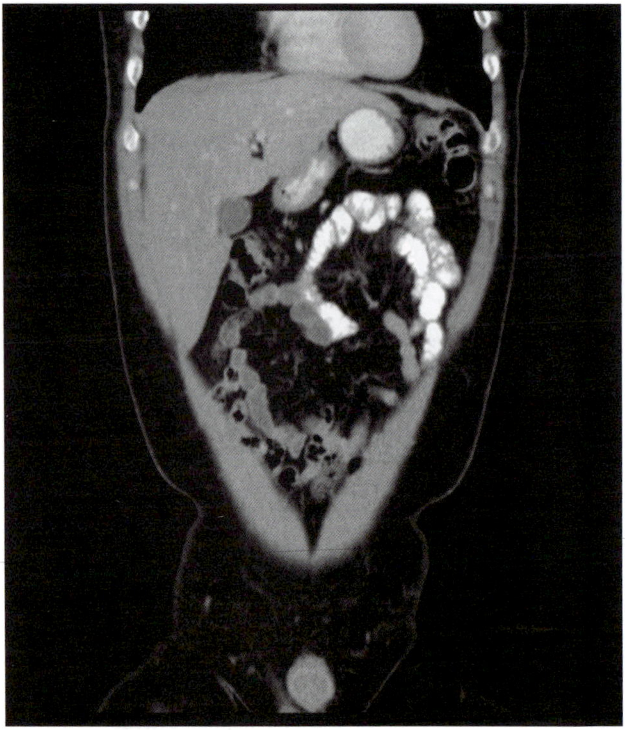

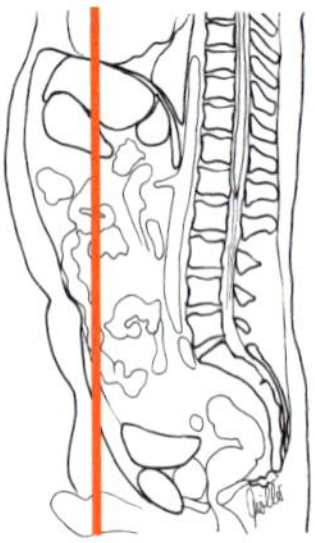

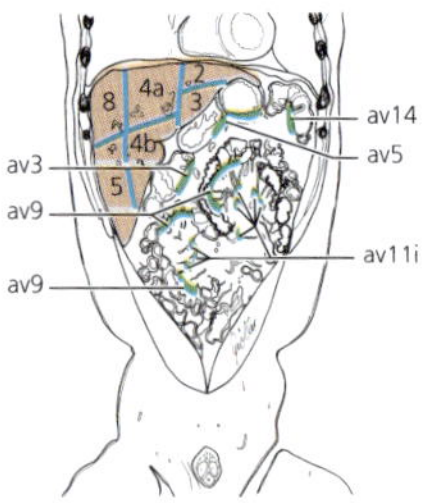

• = Linfonodo (ver 3ª capa)
—— = Limites dos segmentos hepáticos

Números indicam os segmentos hepáticos (ver 3ª capa)

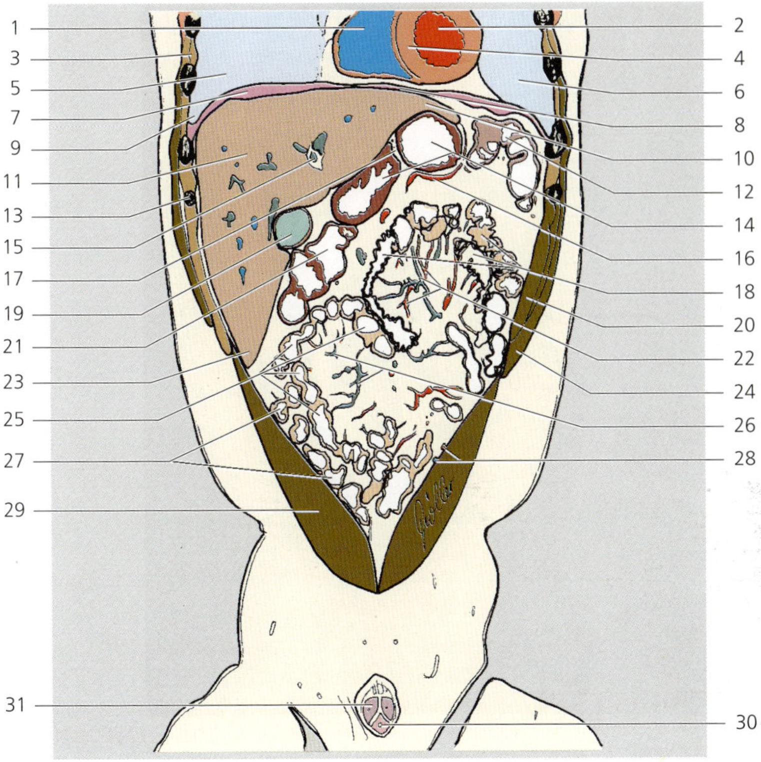

1 Ventrículo direito
2 Ventrículo esquerdo
3 Músculos intercostais externo e interno
4 Septo interventricular
5 Pulmão direito
6 Pulmão esquerdo
7 Diafragma
8 Diafragma (tendão central)
9 Recesso costodiafragmático
10 Fígado (lobo esquerdo)
11 Fígado (lobo direito)
12 Cólon (flexura esquerda)
13 Costela 9
14 Estômago (corpo)
15 Veia porta esquerda (ramo)
16 Artéria gastroepiploica direita
17 Bolsa omental
18 Jejuno
19 Vesícula biliar
20 Músculo oblíquo interno
21 Cólon transverso
22 Artérias (e veias) jejunais
23 Fígado (extremidade inferior)
24 Músculo oblíquo externo
25 Íleo
26 Veias (e artérias) ileais
27 Cólon ascendente
28 Artéria e veia epigástricas inferiores
29 Músculo reto do abdome
30 Corpo esponjoso
31 Corpo cavernoso

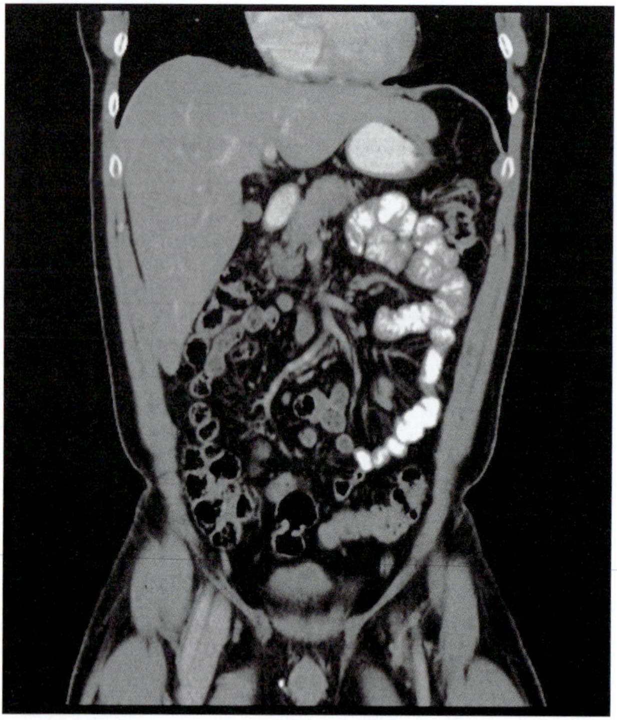

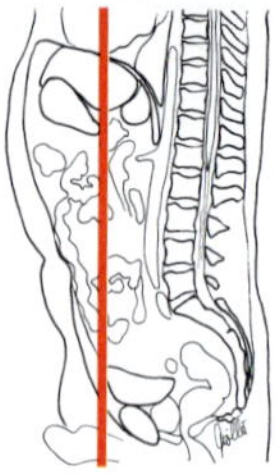

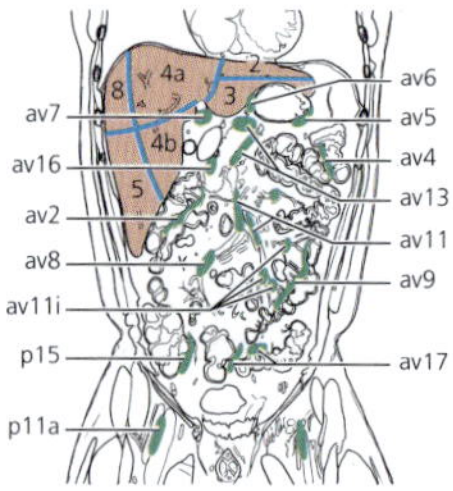

1 Ventrículo direito
2 Ventrículo esquerdo
3 Costela 7
4 Músculo serrátil anterior
5 Diafragma
6 Pulmão esquerdo
7 Recesso costodiafragmático ▶

• = Linfonodo (ver 3ª capa)
—— = Limites dos segmentos hepáticos

Números indicam os segmentos hepáticos (ver 3ª capa)

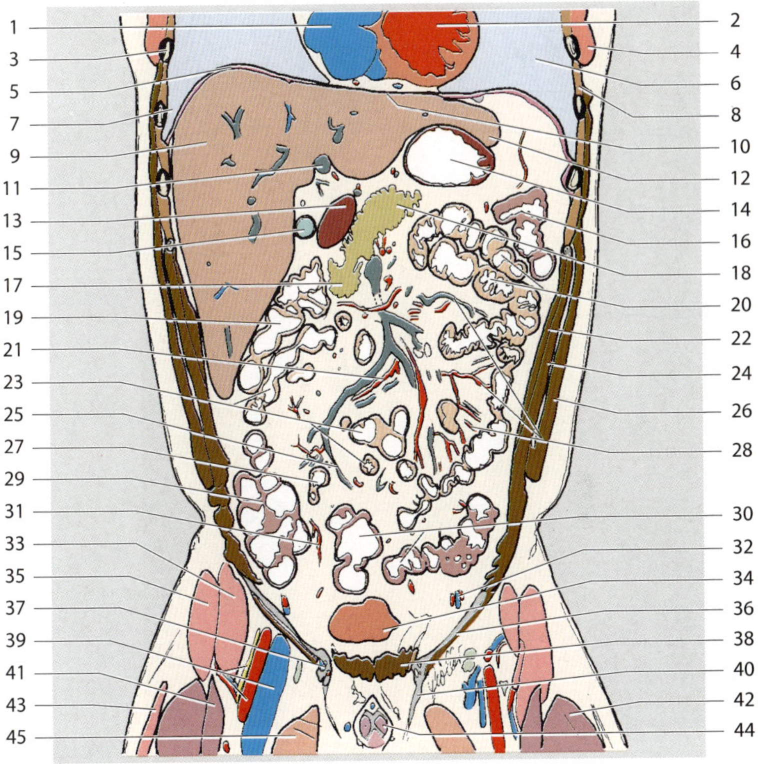

8 Músculos intercostais externo e interno
9 Fígado (lobo direito)
10 Diafragma (tendão central)
11 Veia porta esquerda
12 Fígado (lobo esquerdo)
13 Estômago (antro)
14 Estômago (corpo)
15 Vesícula biliar
16 Cólon (flexura esquerda)
17 Pâncreas (cabeça)
18 Pâncreas (corpo)
19 Cólon ascendente
20 Jejuno
21 Artéria ileocólica
22 Músculo transverso do abdome
23 Íleo
24 Músculo oblíquo interno
25 Artérias (e veias) ileais
26 Músculo oblíquo externo
27 Íleo terminal
28 Artérias e veias jejunais e ileais
29 Ceco
30 Cólon sigmoide
31 Artéria apendicular
32 Artéria e veia epigástricas inferiores
33 Músculo iliopsoas
34 Bexiga urinária
35 Músculo sartório
36 Ligamento inguinal
37 Anel inguinal externo com cordão espermático
38 Músculo reto do abdome
39 Artéria, veia e nervo femorais
40 Cordão espermático
41 Músculo reto femoral
42 Músculo vasto lateral
43 Músculo tensor da fáscia lata
44 Corpo cavernoso
45 Músculo adutor longo

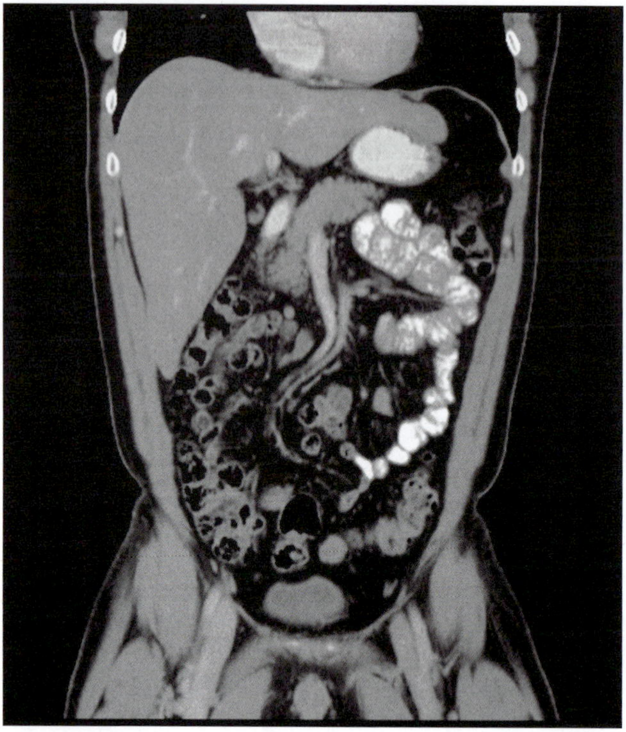

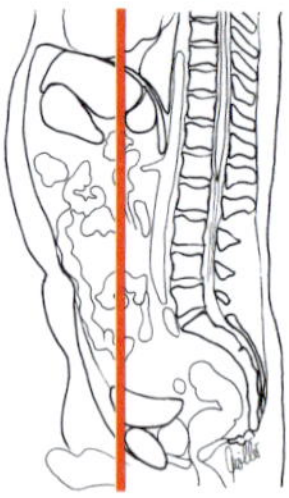

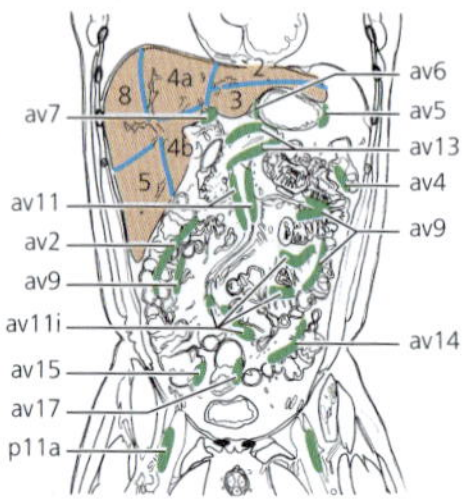

1 Pulmão direito
2 Músculo serrátil anterior
3 Diafragma
4 Ventrículo esquerdo
5 Diafragma (tendão central)
6 Recesso costomediastinal
7 Fígado (lobo direito)
8 Fígado (lobo esquerdo)
9 Veia porta esquerda ▶

• = Linfonodo (ver 3ª capa)
—— = Limites dos segmentos hepáticos

Números indicam os segmentos hepáticos (ver 3ª capa)

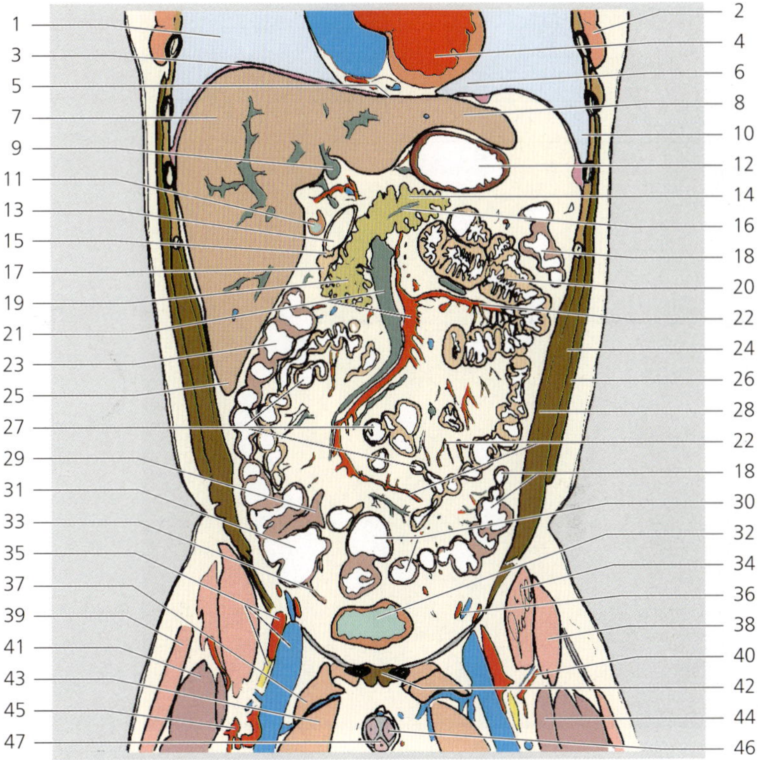

10 Recesso costodiafragmático
11 Vesícula biliar
12 Estômago (corpo)
13 Estômago (piloro)
14 Pâncreas (corpo)
15 Estômago (antro)
16 Ducto pancreático
17 Duodeno (bulbo)
18 Cólon descendente
19 Pâncreas (cabeça)
20 Jejuno
21 Artéria e veia mesentéricas superiores
22 Artérias e veias jejunais e ileais
23 Cólon ascendente
24 Músculo oblíquo interno
25 Fígado (extremidade inferior)
26 Músculo oblíquo interno
27 Íleo
28 Músculo transverso do abdome
29 Íleo terminal
30 Cólon sigmoide
31 Ceco
32 Bexiga urinária
33 Apêndice
34 Músculo iliopsoas
35 Artéria, veia e nervo femorais
36 Artéria e veia epigástricas inferiores
37 Músculo pectíneo
38 Músculo sartório
39 Músculo tensor da fáscia lata
40 Artéria e veia femorais circunflexas laterais
41 Músculo vasto lateral
42 Púbis e sínfise púbica
43 Músculo adutor longo
44 Músculo reto femoral
45 Artéria femoral profunda
46 Corpo cavernoso
47 Corpo esponjoso

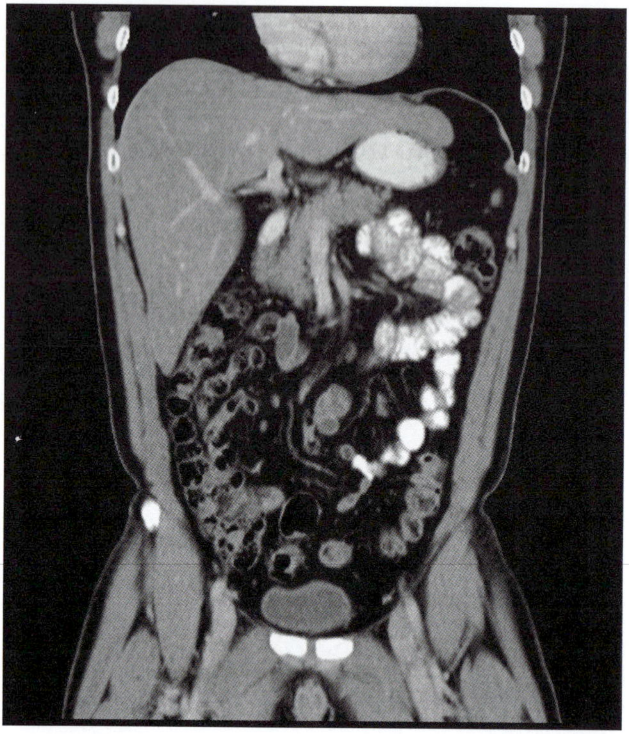

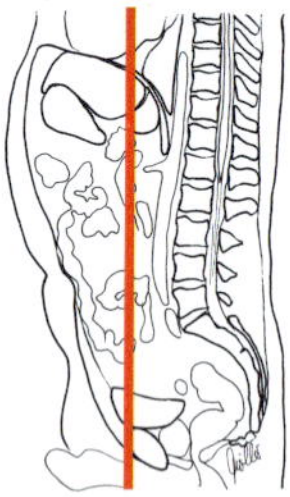

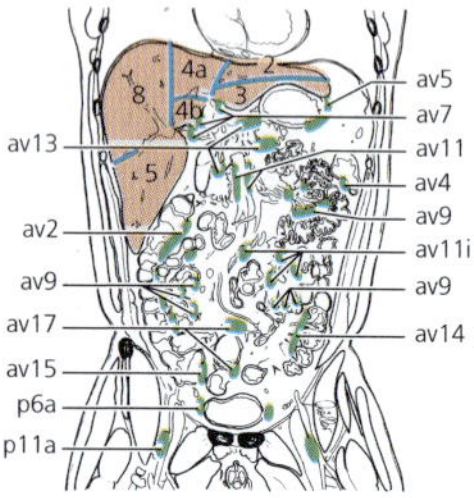

1 Coração (ventrículo direito)
2 Músculo serrátil anterior
3 Pulmão direito
4 Ventrículo esquerdo e tendão central do diafragma
5 Fígado (lobo direito)
6 Recesso costomediastinal
7 Veia porta
8 Diafragma
9 Artéria hepática propriamente dita ▶

• = Linfonodo (ver 3ª capa)
—— = Limites dos segmentos hepáticos

Números indicam os segmentos hepáticos (ver 3ª capa)

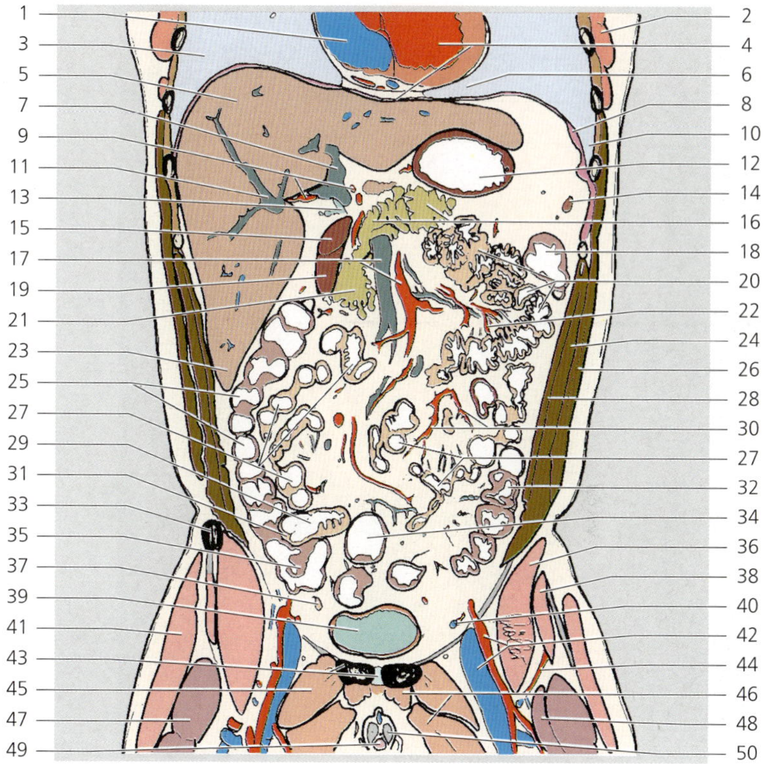

10 Recesso costodiafragmático
11 Veia porta esquerda
12 Estômago (corpo)
13 Ducto colédoco
14 Baço
15 Estômago (piloro)
16 Corpo do pâncreas e ducto pancreático
17 Artéria e veia mesentérica superior
18 Cólon descendente
19 Duodeno (bulbo)
20 Jejuno
21 Pâncreas (cabeça)
22 Artérias jejunais (arcadas)
23 Fígado (extremidade inferior)
24 Músculo oblíquo interno
25 Cólon ascendente
26 Músculo oblíquo externo
27 Íleo
28 Músculo transverso do abdome
29 Íleo terminal
30 Artérias ileais (arcadas)
31 Válvula ileocecal
32 Cólon descendente
33 Espinha ilíaca anterossuperior
34 Cólon sigmoide
35 Ceco
36 Músculo iliopsoas
37 Apêndice
38 Músculo sartório
39 Bexiga urinária
40 Artéria e veia epigástricas inferiores
41 Músculo tensor da fáscia lata
42 Artéria e veia femorais
43 Púbis e sínfise púbica
44 Artéria e veia femorais circunflexas laterais
45 Músculo pectíneo
46 Músculo adutor longo
47 Músculo vasto lateral
48 Músculo reto femoral
49 Corpo esponjoso
50 Corpo cavernoso

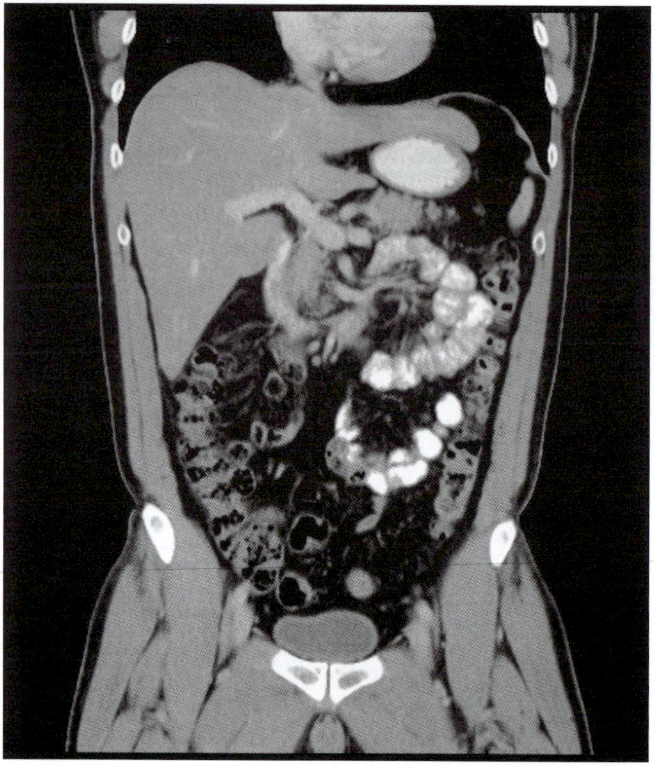

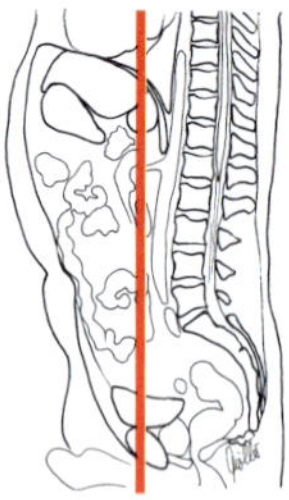

1 Músculo serrátil anterior
2 Coração (ventrículo esquerdo)
3 Diafragma
4 Músculo latíssimo do dorso
5 Diafragma (tendão central)
6 Pulmão esquerdo
7 Recesso costodiafragmático
8 Recesso costomediastinal ▶

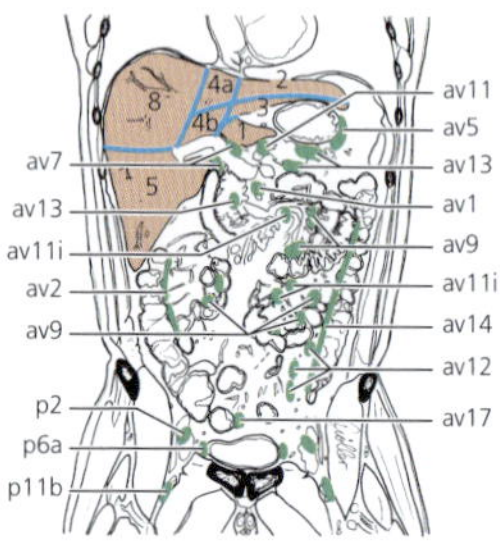

• = Linfonodo (ver 3ª capa)
—— = Limites dos segmentos hepáticos

Números indicam os segmentos hepáticos (ver 3ª capa)

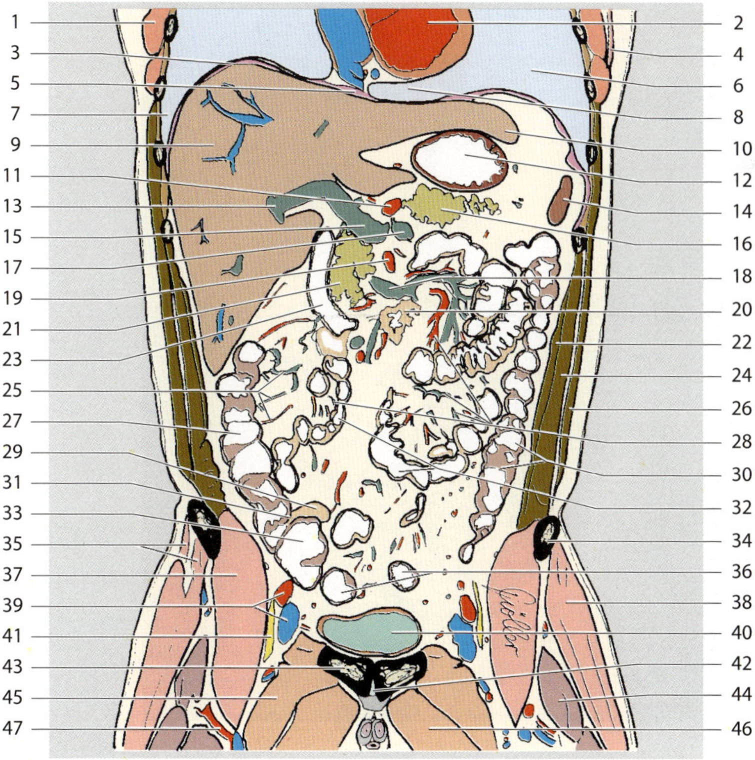

9 Fígado (lobo direito)
10 Fígado (lobo esquerdo)
11 Tronco celíaco
12 Estômago (corpo)
13 Veia pulmonar direita
14 Baço
15 Veia porta
16 Pâncreas (corpo)
17 Veia esplênica
18 Veias jejunais
19 Artéria e veia mesentéricas superiores
20 Duodeno (parte horizontal)
21 Pâncreas (cabeça)
22 Músculo transverso do abdome
23 Duodeno (parte descendente e alça em C)
24 Músculo oblíquo interno
25 Artéria e veia cólicas direitas
26 Músculo oblíquo externo
27 Cólon ascendente
28 Artérias e veias jejunais e ileais
29 Íleo terminal
30 Cólon descendente
31 Válvula ileocecal
32 Íleo
33 Ceco
34 Espinha ilíaca anterossuperior
35 Músculo glúteo médio
36 Cólon sigmoide
37 Músculo iliopsoas
38 Músculo tensor da fáscia lata
39 Artéria e veia ilíacas externas
40 Bexiga urinária
41 Nervo femoral
42 Sínfise púbica
43 Púbis
44 Músculo vasto lateral
45 Músculo pectíneo
46 Músculo adutor longo
47 Artéria femoral profunda

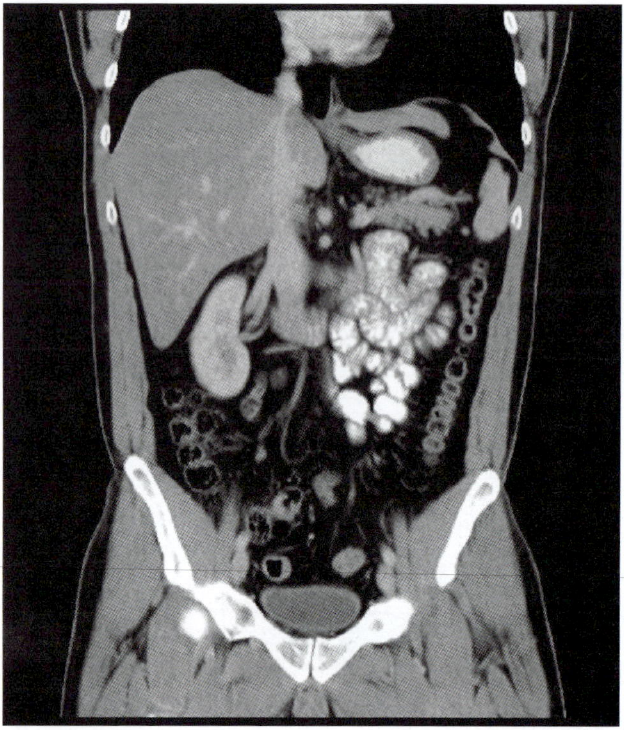

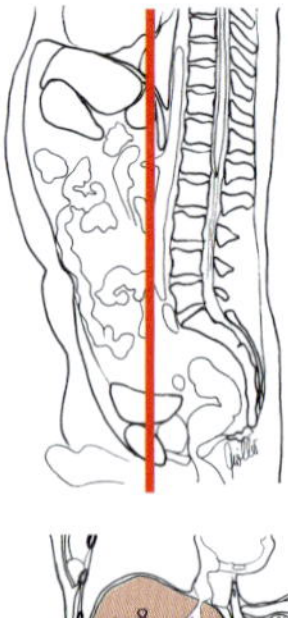

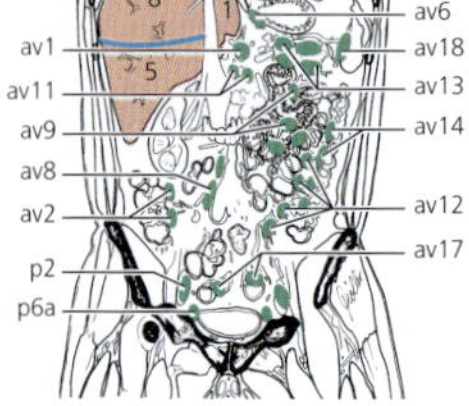

1 Pulmão direito
2 Músculo serrátil anterior
3 Diafragma
4 Recesso costomediastinal
5 Átrio direito
6 Esôfago
7 Recesso costodiafragmático
8 Fígado (lobo esquerdo)
9 Diafragma (parte lombar)
10 Junção gastroesofágica
11 Fígado (lobo caudado)
12 Estômago (cárdia)
13 Fígado (lobo direito)
14 Artéria e veia esplênicas
15 Tronco celíaco
16 Baço
17 Artéria e veia mesentéricas superiores ▶

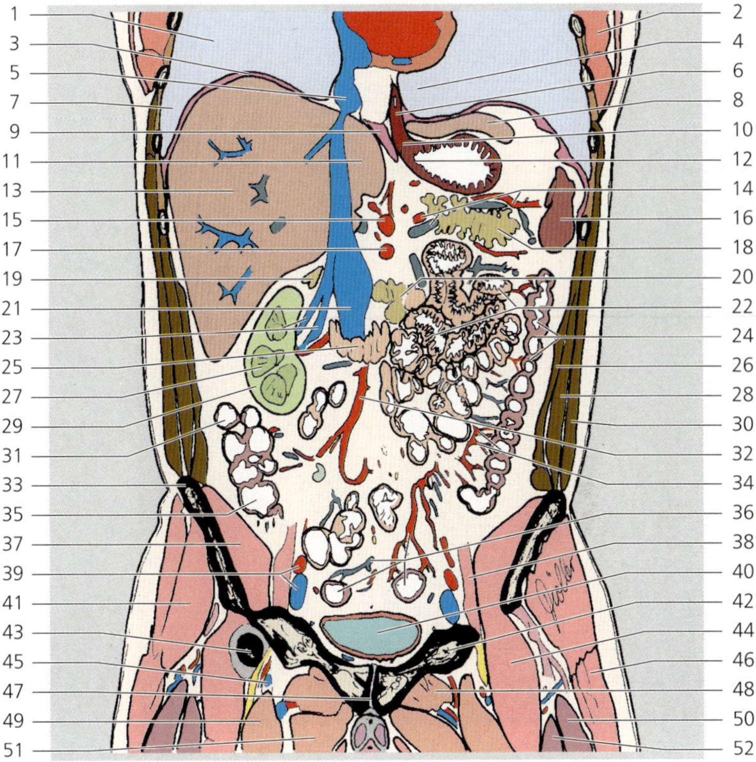

18 Pâncreas
19 Glândula suprarrenal direita
20 Pâncreas (processo uncinado)
21 Veia cava inferior
22 Jejuno
23 Veia renal esquerda
24 Cólon descendente
25 Duodeno (parte horizontal)
26 Músculo transverso do abdome
27 Rim direito (cálice renal)
28 Músculo oblíquo interno
29 Rim direito (córtex renal)
30 Músculo oblíquo externo
31 Cólon ascendente
32 Artéria ileocólica
33 Espinha ilíaca anterossuperior
34 Artéria e veia cólicas esquerdas
35 Ceco
36 Cólon sigmoide com artérias e veias sigmóideas
37 Músculo ilíaco
38 Músculo psoas
39 Artéria e veia ilíacas externas
40 Bexiga urinária
41 Músculo glúteo médio
42 Púbis (ramo superior)
43 Fêmur (cabeça)
44 Músculo iliopsoas
45 Artéria e veia femorais circunflexas mediais
46 Músculo tensor da fáscia lata
47 Sínfise púbica
48 Músculo obturador externo
49 Músculo pectíneo
50 Músculo vasto lateral
51 Músculo adutor curto
52 Músculo vasto intermédio

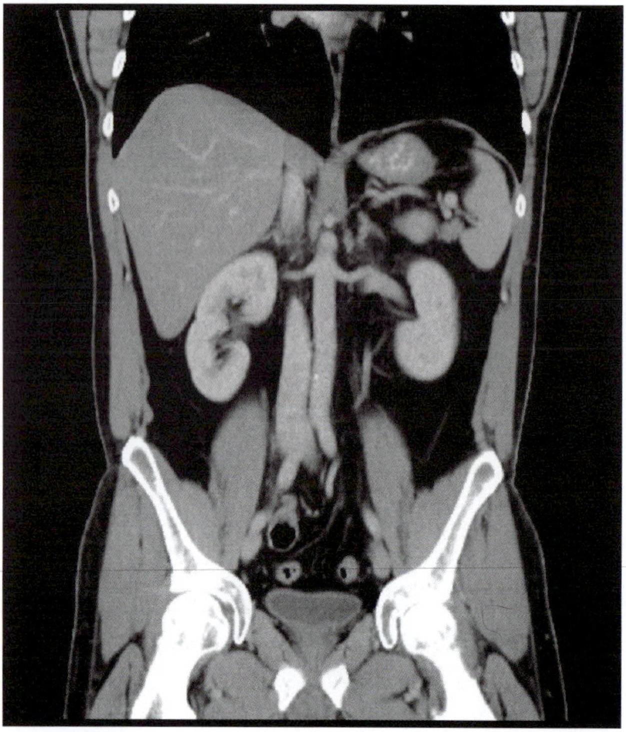

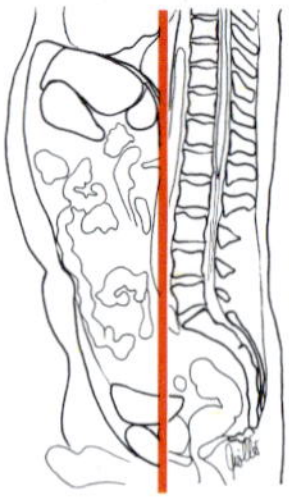

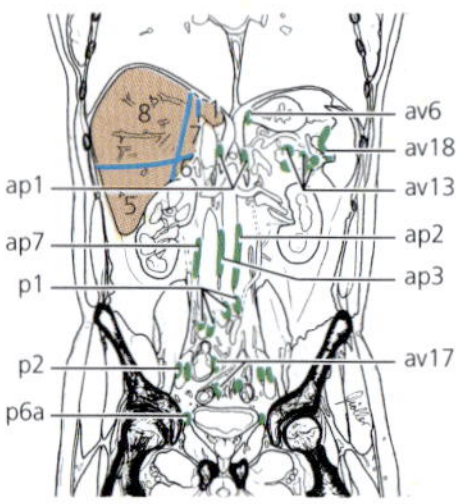

1 Músculo serrátil anterior
2 Esôfago
3 Músculo latíssimo do dorso
4 Pulmão esquerdo
5 Diafragma
6 Estômago (fundo)
7 Recesso costodiafragmático
8 Baço com artéria e veia esplênicas
9 Fígado (lobo direito)
10 Glândula suprarrenal esquerda
11 Diafragma (parte lombar)
12 Pâncreas (cauda)
13 Veia cava inferior
14 Artéria e veia renais esquerdas
15 Tronco celíaco
16 Rim esquerdo (córtex renal)
17 Rim direito, polo superior e artéria renal direita
18 Aorta abdominal e veia cava inferior ▶

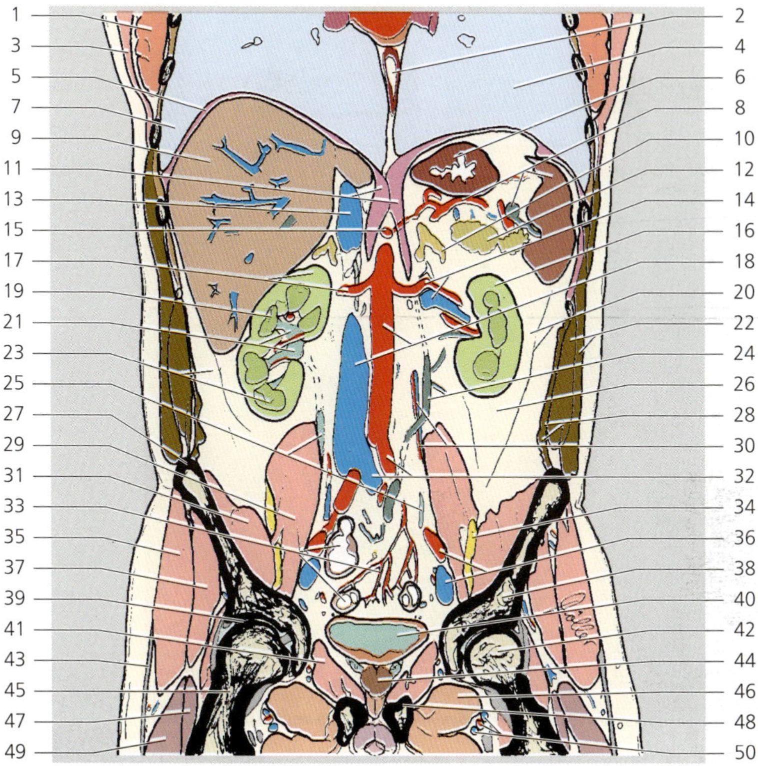

19 Rim direito (cálice renal)
20 Fáscia renal e espaço perirrenal lateral (cápsula adiposa)
21 Pelve renal
22 Músculos oblíquos interno e externo
23 Rim, polo superior e espaço pararrenal lateral
24 Veia mesentérica inferior
25 Ureter
26 Espaço infrarrenal
27 Espinha ilíaca anterossuperior
28 Músculo transverso do abdome
29 Músculo psoas
30 Artéria e veia testiculares (esquerda)
31 Músculo ilíaco
32 Artéria e veia ilíacas comuns (esquerda)
33 Cólon sigmoide e artérias (e veias) sigmóideas
34 Nervo femoral
35 Músculo glúteo médio
36 Artéria e veia ilíacas externas (esquerda)
37 Músculo glúteo mínimo
38 Teto do acetábulo
39 Articulação do quadril
40 Bexiga urinária
41 Músculo obturador interno
42 Fêmur (cabeça)
43 Trato iliotibial
44 Próstata
45 Fêmur (colo)
46 Músculo obturador externo
47 Músculo vasto intermédio
48 Púbis (ramo)
49 Músculo vasto lateral
50 Artéria e veia femorais circunflexas mediais

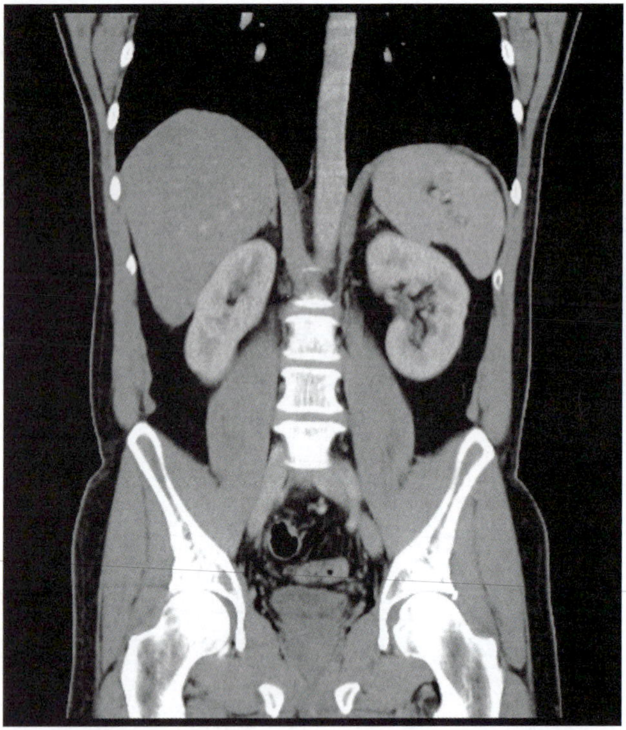

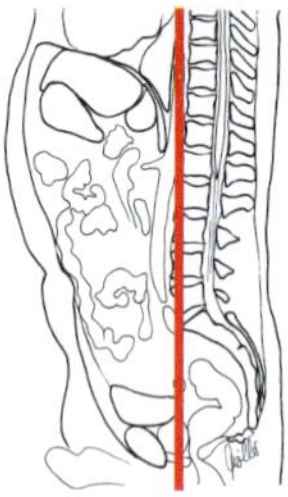

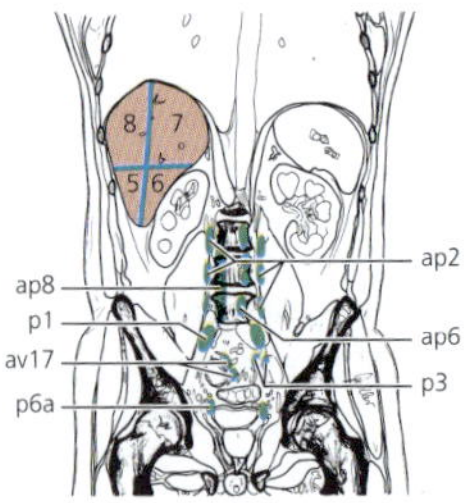

1 Músculo latíssimo do dorso
2 Pulmão esquerdo
3 Músculo serrátil anterior
4 Aorta torácica (descendente)
5 Pulmão direito
6 Diafragma
7 Recesso costodiafragmático
8 Baço
9 Fígado (lobo direito)
10 Glândula suprarrenal esquerda
11 Rim direito (polo superior)
12 Diafragma (parte lombar)
13 Rim direito (córtex renal)
14 Rim esquerdo (cálice renal)
15 Cisterna do quilo
16 Ligamento arqueado medial
17 Músculo transverso do abdome ▶

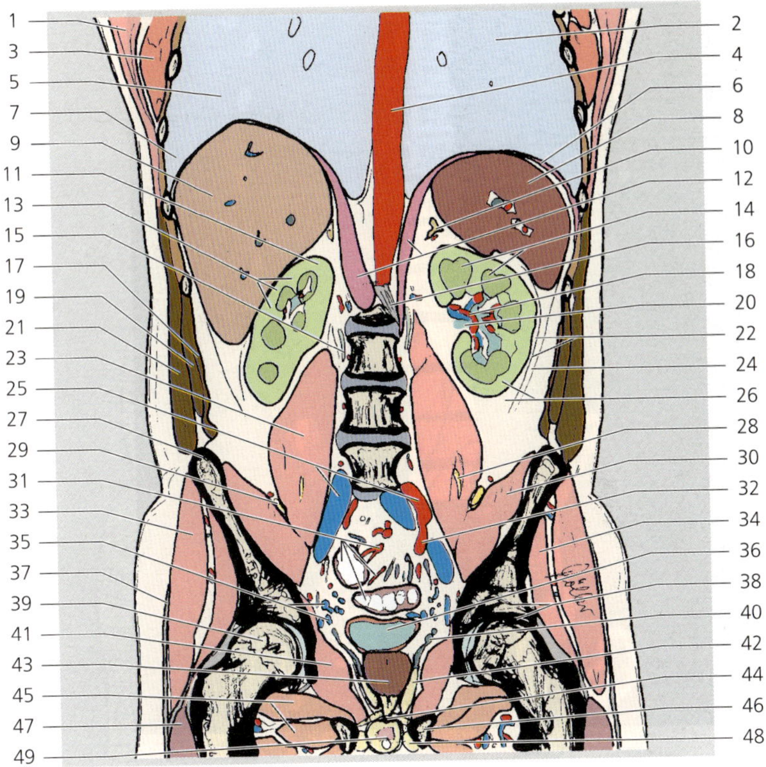

18 Artéria renal esquerda
19 Músculo oblíquo interno
20 Pelve renal (hilo renal)
21 Músculo oblíquo externo
22 Fáscia renal e espaço perirrenal lateral (cápsula adiposa)
23 Músculo psoas
24 Espaço perirrenal lateral
25 Artéria e veia ilíacas comuns
26 Rim, polo inferior e espaço perirrenal
27 Crista ilíaca
28 Nervo genitofemoral lateral
29 Nervo femoral
30 Músculo ilíaco
31 Cólon sigmoide e artérias (e veias) sigmóideas
32 Artéria e veia ilíacas internas (esquerdas)
33 Músculo glúteo médio
34 Músculo glúteo mínimo
35 Artéria e veia obturatórias
36 Bexiga urinária
37 Trato iliotibial
38 Articulação do quadril e teto do acetábulo
39 Fêmur (cabeça)
40 Ductos ejaculatório e deferente
41 Músculo obturador interno
42 Músculo levantador do ânus
43 Próstata
44 Músculo transverso profundo do períneo
45 Músculo obturador externo
46 Púbis (ramo)
47 Músculo vasto lateral
48 Músculo isquiocavernoso
49 Corpo esponjoso (bulbo)

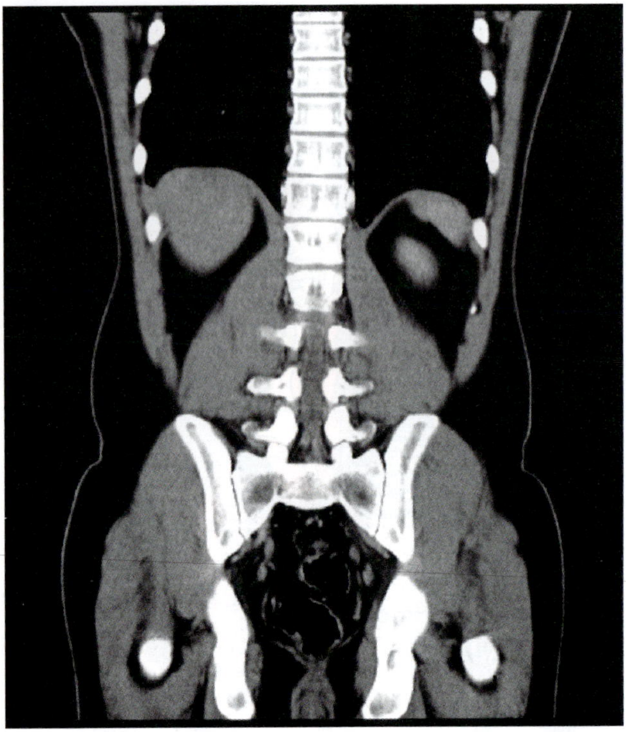

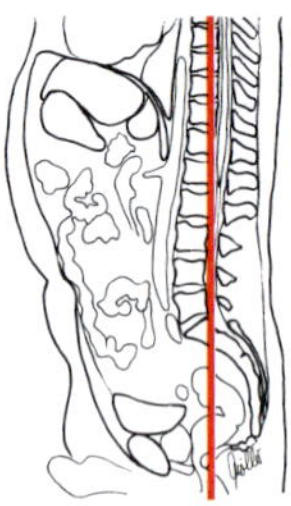

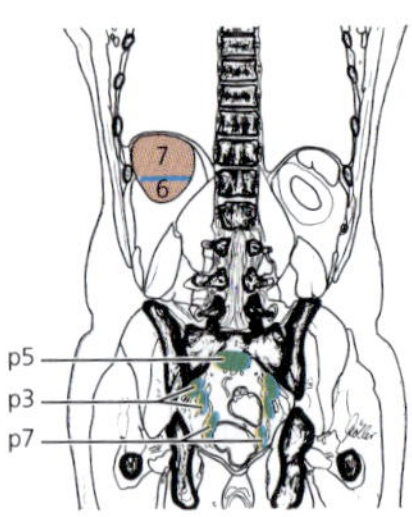

1 Músculo latíssimo do dorso
2 Músculo serrátil anterior
3 Pulmão direito
4 Pulmão esquerdo
5 Diafragma
6 Recesso costodiafragmático
7 Fígado (lobo direito) ▶

• = Linfonodo (ver 3ª capa)
—— = Limites dos segmentos hepáticos

Números indicam os segmentos hepáticos (ver 3ª capa)

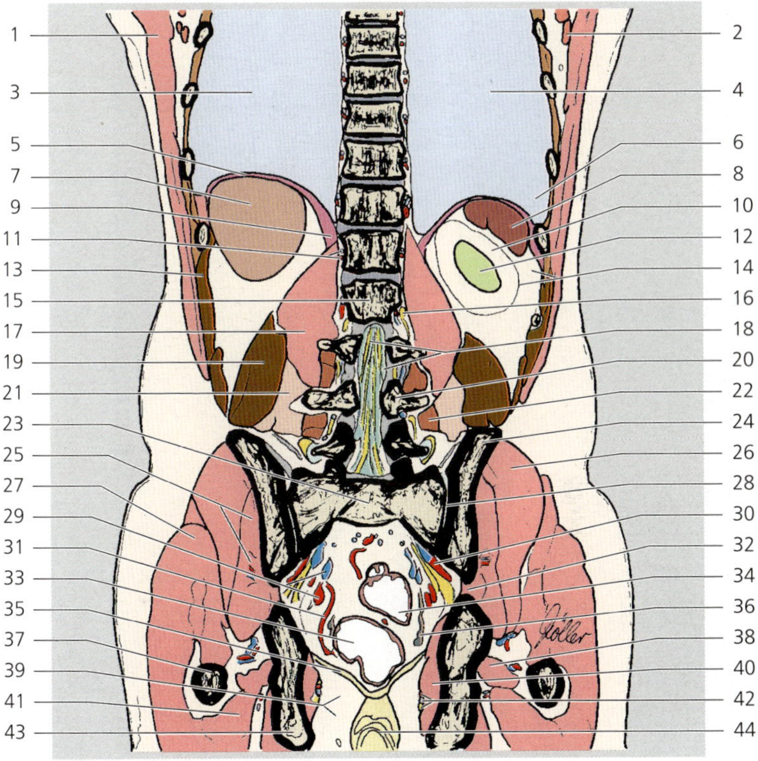

8 Baço
9 Diafragma (parte lombar)
10 Espaço perirrenal lateral (cápsula adiposa)
11 Artéria e veia lombares
12 Rim esquerdo
13 Músculo transverso do abdome
14 Fáscia renal, camada posterior e espaço pararrenal lateral
15 Corpo vertebral (L1)
16 Gânglio espinal
17 Músculo psoas maior
18 Cauda equina
19 Músculo quadrado do lombo
20 Processo transverso
21 Músculo eretor da espinha (trato lateral)
22 Músculo eretor da espinha (trato medial)
23 Sacro
24 Ílio
25 Músculo glúteo mínimo
26 Músculo glúteo médio
27 Músculo glúteo máximo
28 Articulação sacroilíaca
29 Artéria e veia ilíacas internas direitas (ramo anterior)
30 Artéria e veia ilíacas internas esquerda (ramo posterior)
31 Artéria retal média direita
32 Forame isquiático maior
33 Reto
34 Junção retossigmóidea
35 Músculo levantador do ânus
36 Veia retal média esquerda
37 Trocanter maior
38 Músculos gêmeos superior e inferior
39 Fossa isquioanal
40 Músculo obturador interno
41 Músculo quadrado femoral
42 Nervo pudendo, artéria e veia pudendas internas
43 Ísquio
44 Esfíncter anal externo

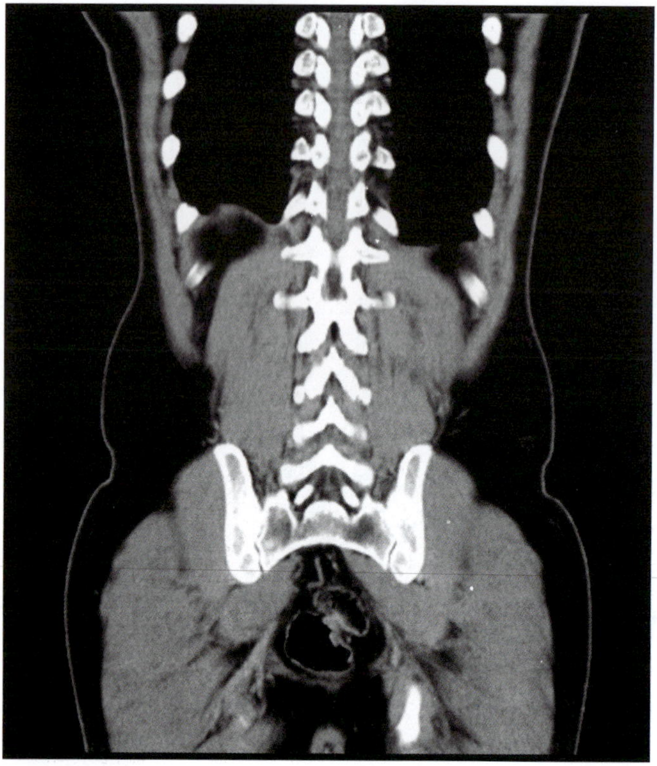

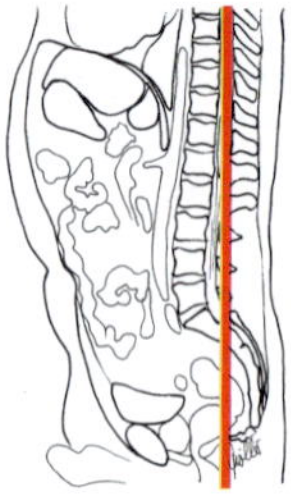

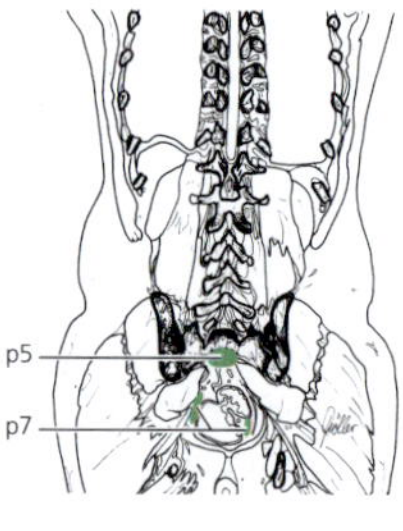

• = Linfonodo (ver 3ª capa)
—— = Limites dos segmentos hepáticos

Números indicam os segmentos hepáticos (ver 3ª capa)

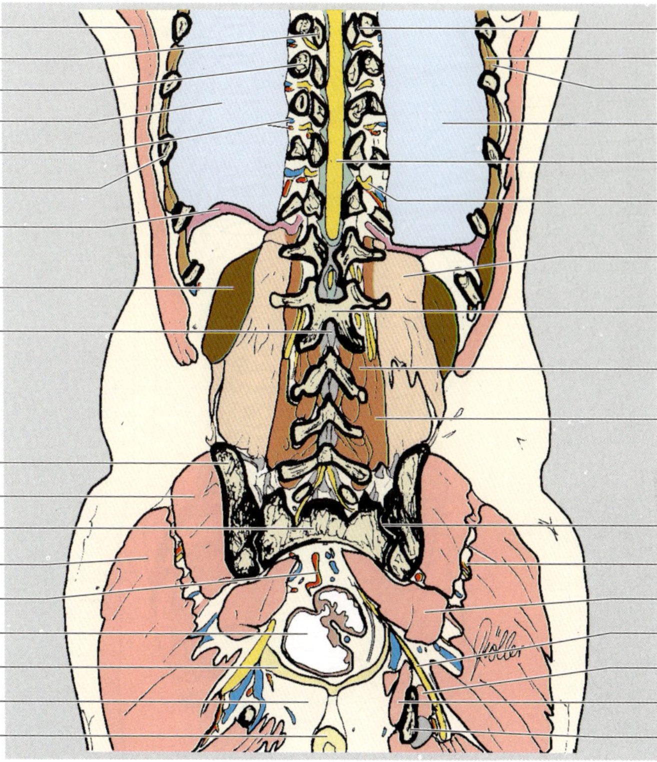

1 Músculo latíssimo do dorso
2 Articulação da cabeça da costela (T8)
3 Vértebra T8 (arco posterior com faceta costal inferior)
4 Músculo intercostal interno
5 Costela 9 (cabeça)
6 Músculo intercostal externo
7 Pulmão direito
8 Pulmão esquerdo
9 Artéria e veia intercostais posteriores
10 Medula espinal
11 Costela 10
12 Gânglio espinal
13 Diafragma
14 Músculo longuíssimo do tórax e músculo iliocostal (parte lateral do músculo eretor da espinha)
15 Músculo quadrado lombar
16 Vértebra L2 (arco posterior)
17 Ligamento interespinhoso
18 Músculo transversoespinal (parte medial do músculo eretor da espinha)
19 Ílio
20 Músculo espinal (parte medial do músculo eretor da espinha)
21 Músculo glúteo médio
22 Articulação sacroilíaca
23 Sacro
24 Nervo, artéria e veia do glúteo inferior
25 Músculo glúteo máximo
26 Músculo piriforme
27 Artéria retal superior
28 Nervo isquiático
29 Reto
30 Músculo quadrado femoral
31 Músculo levantador do ânus
32 Músculo obturador interno
33 Fossa isquioanal
34 Ísquio
35 Esfíncter anal externo

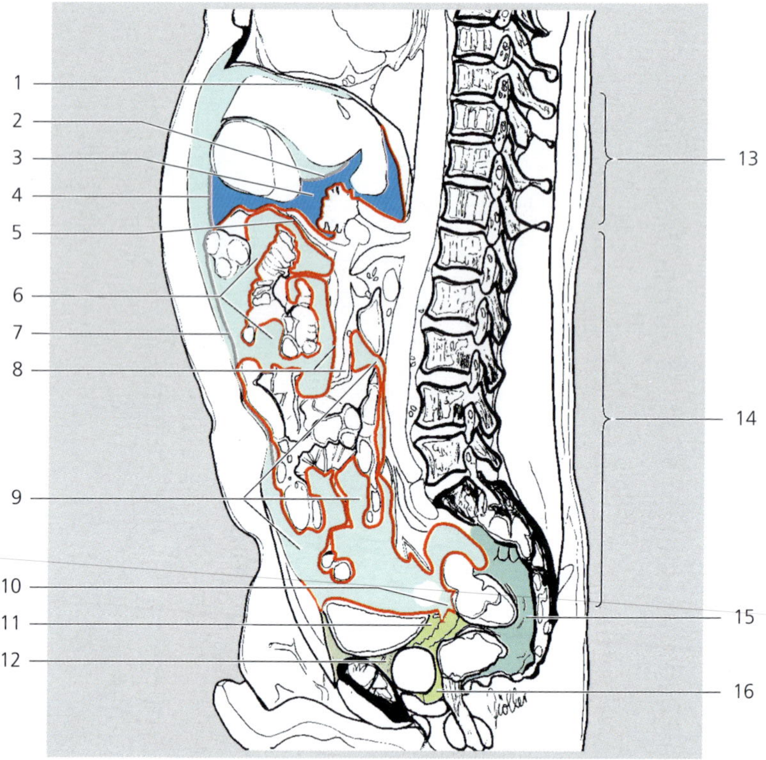

1 Espaço subfrênico
2 Ligamento hepatogástrico (omento menor)
3 Bolsa omental
4 Ligamento gastrocólico
5 Mesocólon transverso
6 Espaço peritoneal suprамesentérico
7 Omento maior
8 Mesentério
9 Espaço peritoneal inframesentérico
10 Bolsa retovesical
11 Espaço retrovesical
12 Espaço retropúbico
13 Espaço peritoneal supramesocólico
14 Espaço peritoneal inframesocólico
15 Espaço retroperitoneal
16 Corpo perineal

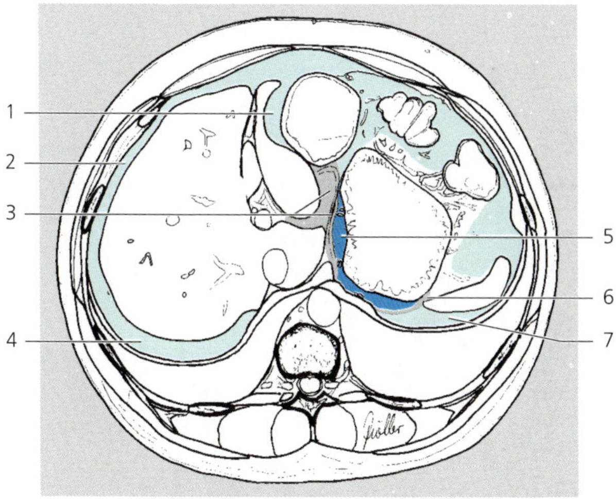

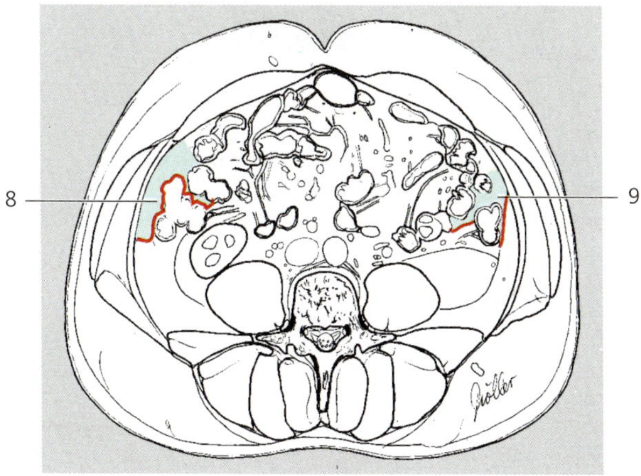

1 Espaço sub-hepático esquerdo
2 Espaço peri-hepático e espaço subfrênico direito
3 Ligamento hepatogástrico
4 Espaço subfrênico posterior direito
5 Bolsa omental
6 Ligamento gastroesplênico
7 Espaço subfrênico esquerdo
8 Goteira paracólica direita
9 Goteira paracólica esquerda

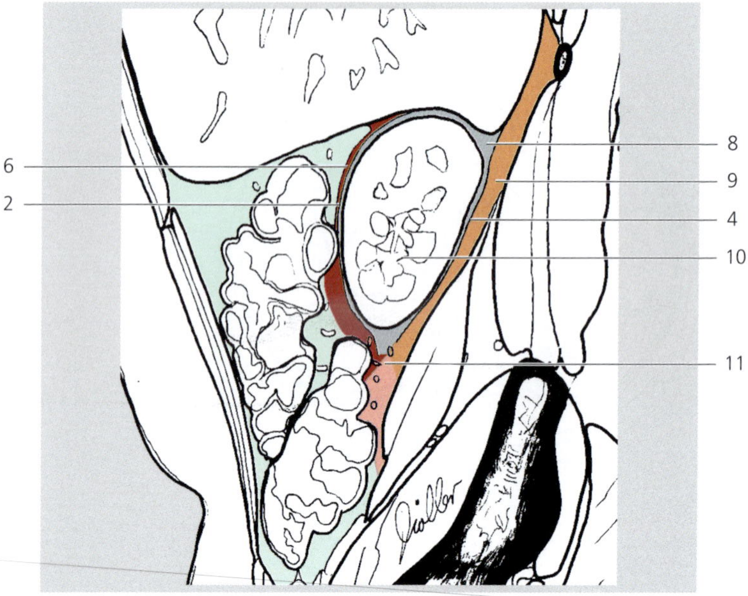

1 Espaço peritoneal
2 Fáscia renal anterior
3 Fáscia lateroconal direita
4 Fáscia renal posterior
5 Raiz do mesentério
6 Espaço pararrenal anterior
7 Fáscia lateroconal esquerda
8 Espaço perirrenal
9 Espaço pararrenal posterior
10 Rim direito
11 Espaço retroperitoneal infrarrenal

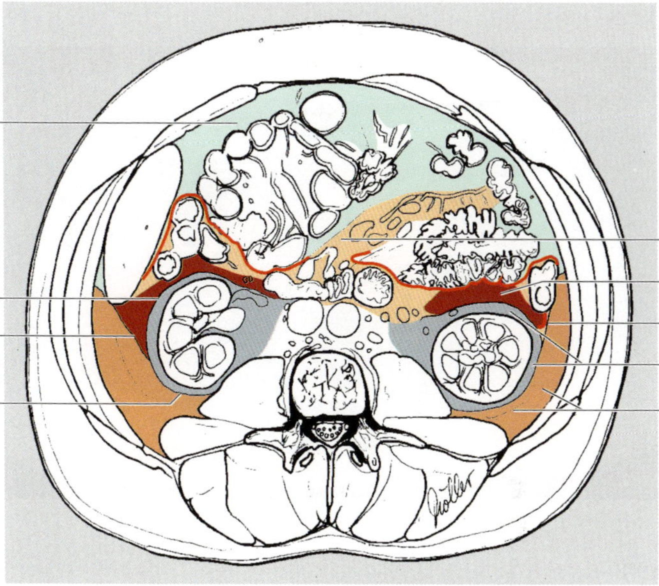

1 Espaço peritoneal
2 Fáscia renal anterior
3 Fáscia lateroconal direita
4 Fáscia renal posterior
5 Raiz do mesentério
6 Espaço pararrenal anterior
7 Fáscia lateroconal esquerda
8 Espaço perirrenal
9 Espaço pararrenal posterior
10 Rim direito
11 Espaço retroperitoneal infrarrenal

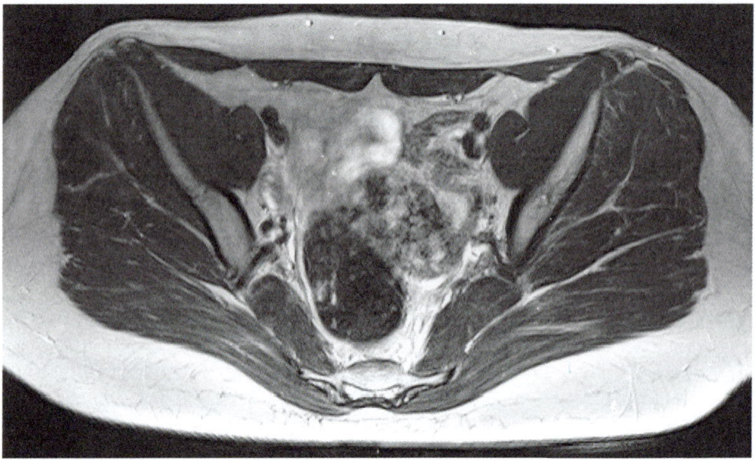

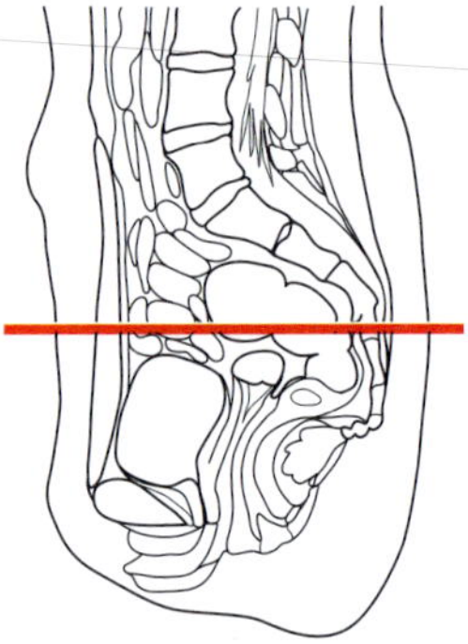

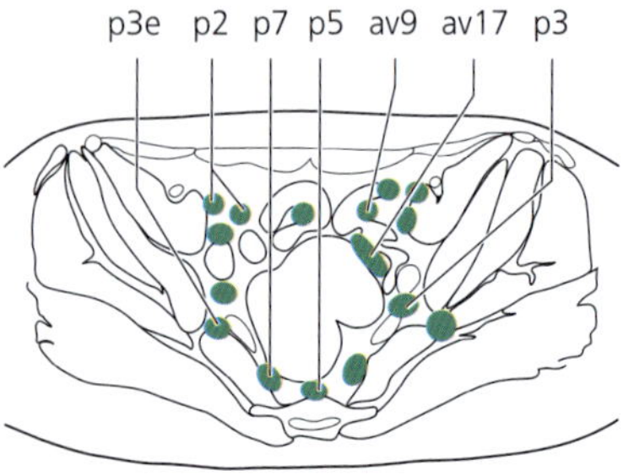

• = Linfonodo (ver 3ª capa)

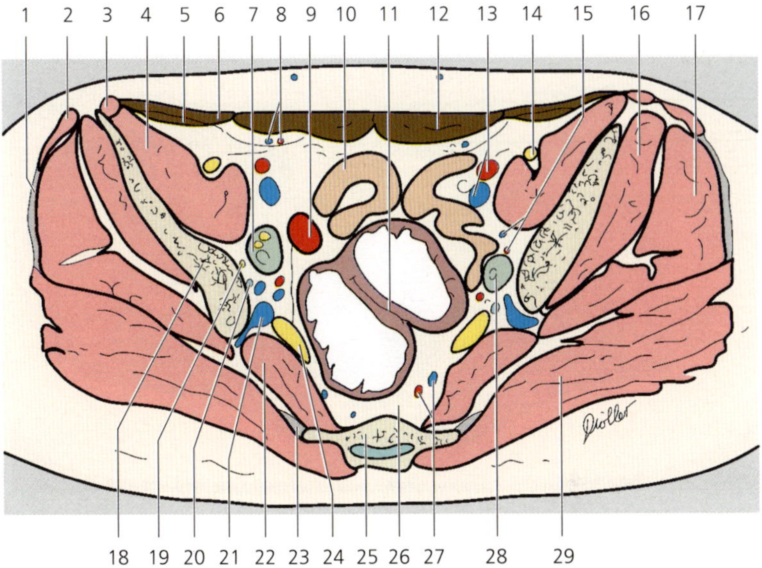

1 Aponeurose glútea
2 Músculo tensor da fáscia lata
3 Músculo sartório
4 Músculo ilíaco
5 Músculo transverso do abdome
6 Músculo oblíquo interno do abdome
7 Ovário direito
8 Artéria e veia epigástricas inferiores
9 Útero
10 Íleo
11 Cólon sigmoide (parte distal)
12 Músculo reto do abdome
13 Artéria e veia ilíacas externas
14 Nervo femoral
15 Artéria e veia ováricas
16 Músculo glúteo mínimo
17 Músculo glúteo médio
18 Ílio
19 Nervo para o obturador interno
20 Ureter
21 Veia glútea superior e veia ilíaca interna
22 Músculo piriforme
23 Ligamento sacrotuberal
24 Nervo isquiático
25 Sacro
26 Espaço pré-sacral
27 Artéria e veia retais superiores
28 Ovário esquerdo
29 Músculo glúteo máximo

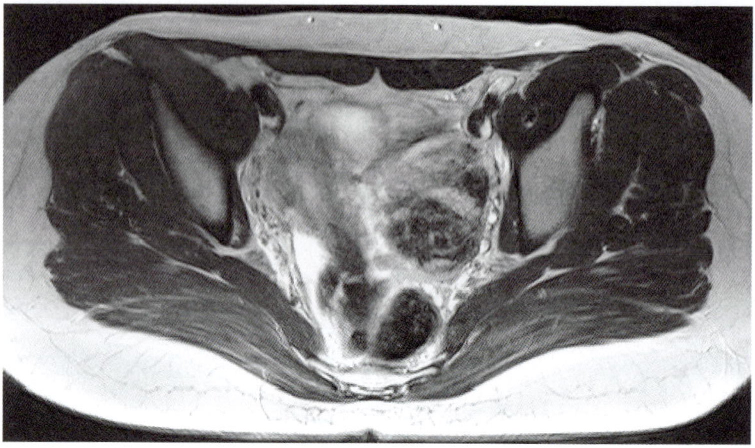

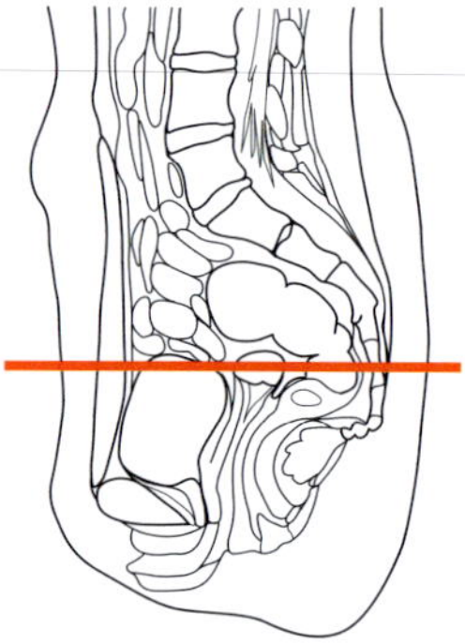

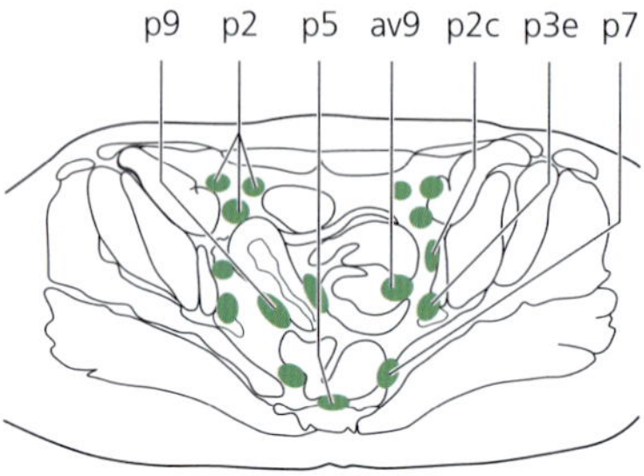

• = Linfonodo (ver 3ª capa)

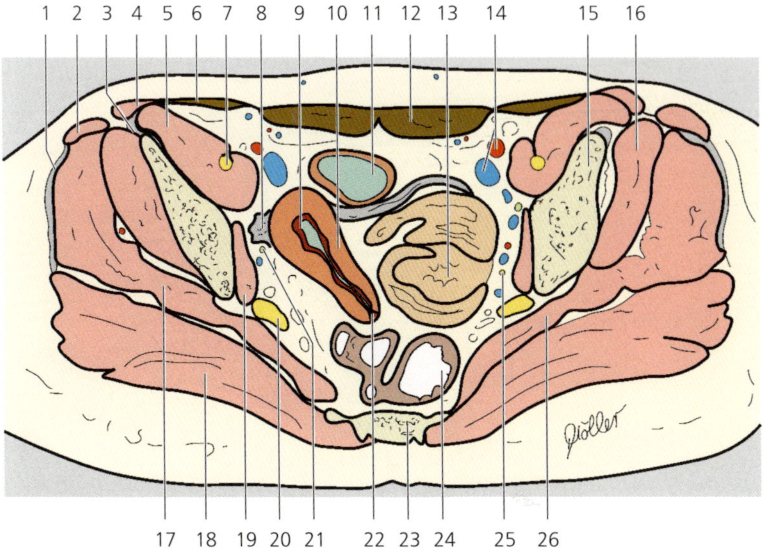

1 Aponeurose glútea
2 Músculo tensor da fáscia lata
3 Músculo reto femoral
4 Músculo sartório
5 Músculo iliopsoas
6 Músculo oblíquo interno do abdome e músculo transverso do abdome
7 Nervo femoral
8 Ligamento redondo do útero
9 Útero (cavidade)
10 Útero (fundo)
11 Bexiga urinária
12 Músculo reto do abdome
13 Intestino delgado
14 Artéria e veia ilíacas externas
15 Ílio
16 Músculo glúteo mínimo
17 Músculo glúteo médio
18 Músculo glúteo máximo
19 Músculo obturador interno
20 Nervo isquiático
21 Ureter
22 Útero (colo)
23 Sacro
24 Reto
25 Nervo obturatório
26 Músculo piriforme

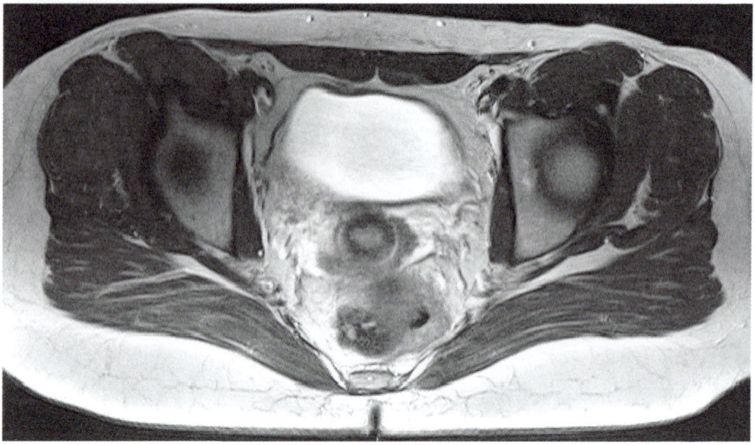

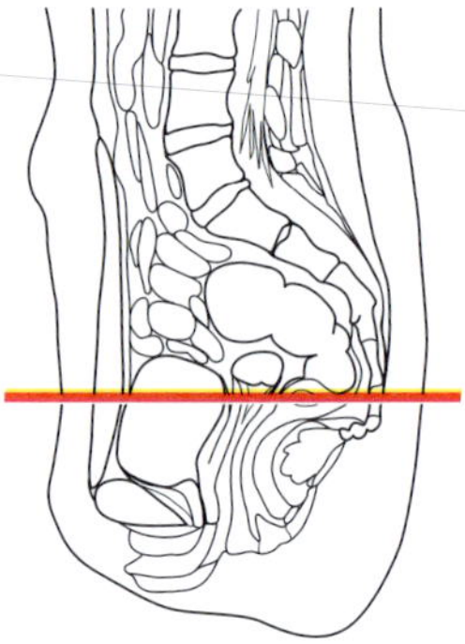

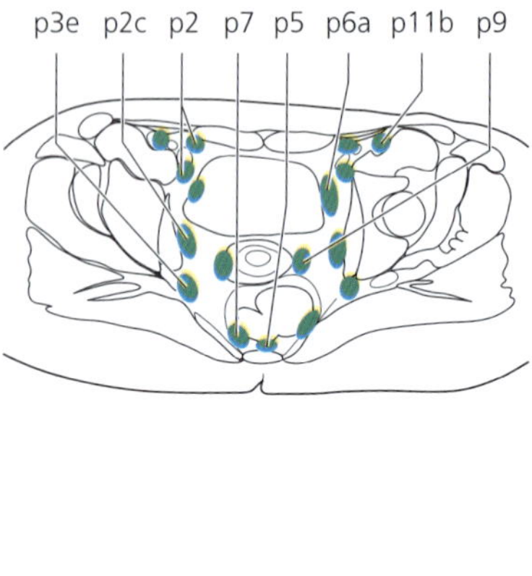

• = Linfonodo (ver 3ª capa)

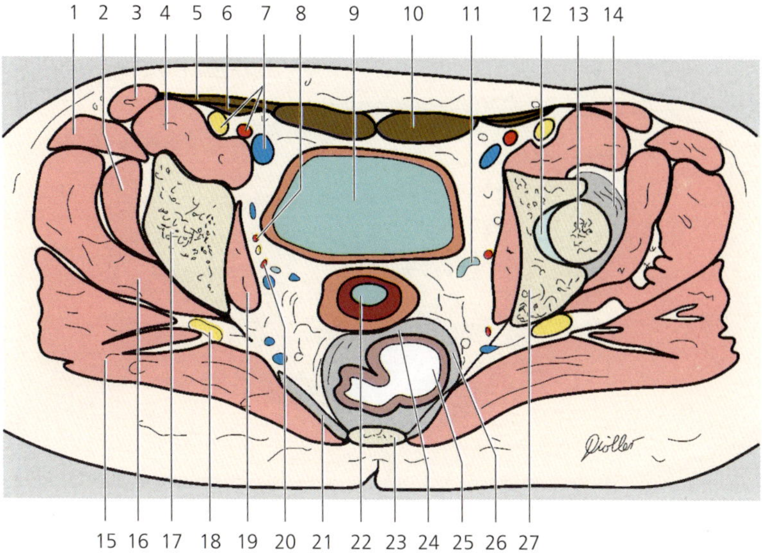

1 Músculo tensor da fáscia lata e músculo reto femoral
2 Músculo glúteo mínimo
3 Músculo sartório
4 Músculo iliopsoas
5 Músculo oblíquo interno do abdome
6 Músculo transverso do abdome
7 Nervo femoral e artéria e veia ilíacas externas
8 Artéria obturatória
9 Bexiga urinária
10 Músculo reto do abdome
11 Ureter
12 Articulação do quadril
13 Cabeça do fêmur
14 Cápsula articular
15 Músculo glúteo máximo
16 Músculo glúteo médio
17 Teto do acetábulo
18 Nervo isquiático
19 Músculo obturador interno
20 Artéria e veia ilíacas internas
21 Ligamento sacroespinal
22 Útero (parte vaginal)
23 Sacro
24 Escavação retouterina (de Douglas)
25 Reto
26 Ligamento uterossacral
27 Ílio (pilar posterior)

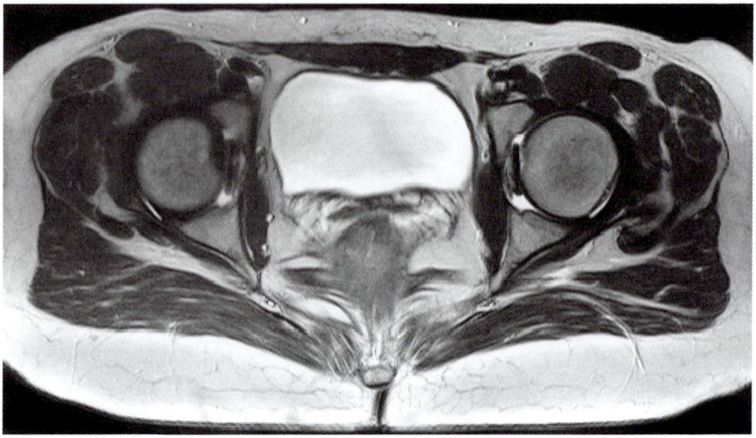

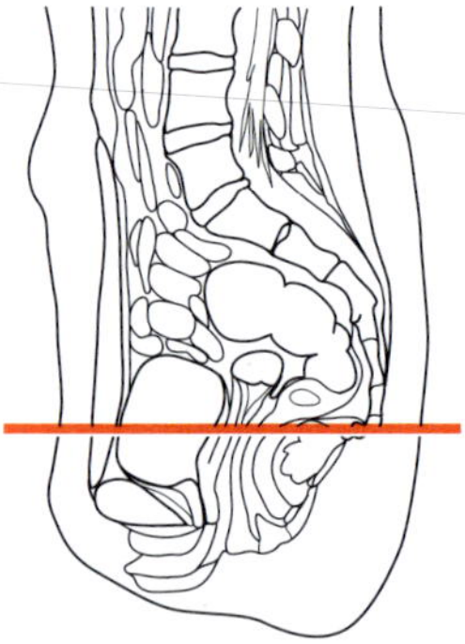

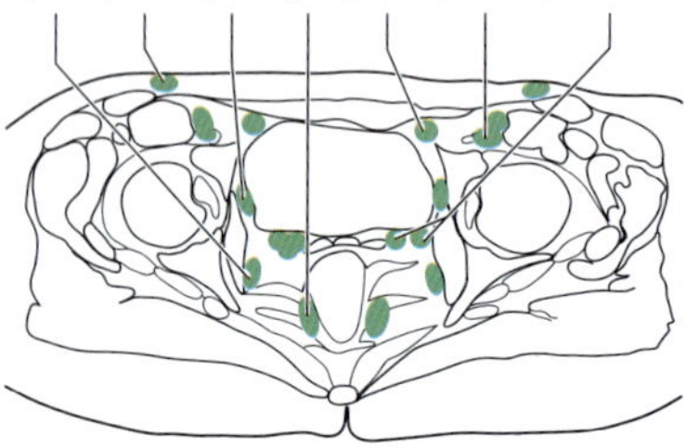

• = Linfonodo (ver 3ª capa)

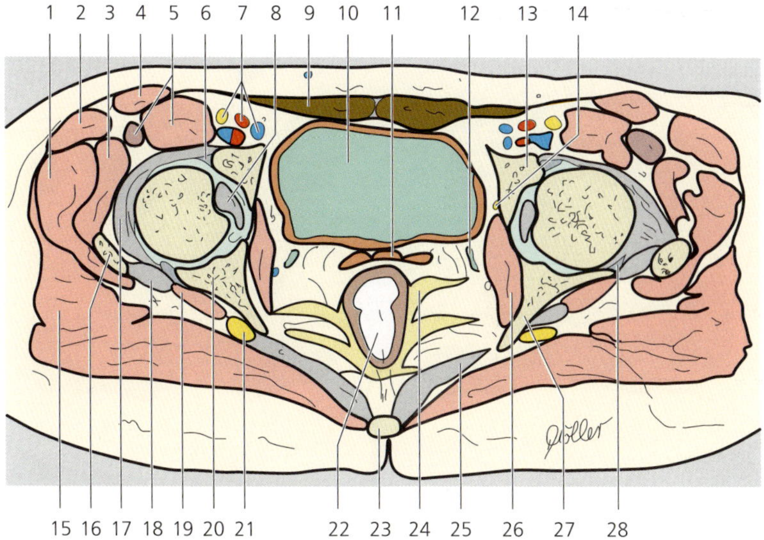

1 Músculo glúteo médio
2 Músculo tensor da fáscia lata
3 Músculo glúteo mínimo
4 Músculo sartório
5 Músculos iliopsoas e reto femoral
6 Lábio do acetábulo (parte anterior)
7 Artéria, veia e nervo femorais
8 Ligamento da cabeça do fêmur
9 Músculo reto do abdome
10 Bexiga urinária
11 Vagina
12 Ureter
13 Ílio
14 Nervo obturatório
15 Músculo glúteo máximo
16 Trocanter maior
17 Cápsula articular
18 Músculo piriforme (tendão)
19 Músculo gêmeo superior
20 Ílio
21 Nervo isquiático
22 Reto
23 Cóccix
24 Músculo levantador do ânus
25 Ligamento sacroespinal
26 Músculo obturador interno
27 Espinha isquiática
28 Lábio do acetábulo (parte posterior)

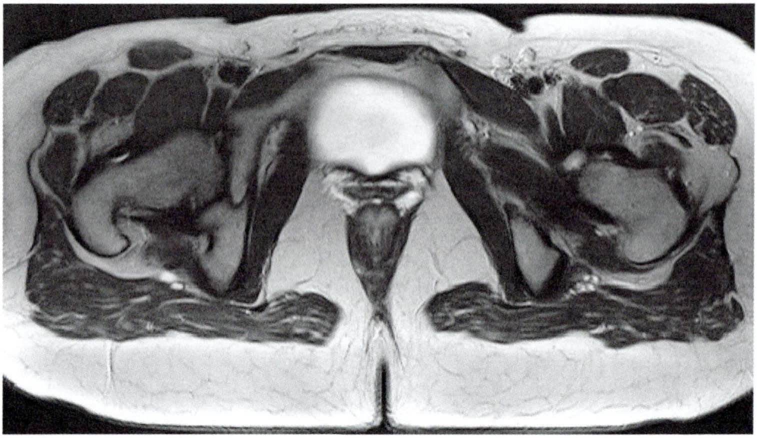

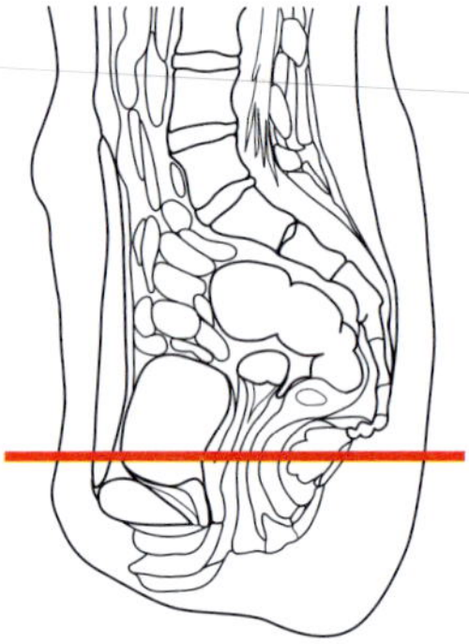

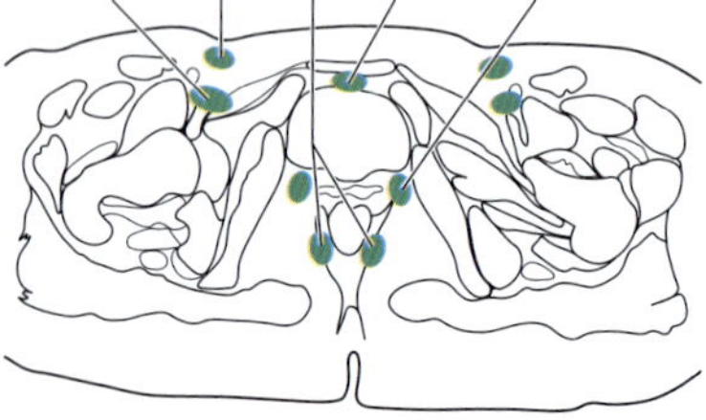

• = Linfonodo (ver 3ª capa)

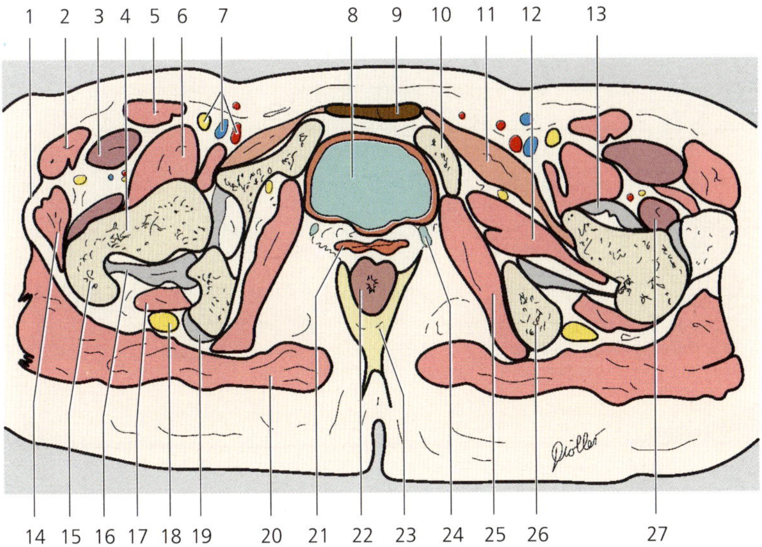

1 Trato iliotibial
2 Músculo tensor da fáscia lata
3 Músculo reto femoral
4 Fêmur (cabeça)
5 Músculo sartório
6 Músculo iliopsoas
7 Artéria, veia e nervo femorais
8 Bexiga urinária
9 Músculo reto do abdome
10 Púbis (ramo superior)
11 Músculo pectíneo
12 Músculo obturador externo
13 Ligamento iliofemoral
14 Músculo glúteo médio
15 Trocanter maior
16 Músculo obturador externo (tendão)
17 Músculo quadrado femoral e músculo gêmeo inferior
18 Nervo isquiático
19 Músculo obturador interno (tendão)
20 Músculo glúteo máximo
21 Vagina
22 Reto
23 Músculo levantador do ânus
24 Ureter
25 Músculo obturador interno
26 Ísquio (tuberosidade)
27 Músculo vasto lateral

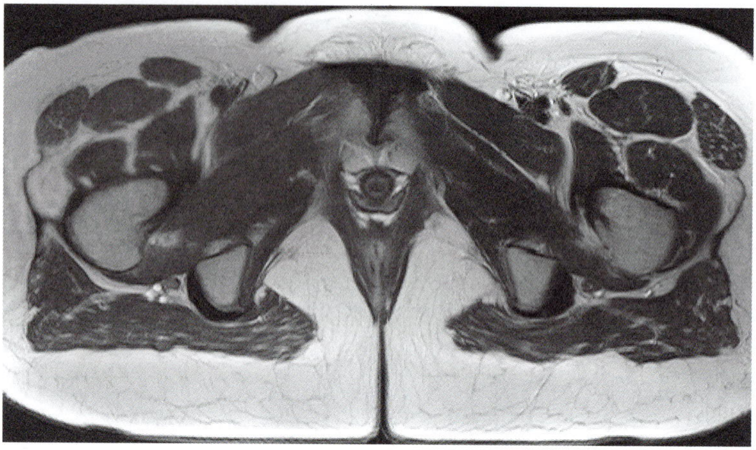

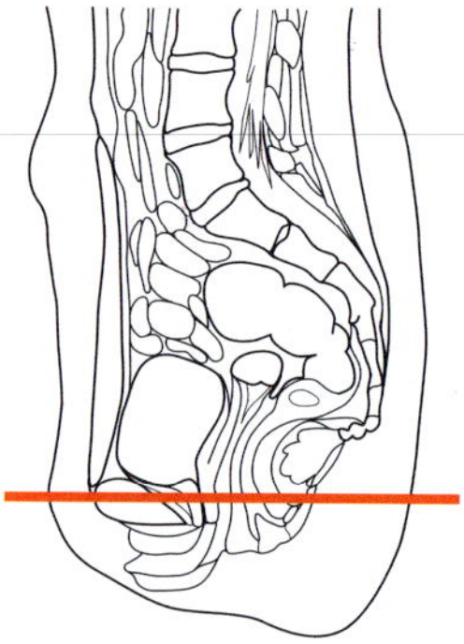

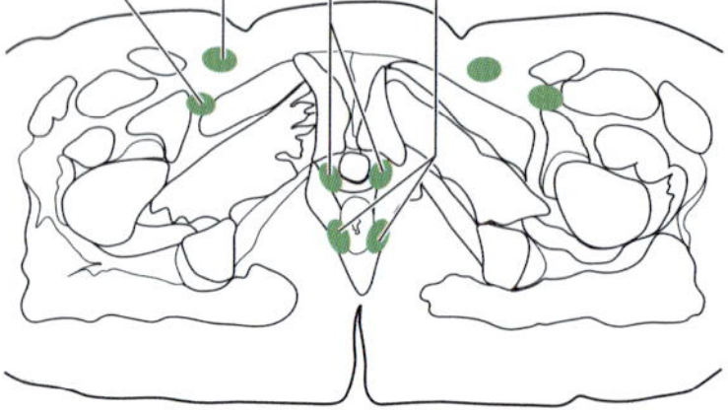

• = Linfonodo (ver 3ª capa)

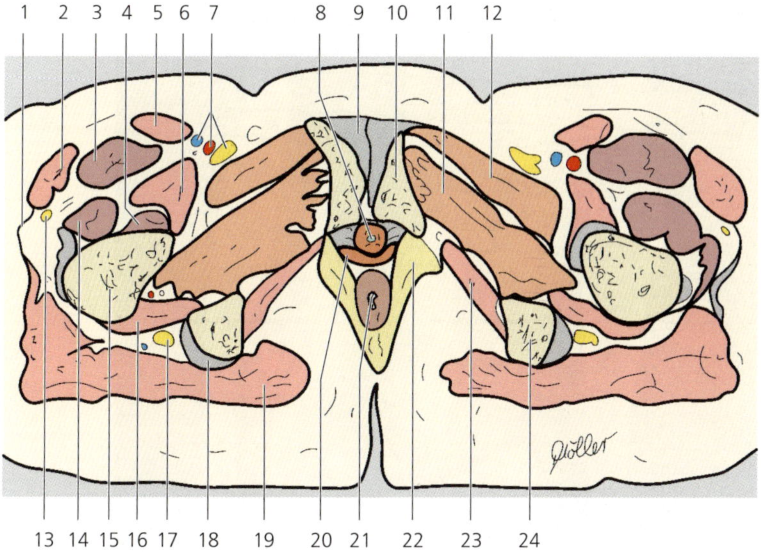

1 Trato iliotibial
2 Músculo tensor da fáscia lata
3 Músculo reto femoral
4 Músculo vasto intermédio
5 Músculo sartório
6 Músculo iliopsoas
7 Artéria, veia e nervo femorais
8 Uretra
9 Sínfise púbica
10 Púbis (corpo)
11 Músculo obturador externo
12 Músculo pectíneo
13 Nervo cutâneo femoral lateral
14 Músculo vasto lateral
15 Fêmur
16 Músculo quadrado femoral
17 Nervo isquiático
18 Tendão comum dos músculos bíceps femoral, semitendíneo e semimembranáceo
19 Músculo glúteo máximo
20 Vagina
21 Reto
22 Músculo levantador do ânus
23 Músculo obturador interno
24 Ísquio (tuberosidade)

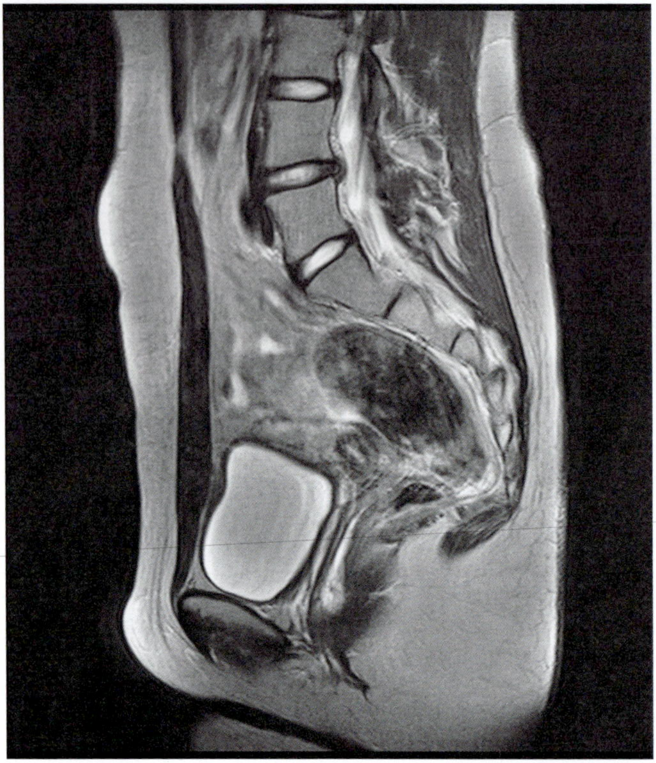

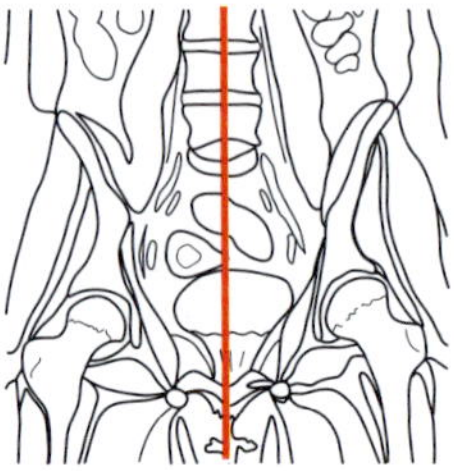

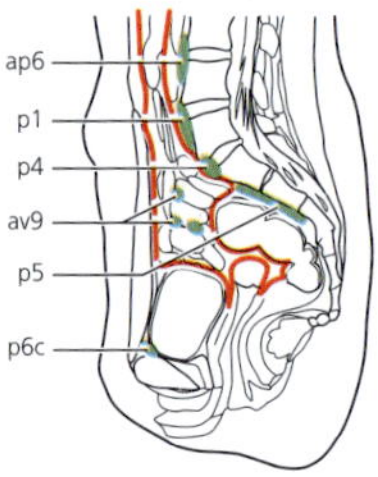

1 Veia cava inferior
2 Aorta
3 Vértebra lombar (L4)
4 Disco intervertebral L4–L5
5 Veias jejunais
6 Veia ilíaca comum
7 Intestino delgado ▶

• = Linfonodo (ver 3ª capa)
—— = Peritônio

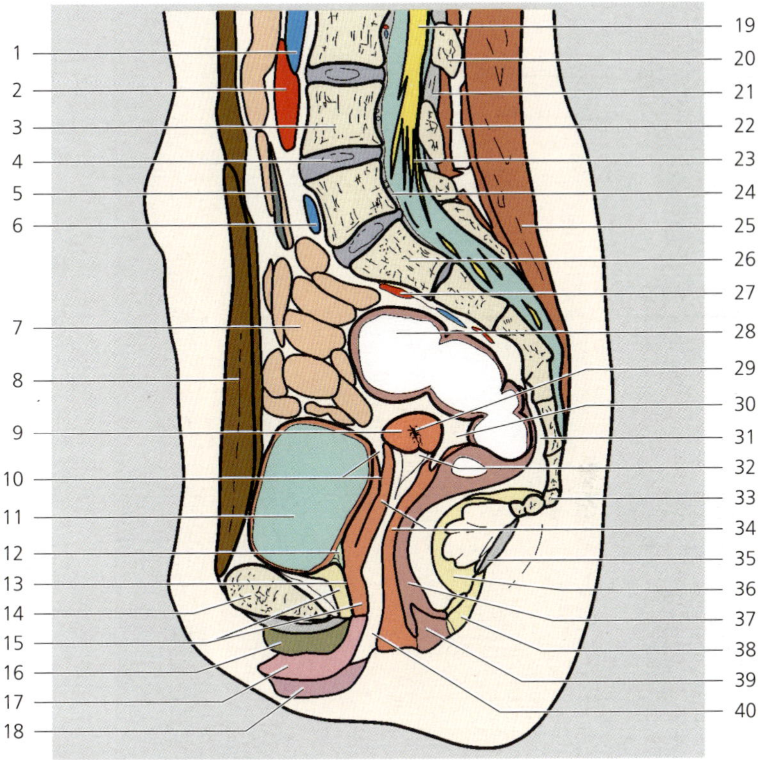

8 Músculo reto do abdome
9 Porção vaginal do colo
10 Escavação vesicouterina
11 Bexiga urinária
12 Óstio interno da uretra
13 Uretra
14 Púbis
15 Músculos esfíncter da uretra e transverso profundo do períneo
16 Clitóris (corpo)
17 Lábio menor
18 Lábio maior
19 Medula espinal
20 Processo espinhoso
21 Ligamentos amarelos
22 Músculos interespinais do lombo
23 Cauda equina
24 Ligamento longitudinal posterior
25 Músculo eretor da espinha, trato medial
26 Sacro (S1)
27 Artéria retal superior
28 Reto
29 Canal do colo do útero
30 Escavação retouterina (de Douglas)
31 Espaço pré-sacral
32 Óstio do útero (abertura entre útero e vagina)
33 Cóccix
34 Paredes anterior e posterior da vagina
35 Ligamento anococcígeo (extensão posterior do esfíncter anal externo)
36 Músculo levantador do ânus
37 Canal anal
38 Músculo esfíncter externo do ânus
39 Ânus
40 Vagina

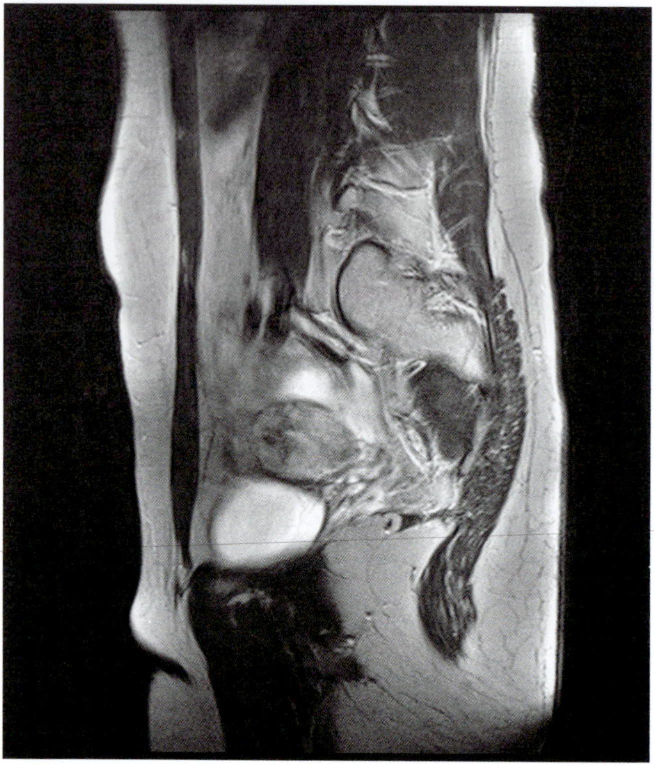

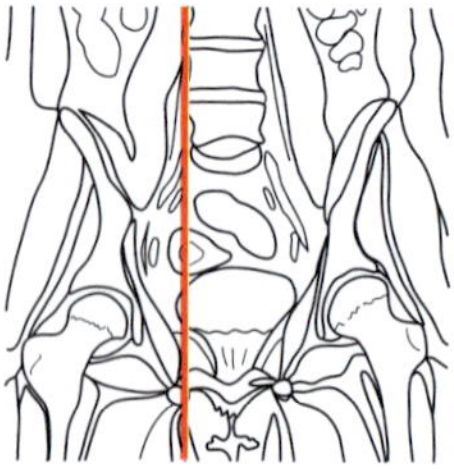

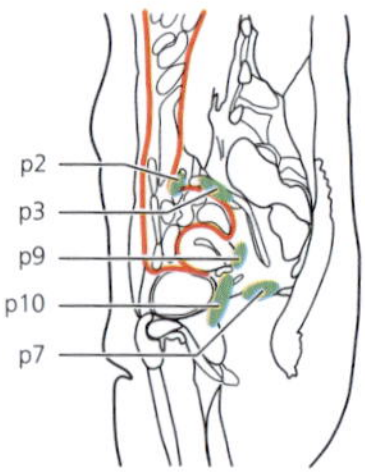

• = Linfonodo (ver 3ª capa)
—— = Peritônio

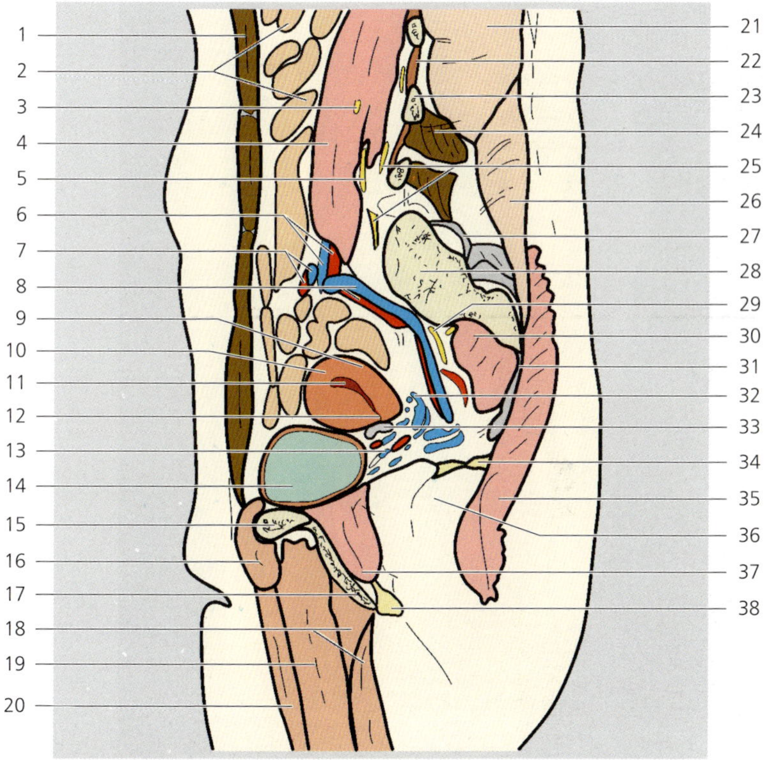

1 Músculo reto do abdome
2 Intestino delgado
3 Nervo cutâneo femoral lateral
4 Músculo psoas maior
5 Nervo femoral
6 Artéria e veia ilíacas comuns
7 Artéria e veia ováricas
8 Artéria e veia ilíacas internas
9 Útero (corpo)
10 Útero (fundo)
11 Útero (cavidade)
12 Útero (istmo)
13 Plexo venoso vesical
14 Bexiga urinária
15 Púbis
16 Músculo pectíneo
17 Ísquio
18 Músculo adutor magno
19 Músculo adutor curto
20 Músculo adutor longo
21 Músculo eretor da espinha, trato lateral
22 Músculos interespinais do lombo (músculo eretor da espinha, trato medial)
23 Processo transverso
24 Músculo quadrado do lombo
25 Plexo lombar
26 Músculo iliocostal do lombo
27 Ligamentos sacroilíacos dorsais
28 Sacro
29 Nervos sacrais
30 Músculo piriforme
31 Ligamento sacrotuberal
32 Plexo venoso uterino
33 Ligamento redondo do útero
34 Músculo levantador do ânus
35 Músculo glúteo máximo
36 Fossa isquiorretal
37 Músculo obturador interno
38 Músculo transverso profundo do períneo

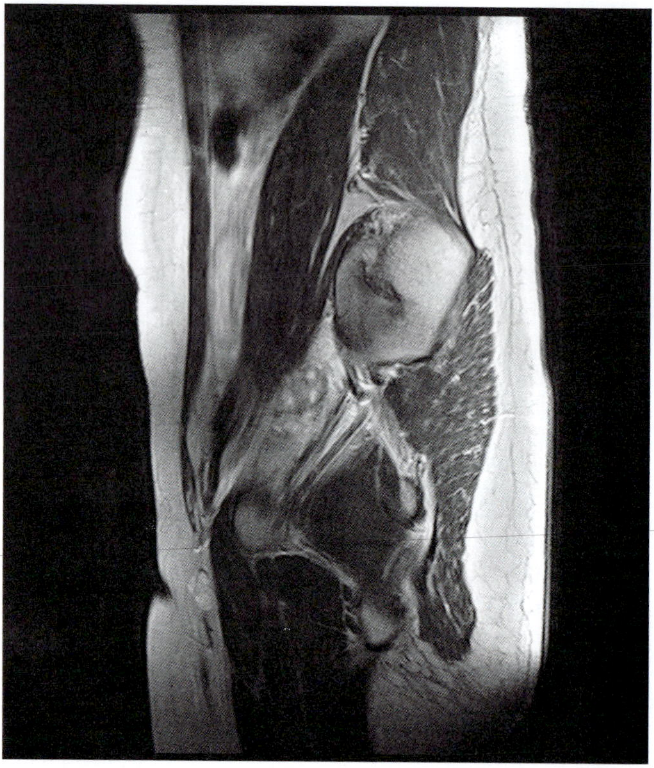

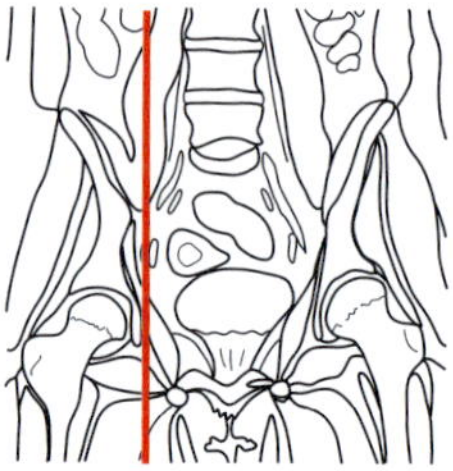

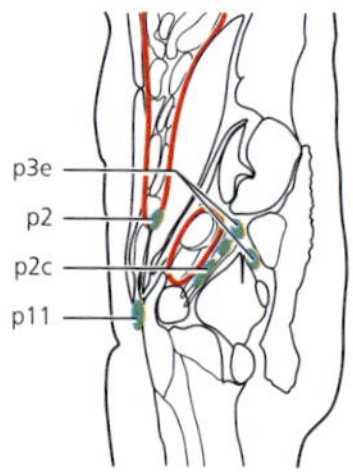

• = Linfonodo (ver 3ª capa)
—— = Peritônio

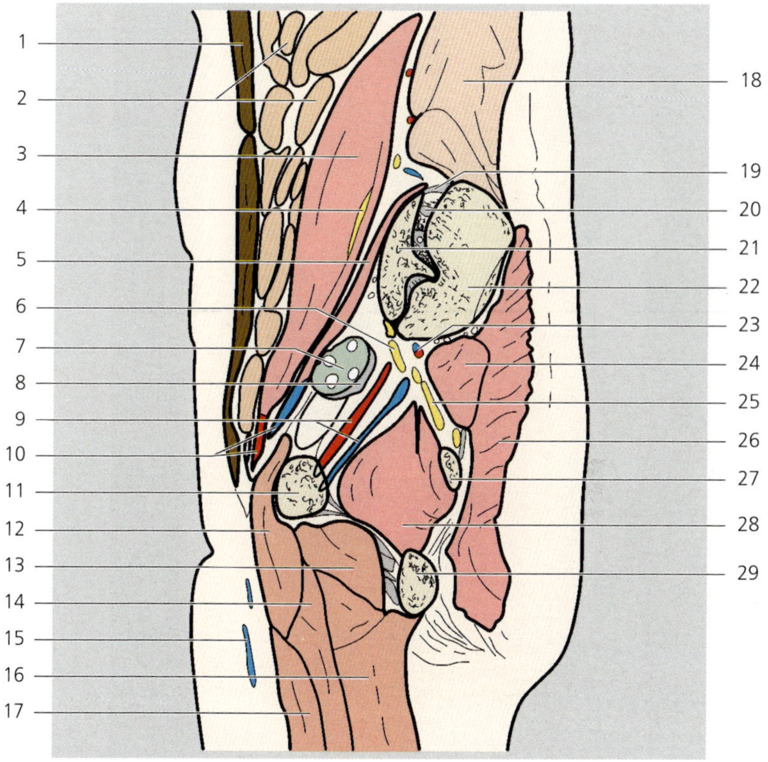

1 Músculo reto do abdome
2 Intestino delgado
3 Músculo psoas maior
4 Nervo femoral
5 Músculo ilíaco
6 Plexo lombar
7 Ovário
8 Ligamento redondo do útero
9 Artéria e veia obturatórias
10 Artéria e veia ilíacas externas
11 Púbis (ramo superior)
12 Músculo pectíneo
13 Músculo obturador externo
14 Músculo adutor curto
15 Veia safena magna
16 Músculo adutor magno
17 Músculo adutor longo
18 Músculo iliocostal
19 Ligamentos sacroilíacos dorsais
20 Articulação sacroilíaca
21 Sacro
22 Ílio
23 Artéria e veia glúteas superiores
24 Músculo piriforme
25 Nervos sacrais
26 Músculo glúteo máximo
27 Espinha isquiática
28 Músculo obturador interno
29 Ísquio (ramo)

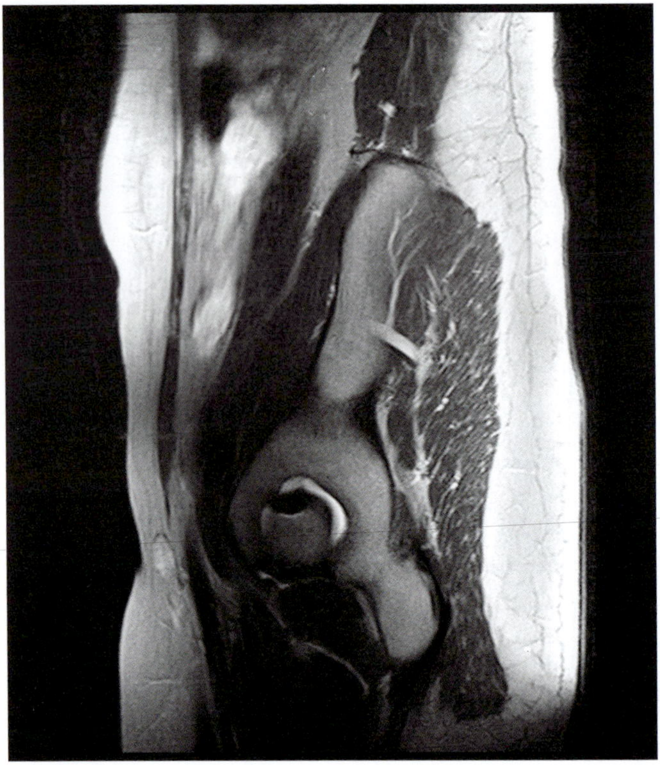

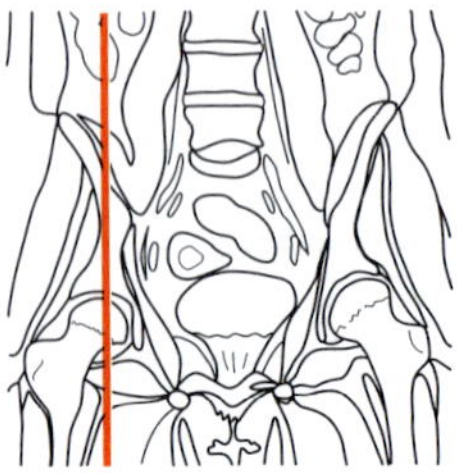

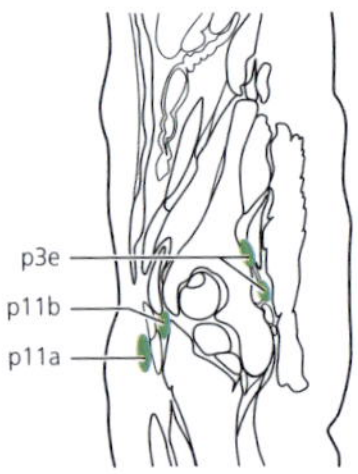

• = Linfonodo (ver 3ª capa)

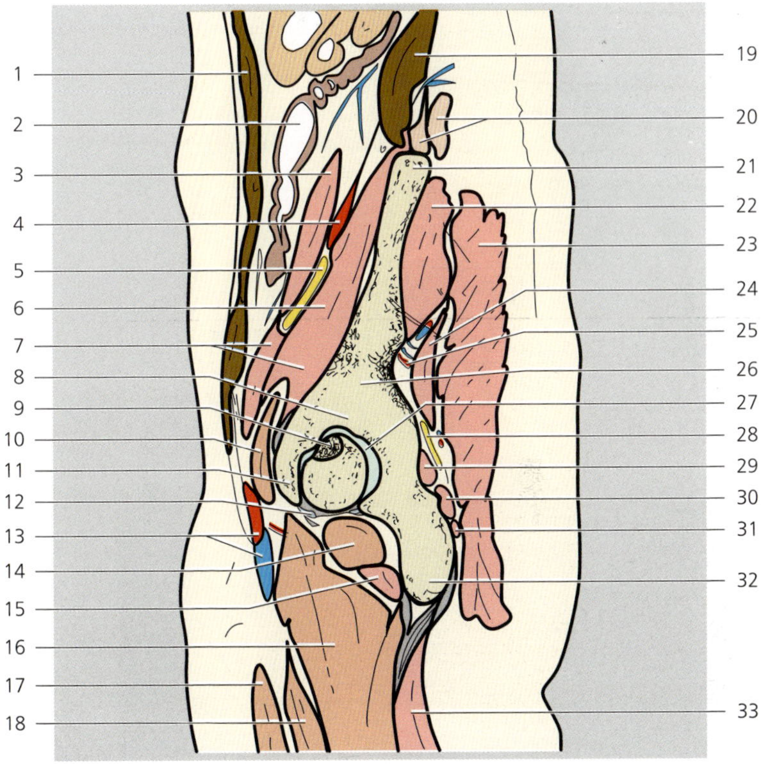

1 Músculo reto do abdome
2 Cólon
3 Músculo psoas maior
4 Artéria iliolombar
5 Nervo femoral
6 Músculo ilíaco
7 Músculo iliopsoas
8 Teto do acetábulo
9 Fóvea da cabeça do fêmur
10 Músculo pectíneo
11 Púbis (corpo)
12 Lábio acetabular
13 Artéria e veia femorais
14 Músculo obturador externo
15 Músculo quadrado femoral
16 Músculo adutor magno
17 Músculo adutor longo
18 Músculo adutor curto
19 Músculo quadrado do lombo
20 Músculo iliocostal
21 Espinha ilíaca anterossuperior
22 Músculo glúteo médio
23 Músculo glúteo máximo
24 Músculo glúteo mínimo
25 Artéria e veias glúteas superiores
26 Ílio (corpo)
27 Fossa do acetábulo
28 Nervo isquiático
29 Músculo gêmeo superior
30 Músculo obturador interno
31 Músculo gêmeo inferior
32 Túber isquiático
33 Músculo semimebranáceo

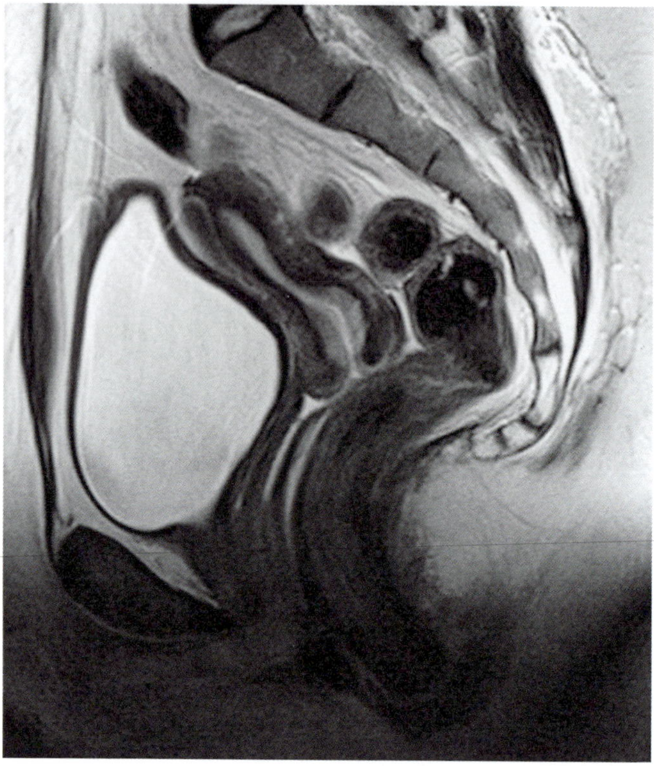

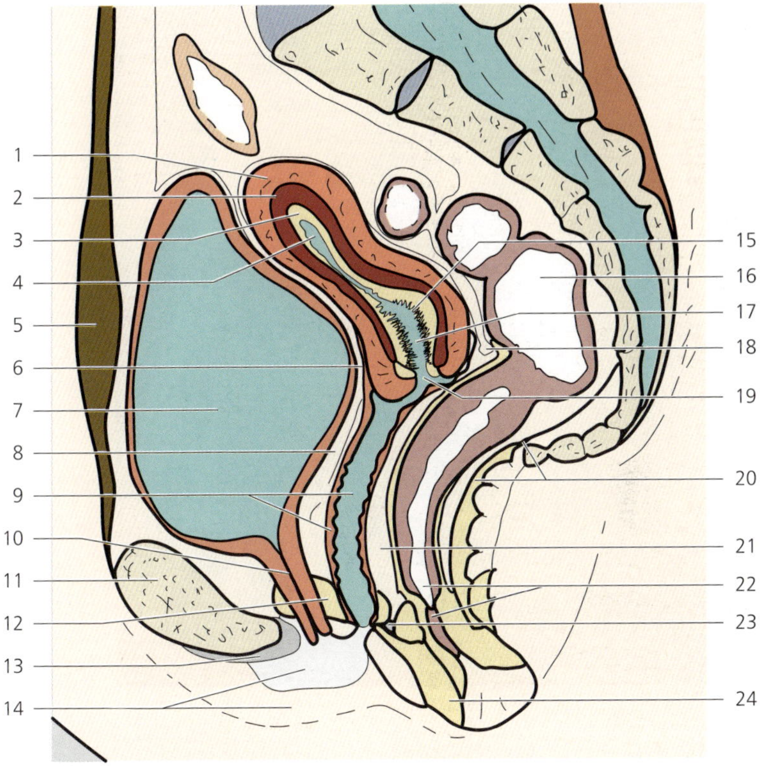

1 Corpo do útero (miométrio)
2 Útero (zona juncional)
3 Útero (endométrio)
4 Útero (cavidade)
5 Músculo reto do abdome
6 Escavação vesicouterina
7 Bexiga urinária
8 Camada adiposa entre bexiga urinária, uretra e vagina
9 Vagina (parede)
10 Uretra
11 Púbis
12 Músculo transverso profundo do períneo
13 Ligamento púbico arqueado
14 Lábios menor e maior
15 Pregas palmadas (do colo do útero)
16 Reto
17 Canal cervical
18 Escavação retouterina (de Douglas)
19 Porção vaginal do colo do útero
20 Ligamento anococcígeo e músculo levantador do ânus
21 Camada adiposa entre vagina e reto
22 Canal anal e ânus
23 Corpo perineal
24 Músculo esfíncter externo do ânus

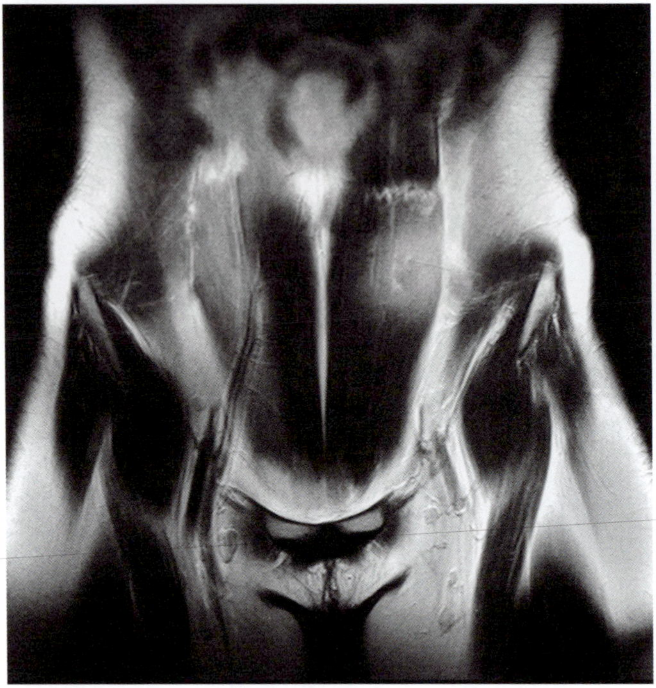

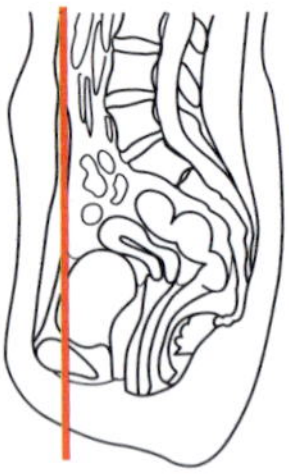

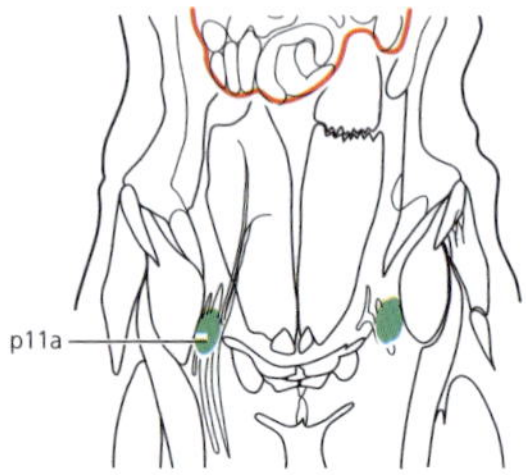

• = Linfonodo (ver 3ª capa)
—— = Peritônio

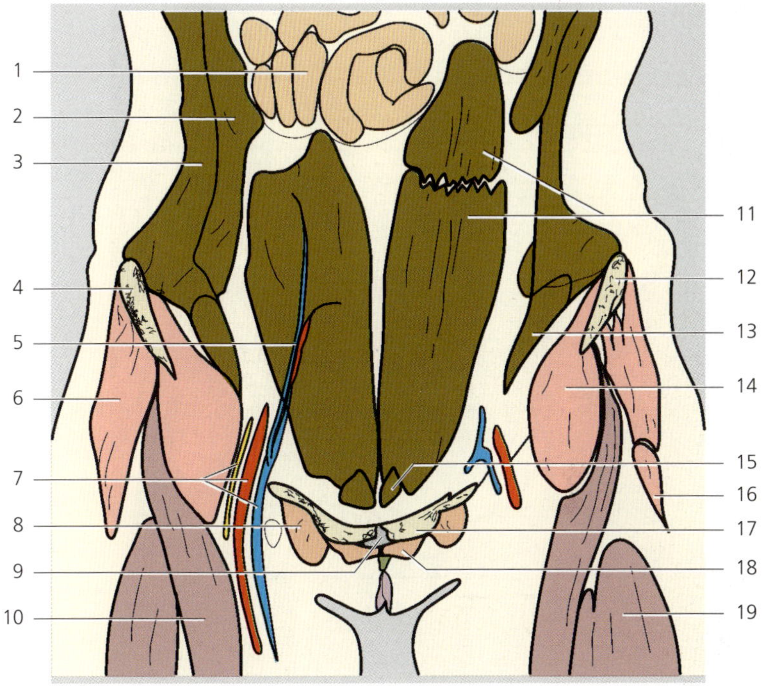

1 Intestino delgado
2 Músculo oblíquo interno do abdome
3 Músculo oblíquo externo do abdome
4 Espinha ilíaca anterossuperior
5 Artéria epigástrica superficial
6 Músculo glúteo médio
7 Artéria, veia e nervo
8 Músculo pectíneo
9 Sínfise púbica
10 Músculo reto femoral
11 Músculo reto do abdome
12 Ílio
13 Músculo transverso do abdome
14 Músculo iliopsoas
15 Músculo piramidal
16 Músculo tensor da fáscia lata
17 Púbis
18 Músculo adutor longo
19 Músculo vasto lateral

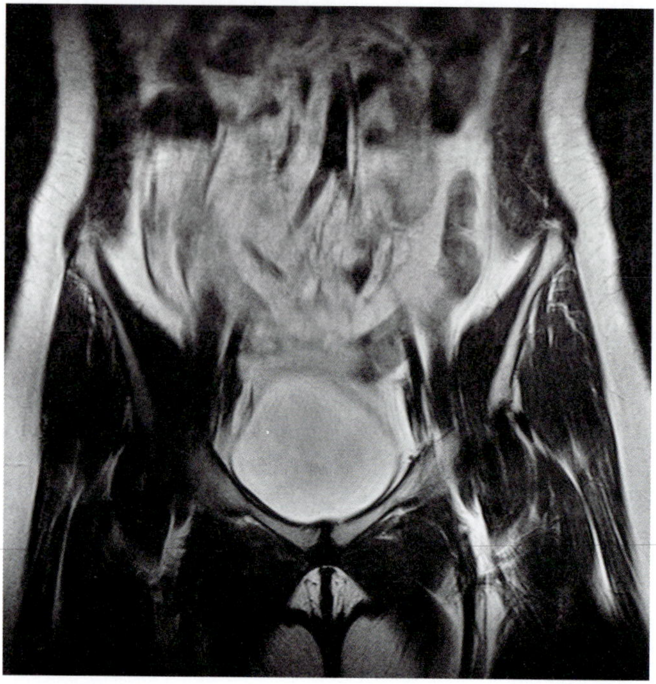

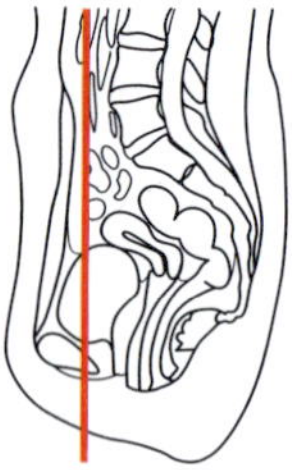

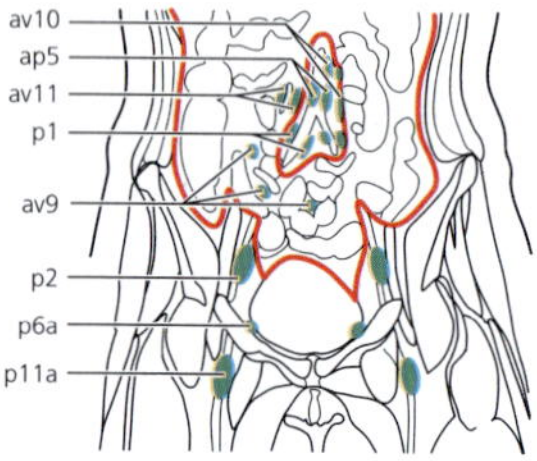

• = Linfonodo (ver 3ª capa)

—— = Peritônio

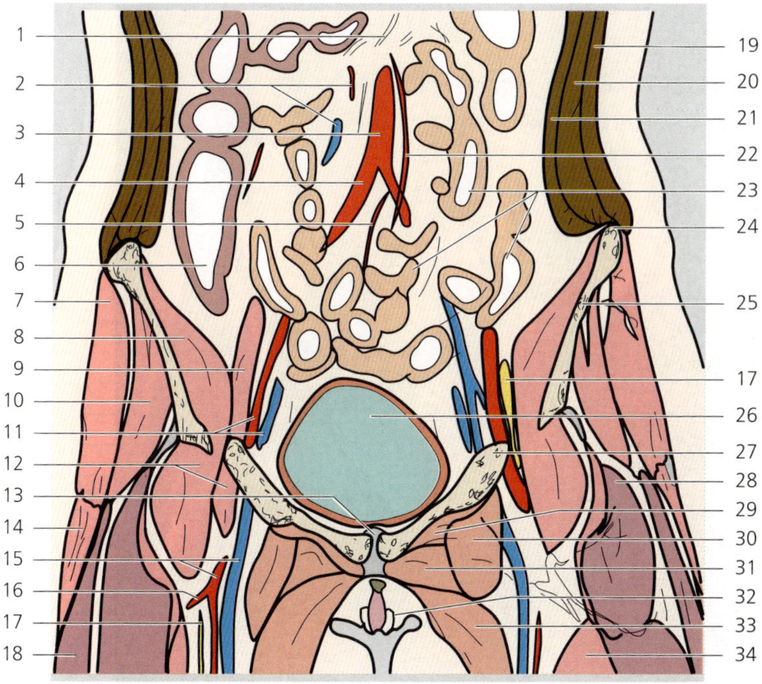

1 Mesentério
2 Artéria e veia mesentéricas superiores
3 Aorta abdominal
4 Artéria ilíaca comum direita
5 Artéria sigmóidea
6 Cólon ascendente
7 Músculo glúteo médio
8 Músculo ilíaco
9 Músculo psoas maior
10 Músculo glúteo mínimo
11 Artéria e veia ilíacas externas
12 Músculo iliopsoas
13 Sínfise
14 Músculo tensor da fáscia lata
15 Artéria e veia femorais
16 Artéria femoral profunda
17 Nervo femoral
18 Músculo vasto lateral
19 Músculo oblíquo externo do abdome
20 Músculo oblíquo interno do abdome
21 Músculo transverso do abdome
22 Artéria mesentérica inferior
23 Jejuno
24 Crista ilíaca
25 Asa do ílio
26 Bexiga urinária
27 Púbis
28 Músculo reto femoral
29 Músculo obturador externo
30 Músculo pectíneo
31 Músculo adutor curto
32 Lábio maior
33 Músculo adutor longo
34 Músculo sartório

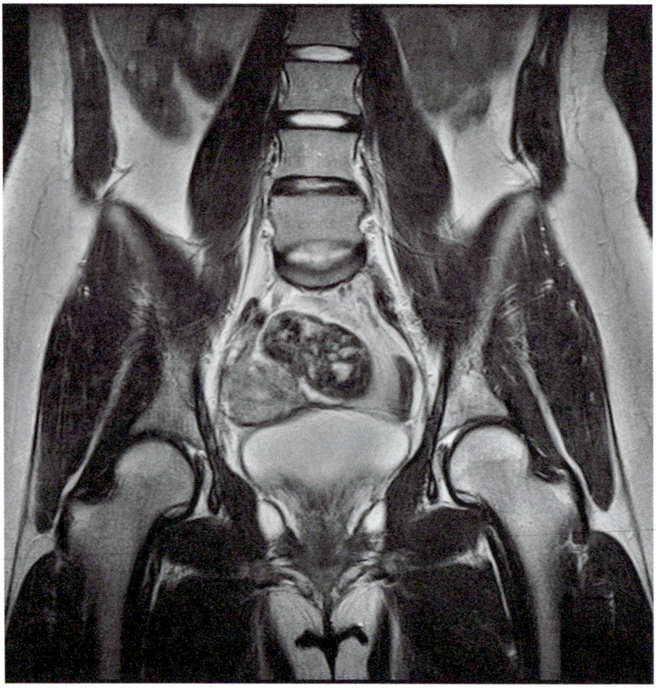

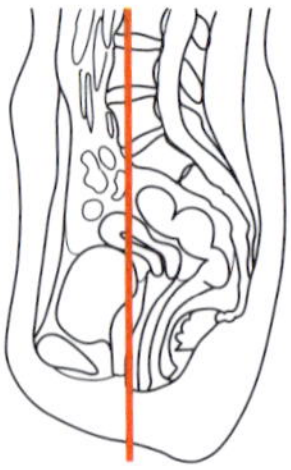

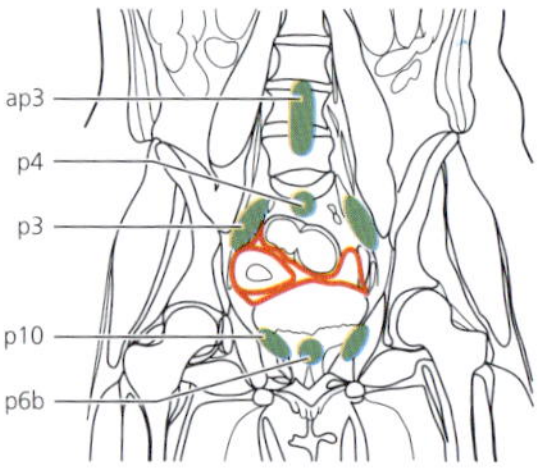

• = Linfonodo (ver 3ª capa)
—— = Peritônio

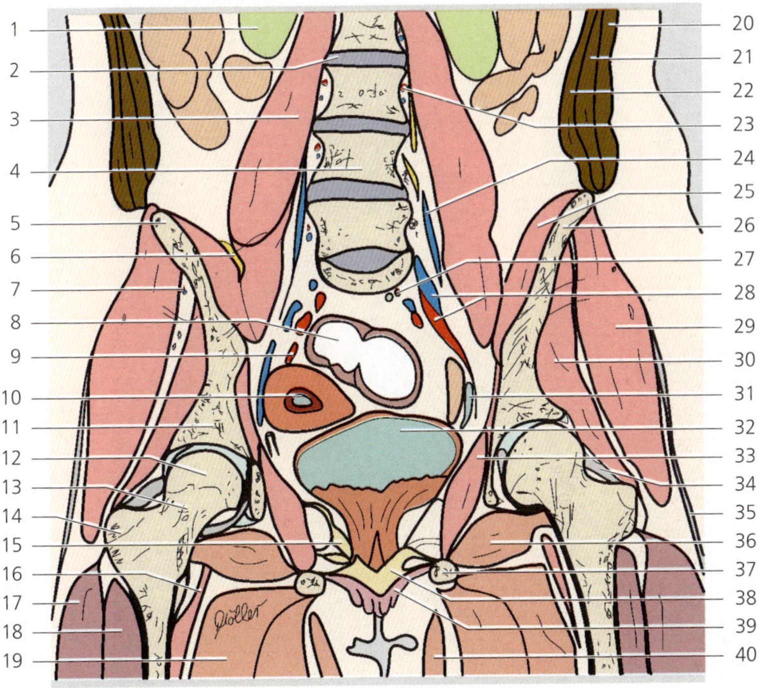

1 Rim direito
2 Disco intervertebral L2–L3
3 Músculo psoas maior
4 Vértebra lombar (L4)
5 Crista ilíaca
6 Nervo femoral
7 Artéria e veia glúteas superiores
8 Cólon sigmoide
9 Artéria uterina
10 Útero (cavidade)
11 Teto do acetábulo (corpo do ílio)
12 Cabeça do fêmur
13 Colo do fêmur
14 Trocanter maior
15 Músculo levantador do ânus
16 Músculo iliopsoas
17 Músculo vasto lateral
18 Músculo vasto intermédio
19 Músculo adutor magno
20 Músculo oblíquo externo do abdome
21 Músculo oblíquo interno do abdome
22 Músculo transverso do abdome
23 Artéria e veia lombares
24 Artéria e veia iliolombares
25 Músculo ilíaco
26 Asa do ílio
27 Artéria retal superior
28 Artéria e veia ilíacas internas
29 Músculo glúteo médio
30 Músculo glúteo mínimo
31 Ureter
32 Bexiga urinária
33 Músculo obturador interno
34 Ligamento iliofemoral
35 Trato iliotibial
36 Músculo obturador externo
37 Ísquio (ramo)
38 Músculo transverso profundo do períneo
39 Lábio menor
40 Músculo grácil

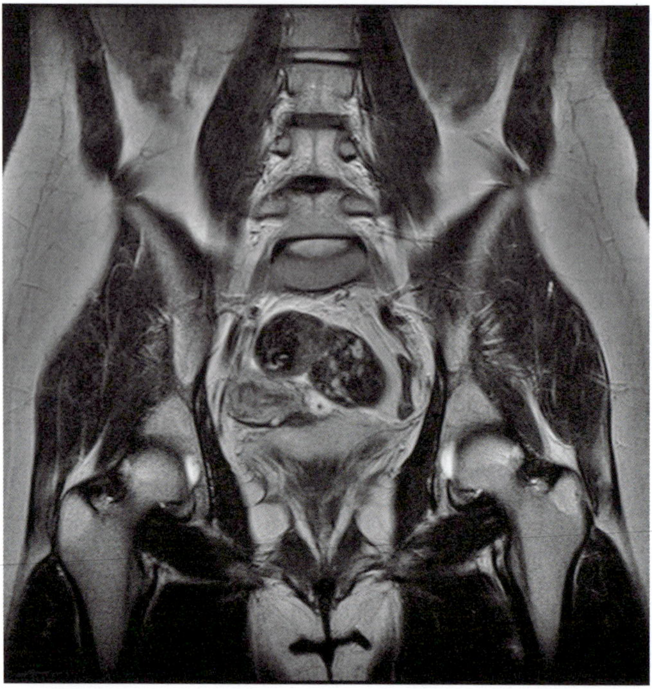

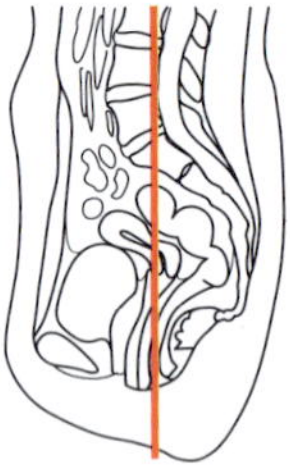

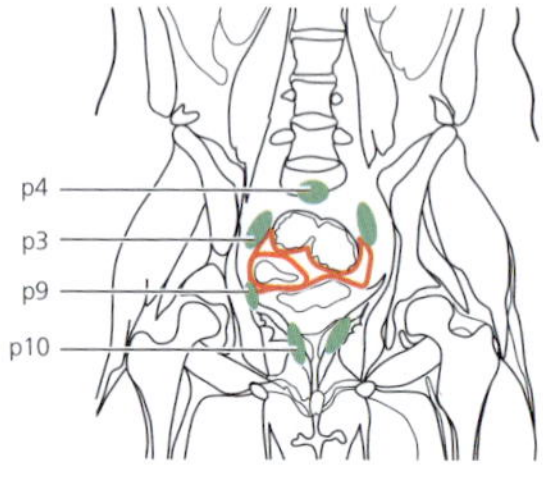

• = Linfonodo (ver 3ª capa)
—— = Peritônio

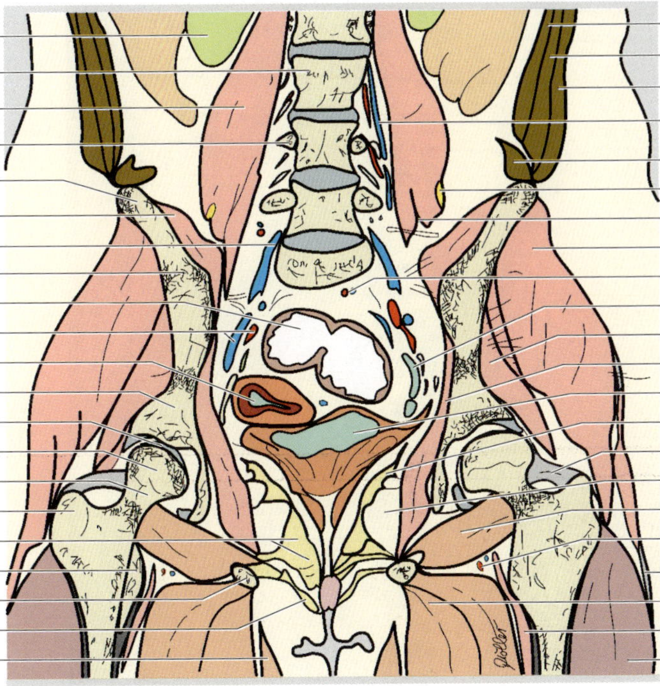

1 Rim direito
2 Vértebra lombar (L3)
3 Músculo psoas maior
4 Processo transverso (L4)
5 Crista ilíaca
6 Músculo ilíaco
7 Veia lombar ascendente
8 Asa do ílio
9 Cólon sigmoide
10 Artéria e veia ilíacas internas
11 Útero (cavidade)
12 Teto do acetábulo (corpo do ílio)
13 Articulação do quadril
14 Cabeça do fêmur
15 Colo do fêmur
16 Trocanter maior
17 Músculo transverso profundo do períneo
18 Trocanter menor
19 Ísquio (ramo)
20 Músculo bulboesponjoso
21 Músculo grácil
22 Músculo transverso do abdome
23 Músculo oblíquo interno do abdome
24 Músculo oblíquo externo do abdome
25 Artéria e veia lombares
26 Músculo quadrado do lombo
27 Nervo femoral
28 Nervo obturatório
29 Músculo glúteo médio
30 Artéria retal superior
31 Ureter
32 Músculo glúteo mínimo
33 Músculo obturador interno
34 Bexiga urinária
35 Músculo levantador do ânus
36 Ligamento iliofemoral
37 Fossa isquiorretal
38 Músculo obturador externo
39 Artéria femoral circunflexa medial
40 Trato iliotibial
41 Músculo adutor magno
42 Músculo iliopsoas
43 Músculo vasto lateral

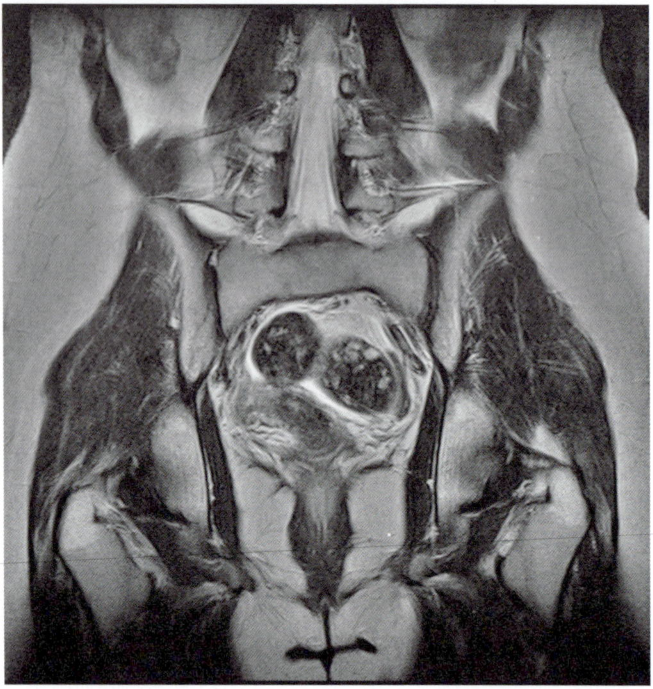

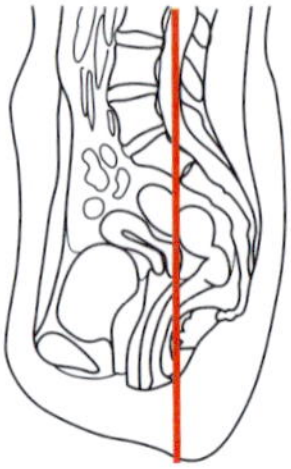

1 Rim direito
2 Costela 11
3 Dura-máter espinal
4 Músculo psoas maior
5 Canal vertebral
6 Cauda equina
7 Crista ilíaca

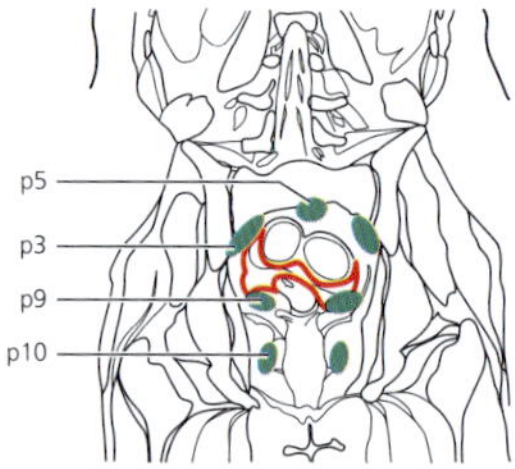

• = Linfonodo (ver 3ª capa)
—— = Peritônio

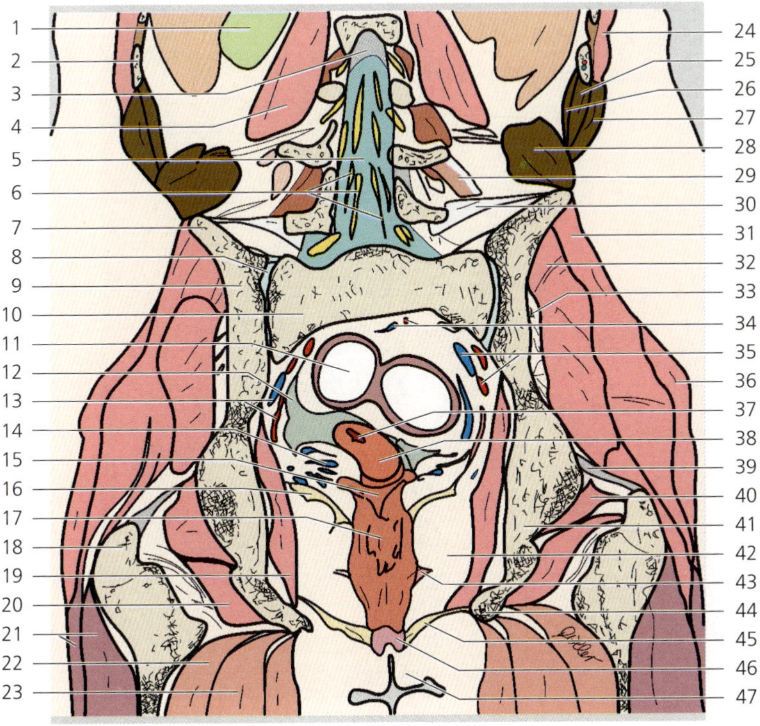

8 Articulação sacroilíaca
9 Asa do ílio
10 Sacro
11 Cólon sigmoide
12 Tuba uterina (infundíbulo)
13 Artéria e veia uterinas
14 Plexo venoso uterino
15 Vagina (fórnice)
16 Músculo levantador do ânus
17 Vagina
18 Trocanter maior
19 Músculo obturador interno
20 Músculo quadrado femoral
21 Músculo vasto lateral
22 Músculo semitendíneo
23 Músculo adutor magno
24 Músculo latíssimo do dorso
25 Músculo oblíquo interno do abdome
26 Músculo transverso do abdome
27 Músculo oblíquo externo do abdome
28 Músculo quadrado do lombo
29 Músculo multífido e músculos intertransversários lombares
30 Ligamento iliolombar e músculo iliocostal (músculo eretor da espinha, trato lateral)
31 Músculo glúteo médio
32 Músculo glúteo mínimo
33 Artéria e veia glúteas superiores
34 Artérias e veias sigmóideas
35 Artéria e veia ilíacas internas
36 Músculo glúteo máximo
37 Canal cervical
38 Colo do útero
39 Ligamento iliofemoral
40 Músculo obturador externo
41 Ísquio
42 Fossa isquiorretal
43 Músculo pubovaginal
44 Ísquio (ramo)
45 Músculo transverso profundo do períneo (diafragma urogenital)
46 Músculo bulboesponjoso
47 Lábio menor

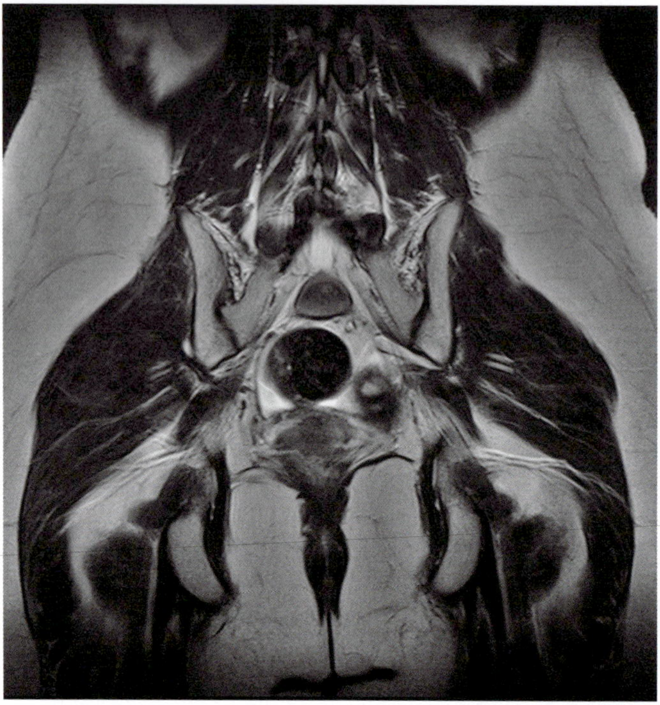

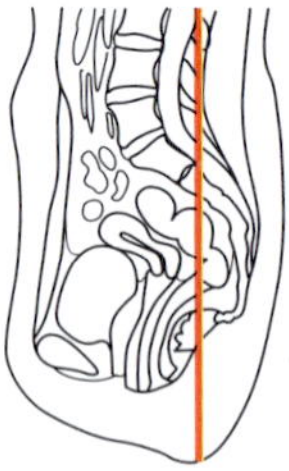

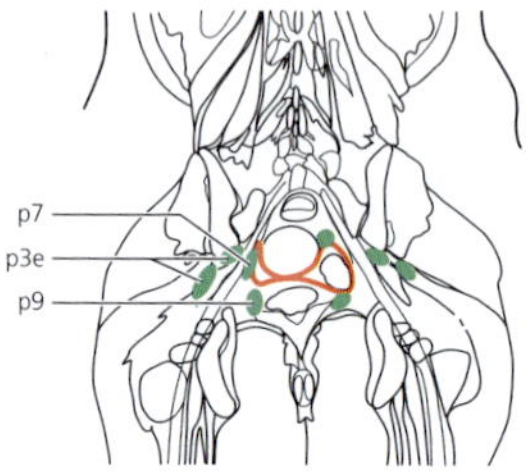

1 Cápsula adiposa do rim
2 Músculo serrátil posterior inferior
3 Músculo latíssimo do dorso
4 Músculo quadrado do lombo
5 Músculo iliocostal (parte do músculo eretor da espinha, trato lateral)
6 Músculo longuíssimo (parte do músculo eretor da espinha, trato lateral) ▶

• = Linfonodo (ver 3ª capa)
—— = Peritônio

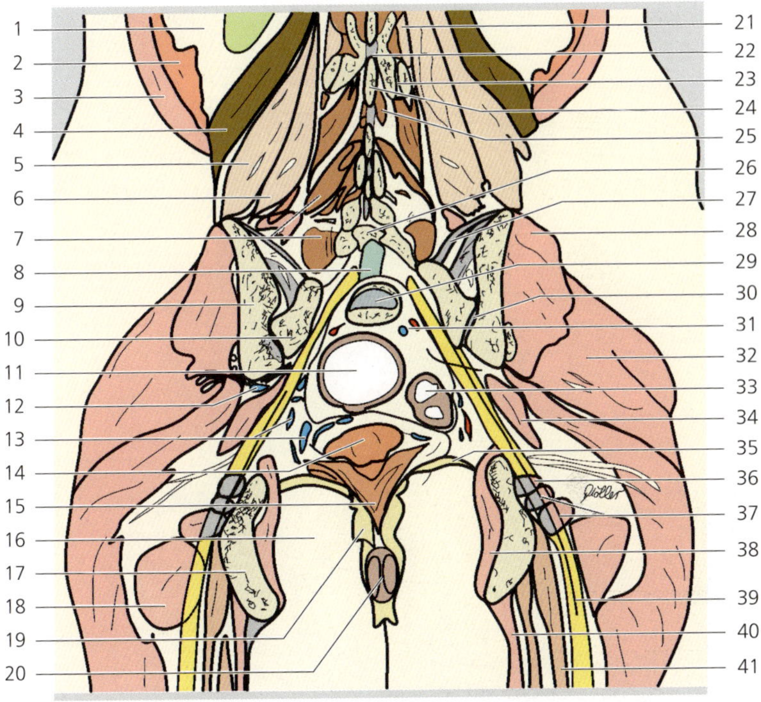

7 Músculo multífido (parte dos músculos transversoespinais)
8 Canal vertebral
9 Asa do ílio
10 Sacro
11 Reto
12 Veias glúteas superiores
13 Plexo venoso uterino e retal
14 Porção vaginal do colo
15 Vagina (parede posterior)
16 Fossa isquiorretal
17 Ísquio
18 Músculo quadrado femoral
19 Músculo esfíncter externo do ânus
20 Ânus
21 Músculos intertransversários (parte do músculo eretor da espinha, trato medial)
22 Ligamentos interespinais
23 Articulação zigapofisária
24 Processo espinhoso
25 Músculos interespinais (parte do músculo eretor da espinha, trato medial)
26 Vértebra lombar L5 (arco vertebral)
27 Ligamentos sacroilíacos
28 Músculo glúteo médio
29 Disco intervertebral S1–S2
30 Articulação sacroilíaca
31 Artérias e veias sigmóideas
32 Músculo glúteo máximo
33 Cólon sigmoide
34 Músculo piriforme
35 Músculo levantador do ânus
36 Músculo gêmeo superior
37 Músculo gêmeo inferior
38 Músculo obturador interno
39 Nervo isquiático
40 Músculo semitendíneo
41 Músculo adutor magno

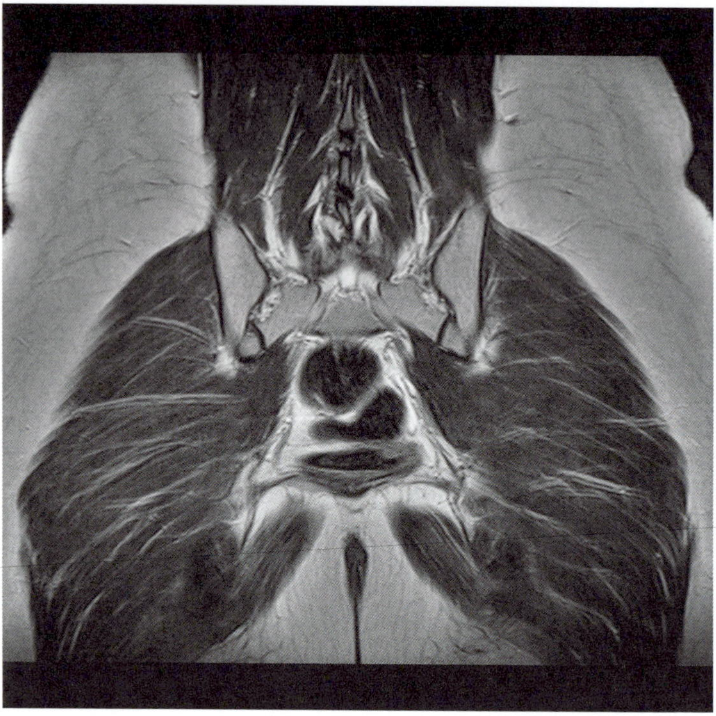

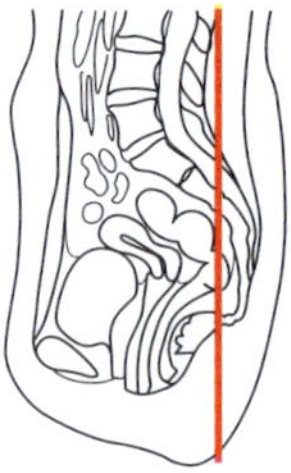

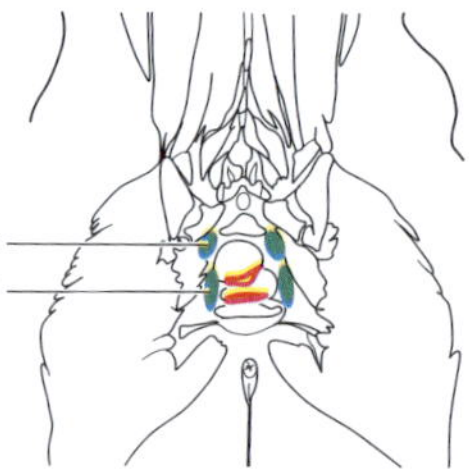

• = Linfonodo (ver 3ª capa)
—— = Peritônio

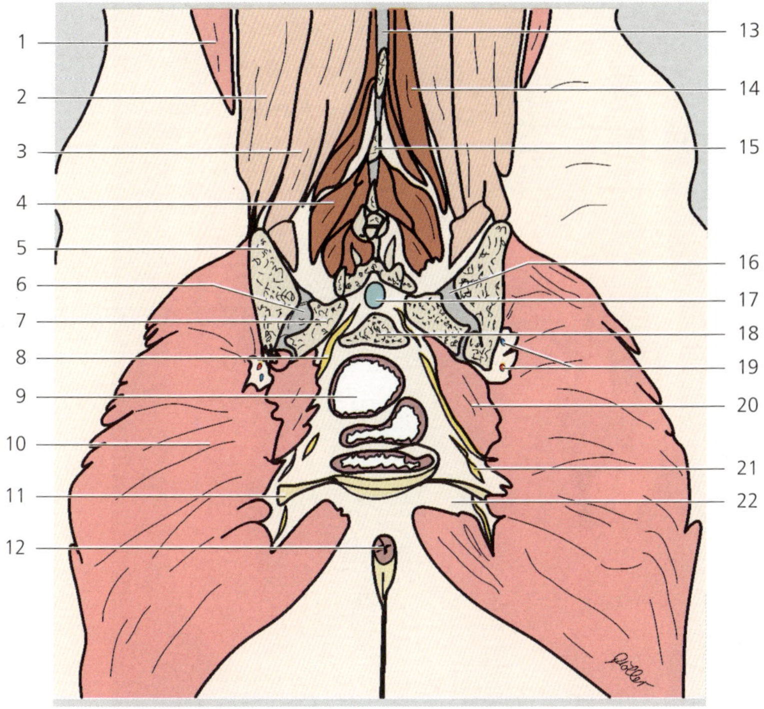

1 Músculo latíssimo do dorso
2 Músculo iliocostal (parte do músculo eretor da espinha, trato lateral)
3 Músculo longuíssimo (parte do músculo eretor da espinha, trato lateral)
4 Músculos transversoespinais (parte do músculo eretor da espinha, trato medial)
5 Ílio
6 Articulação sacroilíaca
7 Sacro (parte lateral da massa do sacro)
8 Nervos sacrais
9 Reto (ampola)
10 Músculo glúteo máximo
11 Músculo levantador do ânus
12 Músculo esfíncter anal externo
13 Ligamentos interespinais
14 Músculo espinal (parte do músculo eretor da espinha, trato medial)
15 Processo espinhoso
16 Ligamento sacroilíaco dorsal
17 Canal vertebral
18 Sacro (S2)
19 Artéria e veia glúteas superiores
20 Músculo piriforme
21 Artéria, veia e nervo glúteo inferior
22 Fossa isquioanal

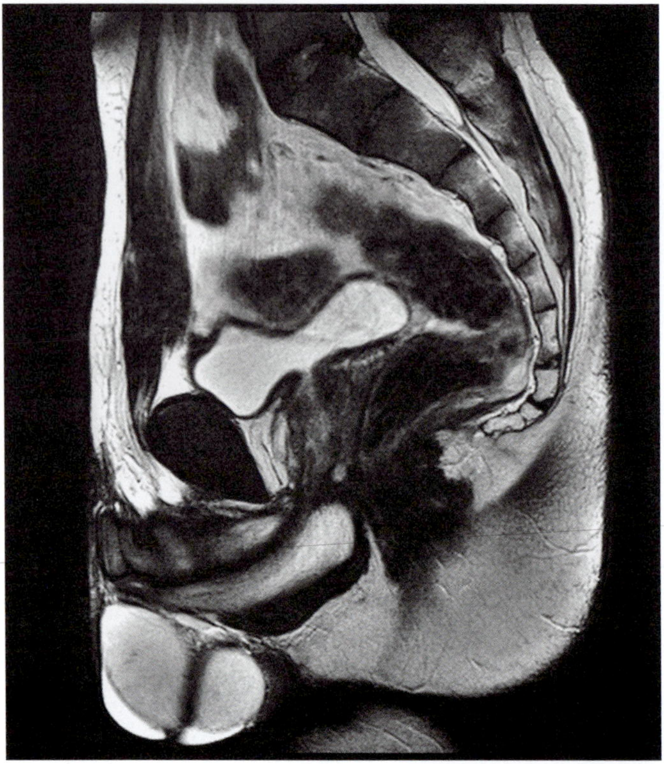

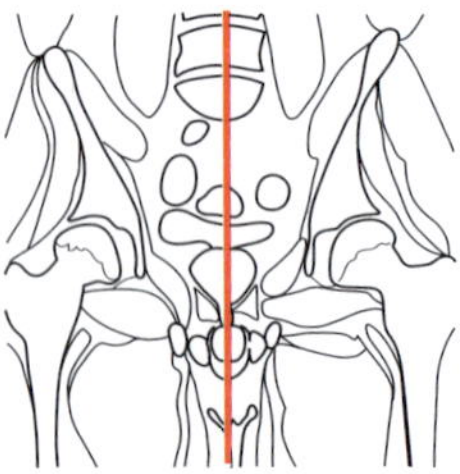

1 Músculo reto do abdome
2 Vértebra lombar (L5)
3 Mesentério
4 Promontório do sacro
5 Intestino delgado
6 Bexiga urinária (óstio interno da uretra) ▶

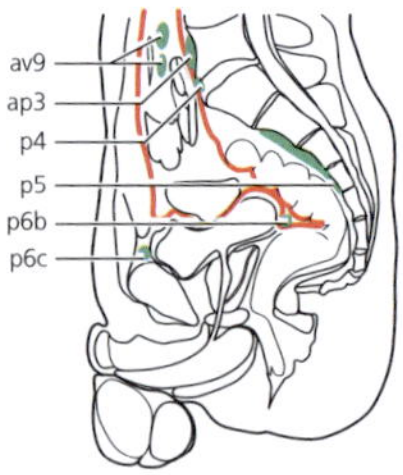

• = Linfonodo (ver 3ª capa)
—— = Peritônio

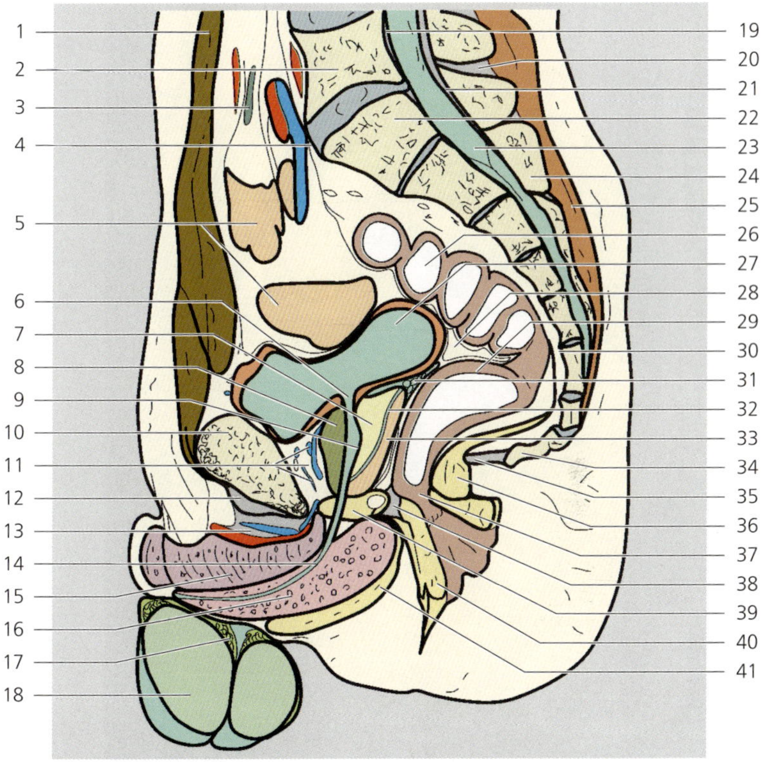

7 Próstata (zona central)
8 Próstata (estroma fibromuscular anterior)
9 Colículo seminal
10 Púbis
11 Espaço retropúbico com plexos venosos vesical e prostático
12 Ligamento arqueado púbico
13 Ligamento suspensor do pênis
14 Uretra
15 Corpo cavernoso
16 Corpo esponjoso
17 Epidídimo
18 Testículo
19 Ligamento longitudinal posterior
20 Ligamentos interespinais
21 Ligamentos amarelos
22 Sacro (S1)
23 Canal vertebral
24 Processo espinhoso
25 Músculo eretor da espinha, trato medial
26 Cólon sigmoide
27 Bexiga urinária
28 Escavação retovesical
29 Reto
30 Espaço pré-sacral
31 Vesícula seminal
32 Ducto ejaculatório
33 Próstata, zona periférica
34 Cóccix
35 Ligamento anococcígeo
36 Músculo levantador do ânus
37 Ânus
38 Corpo perineal
39 Diafragma urogenital com glândula bulbouretral
40 Músculo esfíncter externo do ânus
41 Músculo bulboesponjoso

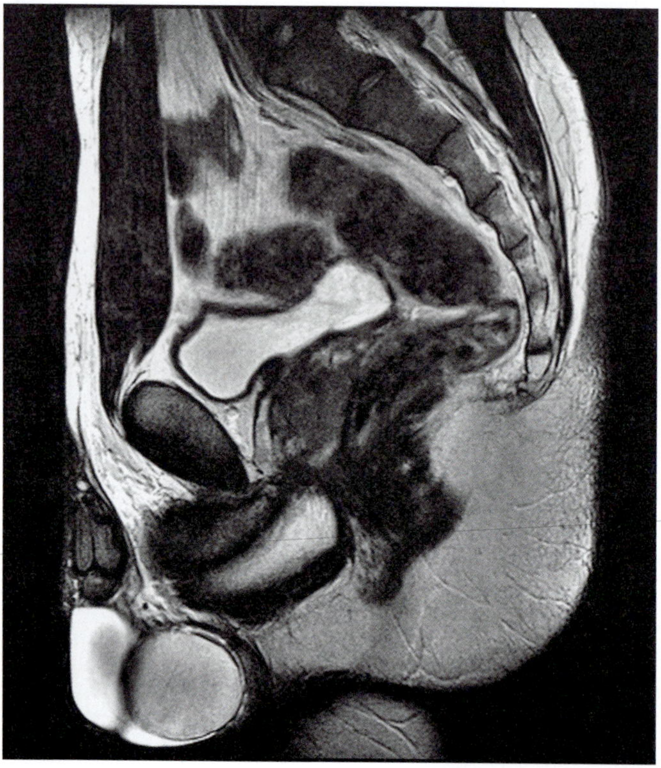

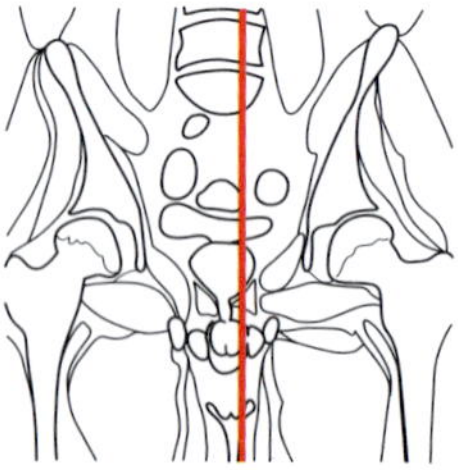

1 Artéria e veia ilíacas comuns
2 Vértebra lombar (L5)
3 Artéria e veia ilíacas internas
4 Disco intervertebral L5–S1
5 Mesentério
6 Intestino delgado
7 Músculo reto do abdome ▶

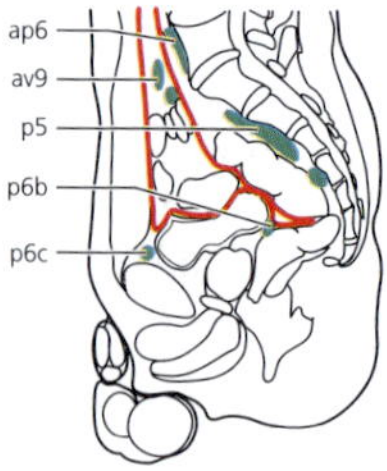

• = Linfonodo (ver 3ª capa)
—— = Peritônio

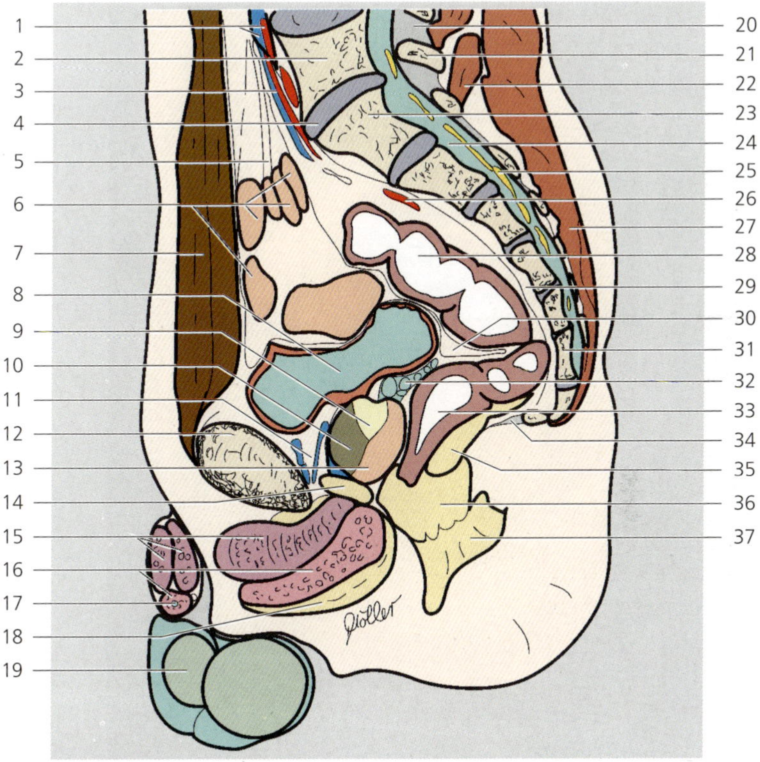

8 Bexiga urinária
9 Próstata (zona central)
10 Próstata (estroma fibromuscular anterior)
11 Espaço retropúbico com plexos venosos vesical e prostático
12 Púbis
13 Próstata (zona periférica)
14 Diafragma urogenital
15 Corpo cavernoso
16 Corpo esponjoso
17 Uretra
18 Músculo bulboesponjoso
19 Testículo
20 Ligamentos amarelos
21 Processo espinhoso
22 Músculo multífido (músculo eretor da espinha, trato medial)
23 Sacro (S1)
24 Canal vertebral
25 Nervo espinal (parte da cauda equina)
26 Artéria sacral lateral
27 Músculo multífido (músculo eretor da espinha, trato medial)
28 Cólon sigmoide
29 Espaço pré-sacral
30 Escavação retovesical
31 Cóccix
32 Vesícula seminal
33 Reto
34 Ligamento anococcígeo
35 Músculo levantador do ânus
36 Músculo esfíncter externo do ânus (partes superficial e profunda)
37 Músculo esfíncter externo do ânus (parte subcutânea)

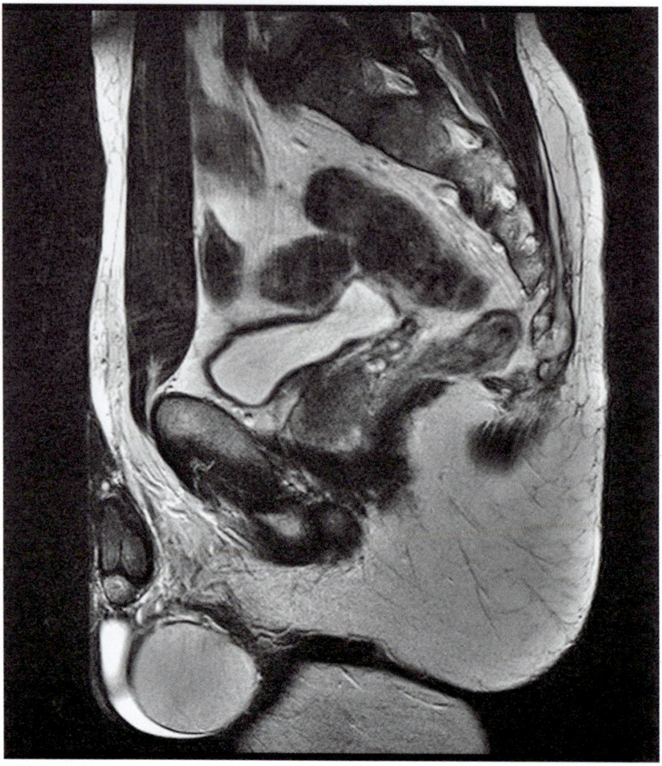

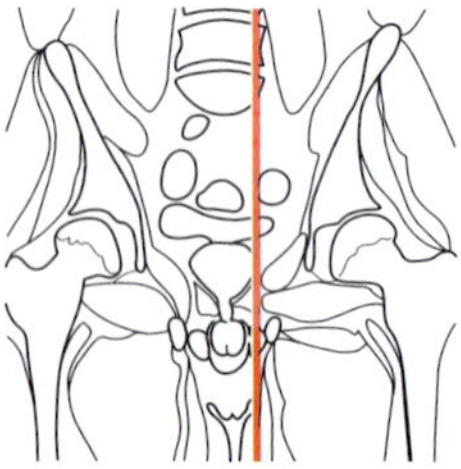

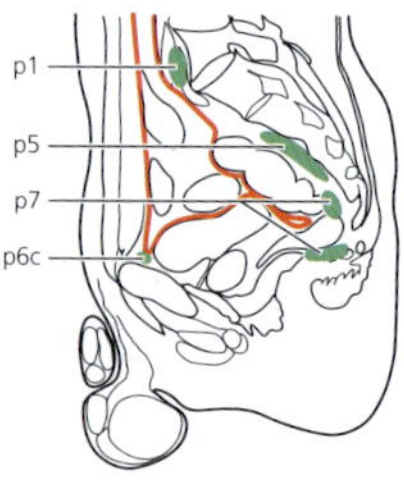

● = Linfonodo (ver 3ª capa)

—— = Peritônio

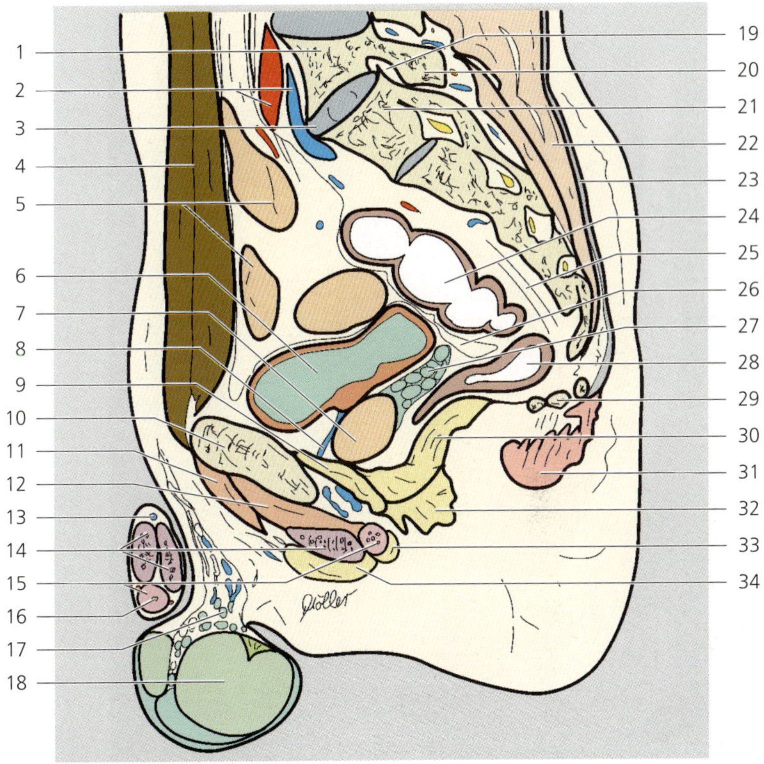

1 Vértebra lombar (L5)
2 Artéria e veia ilíacas comuns
3 Disco intervertebral L5–S1
4 Músculo reto do abdome
5 Intestino delgado
6 Bexiga urinária
7 Próstata, zona periférica
8 Espaço retropúbico com plexos venosos vesical e prostático
9 Diafragma urogenital
10 Púbis
11 Músculo adutor curto
12 Músculo obturador externo
13 Veia dorsal do pênis
14 Corpo cavernoso
15 Corpo esponjoso
16 Uretra
17 Epidídimo
18 Testículo
19 Forame intervertebral
20 Processo articular inferior
21 Sacro (S1)
22 Músculo eretor da espinha (trato lateral)
23 Fáscia toracolombar
24 Cólon sigmoide
25 Espaço pré-sacral
26 Escavação retovesical
27 Vesícula seminal
28 Reto
29 Cóccix
30 Músculo levantador do ânus
31 Músculo glúteo máximo
32 Músculo esfíncter externo do ânus
33 Músculo bulboesponjoso
34 Músculo isquiocavernoso

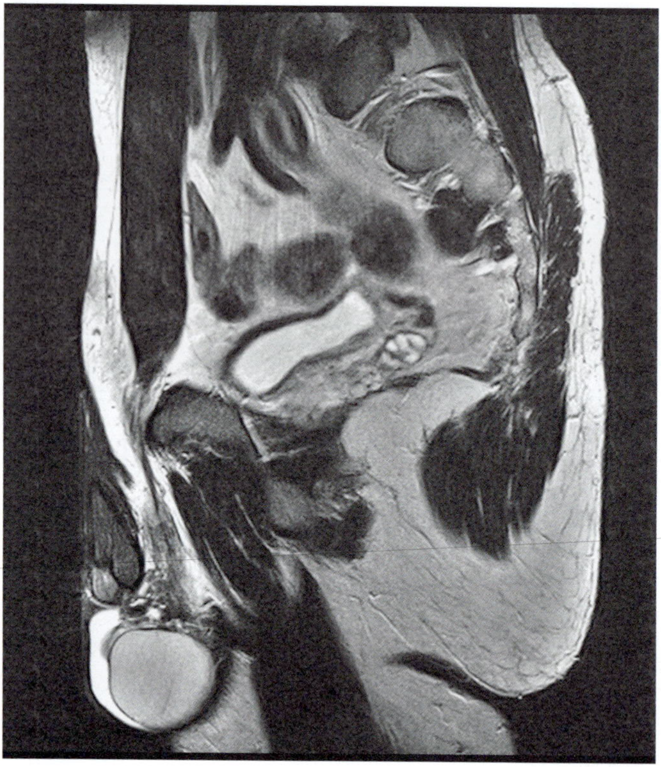

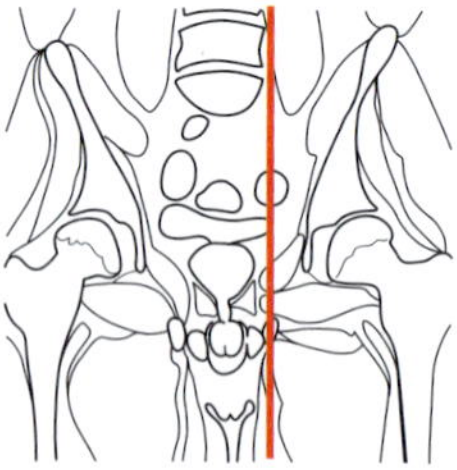

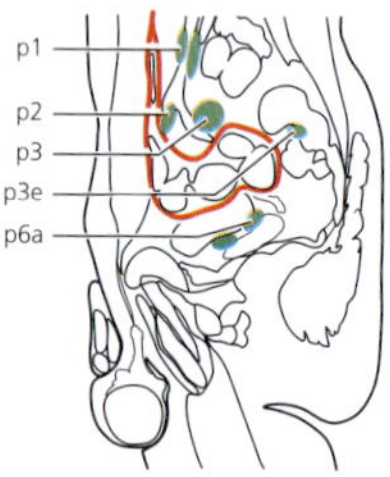

• = Linfonodo (ver 3ª capa)
— = Peritônio

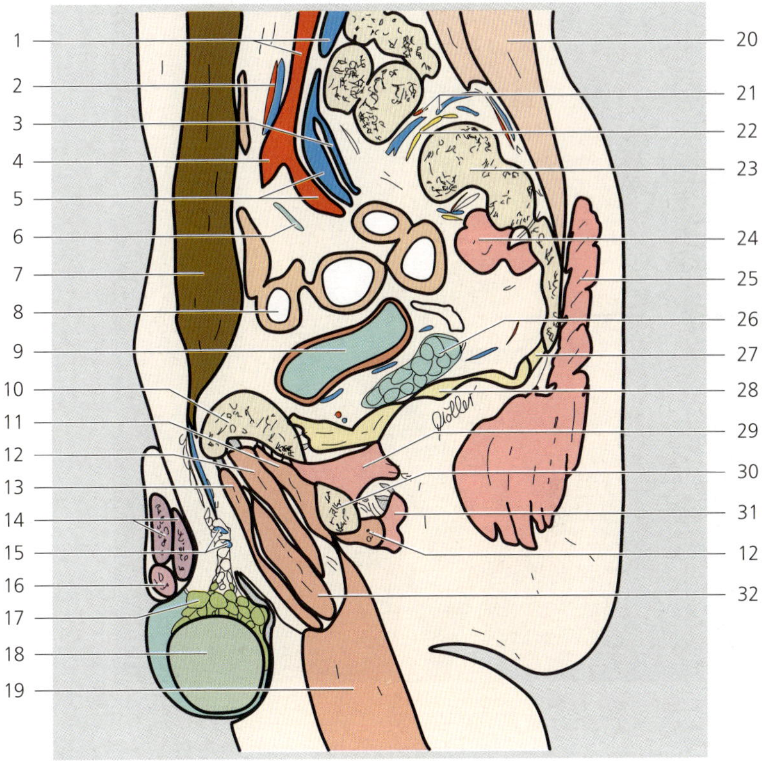

1 Artéria e veia ilíacas comuns
2 Artéria mesentérica inferior
3 Veias glúteas superiores
4 Artéria ilíaca externa
5 Artéria e veia ilíacas internas
6 Ureter
7 Músculo reto do abdome
8 Intestino delgado
9 Bexiga urinária
10 Púbis
11 Músculo obturador externo
12 Músculo adutor magno
13 Músculo adutor longo
14 Corpo cavernoso
15 Canal inguinal
16 Corpo esponjoso
17 Epidídimo
18 Testículo
19 Músculo grácil
20 Músculo longuíssimo (parte do eretor da espinha, trato lateral)
21 Artérias e veias sacrais laterais
22 Nervos sacrais
23 Sacro (parte lateral ou massa do sacro)
24 Músculo piriforme
25 Músculo glúteo máximo
26 Vesícula seminal
27 Músculo coccígeo
28 Músculo levantador do ânus
29 Músculo obturador interno
30 Ísquio
31 Músculo tendíneo
32 Músculo adutor curto

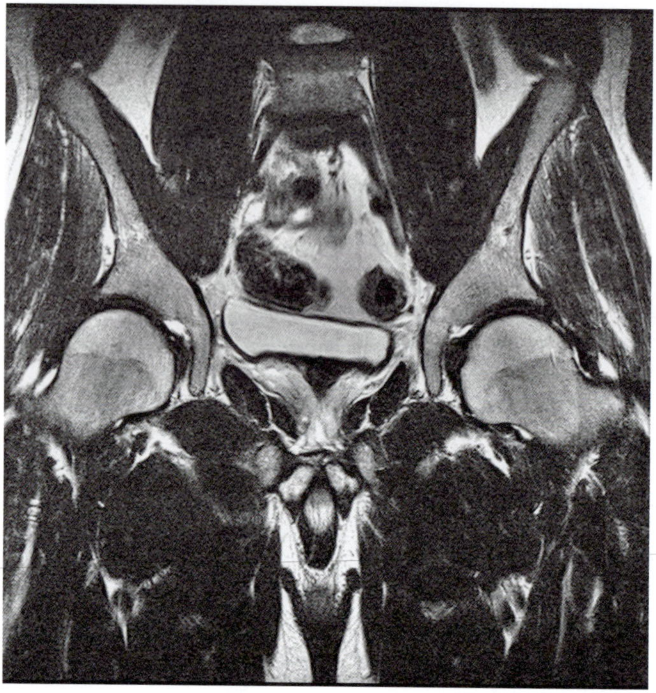

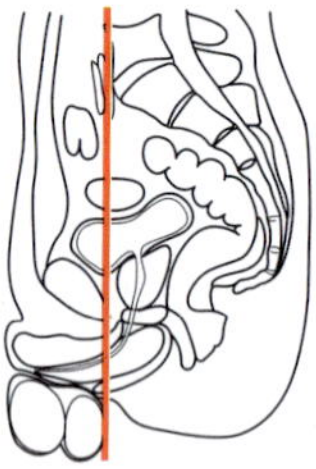

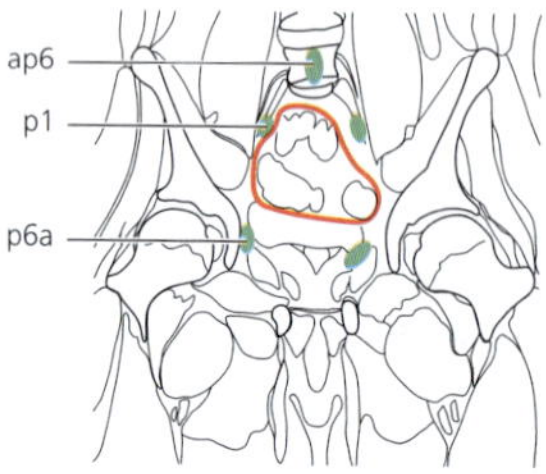

• = Linfonodo (ver 3ª capa)
—— = Peritônio

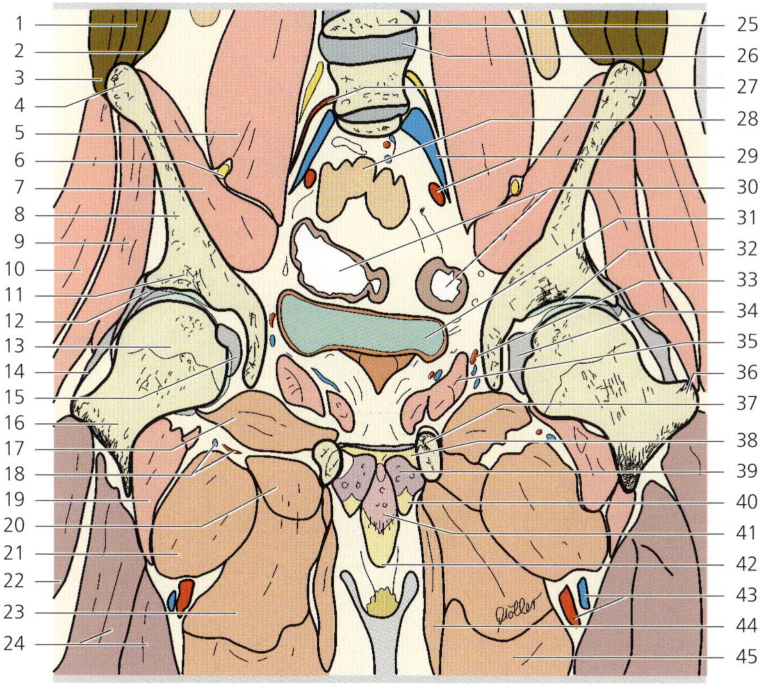

1 Músculo oblíquo interno do abdome
2 Músculo transverso do abdome
3 Músculo oblíquo externo do abdome
4 Espinha ilíaca anterossuperior
5 Músculo psoas maior
6 Nervo femoral
7 Músculo ilíaco
8 Ílio
9 Músculo glúteo mínimo
10 Músculo glúteo médio
11 Teto do acetábulo
12 Lábio do acetábulo
13 Fêmur (cabeça)
14 Ligamento iliofemoral
15 Ligamento da cabeça do fêmur
16 Colo do fêmur
17 Músculo obturador externo
18 Artéria femoral circunflexa medial
19 Músculo iliopsoas
20 Músculo adutor mínimo
21 Músculo pectíneo
22 Músculo vasto lateral
23 Músculo adutor curto
24 Músculo vasto intermédio
25 Vértebra lombar (L4)
26 Disco intervertebral L4–L5
27 Artérias lombares
28 Intestino delgado
29 Artéria e veia ilíacas comuns
30 Cólon sigmoide
31 Bexiga urinária
32 Articulação do quadril
33 Artéria e veia obturatórias
34 Ligamento da cabeça do fêmur
35 Músculo obturador interno
36 Trocanter maior
37 Púbis
38 Diafragma urogenital
39 Corpo cavernoso
40 Músculo isquiocavernoso
41 Corpo esponjoso
42 Músculo bulboesponjoso
43 Artéria e veia femorais
44 Músculo grácil
45 Músculo adutor longo

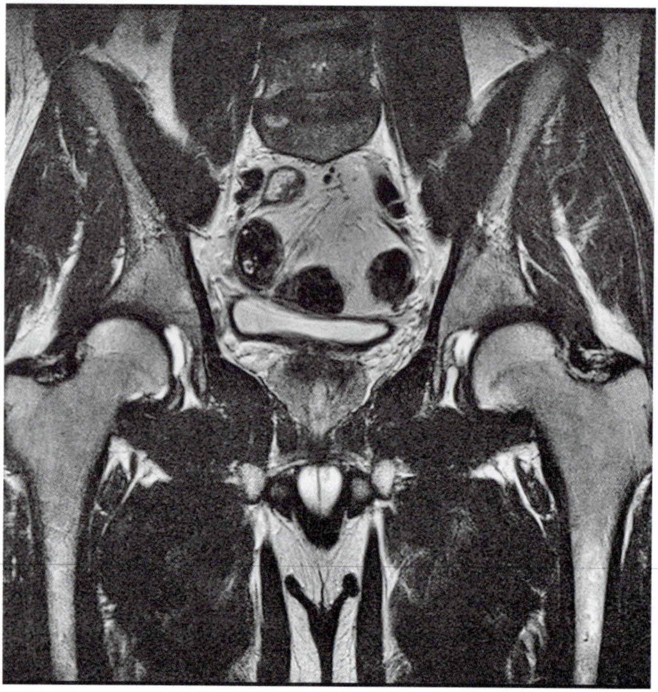

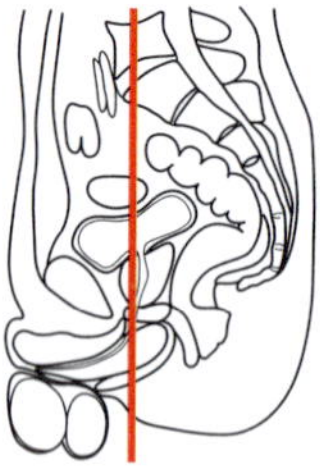

1 Músculo transverso do abdome
2 Músculo oblíquo interno
3 Músculo oblíquo externo
4 Espinha ilíaca anterossuperior
5 Músculo psoas maior
6 Músculo ilíaco
7 Nervo obturatório ▶

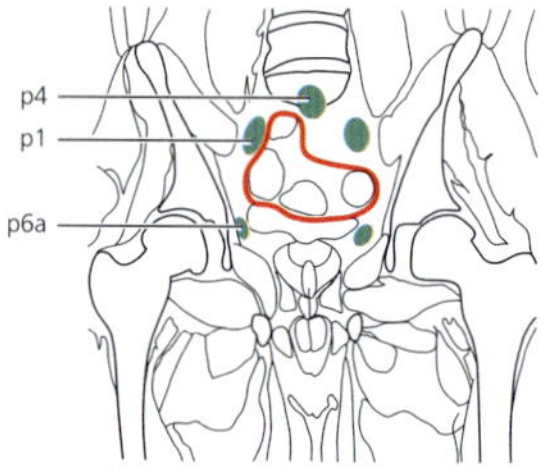

• = Linfonodo (ver 3ª capa)
—— = Peritônio

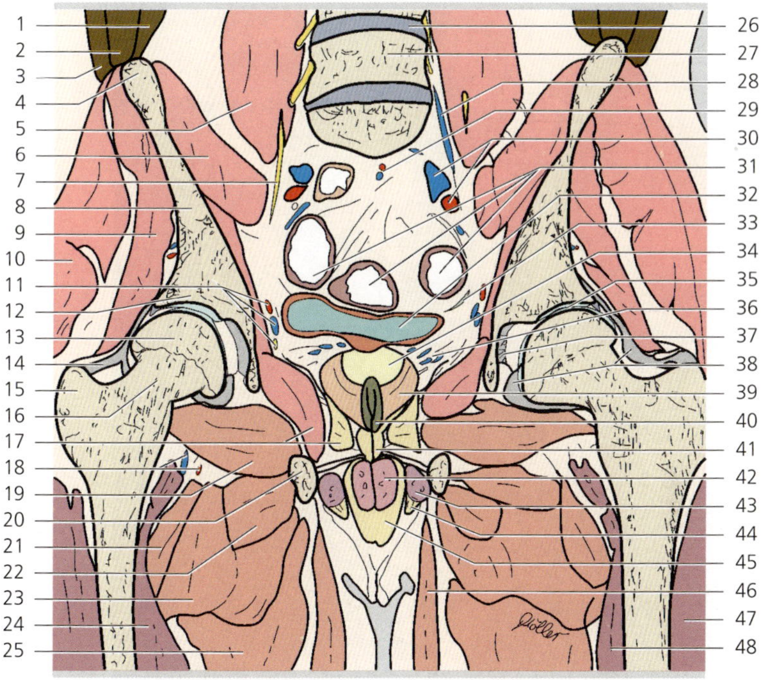

8 Ílio
9 Músculo glúteo mínimo
10 Músculo glúteo médio
11 Artéria, veia e nervo obturatórios
12 Teto do acetábulo
13 Cabeça do fêmur
14 Ligamento iliofemoral
15 Trocanter maior
16 Colo do fêmur
17 Músculo obturador interno (diafragma urogenital)
18 Artéria e veia femorais circunflexas mediais
19 Músculo obturador externo
20 Púbis
21 Músculo pectíneo
22 Músculo adutor mínimo
23 Músculo adutor curto
24 Músculo iliopsoas
25 Músculo adutor magno
26 Disco intervertebral L4–L5
27 Vértebra lombar (L5)
28 Veia lombar ascendente
29 Artéria e veia retais superiores
30 Artéria e veia ilíacas comuns
31 Cólon sigmoide
32 Bexiga urinária
33 Ureter
34 Próstata (zona central)
35 Articulação do quadril
36 Plexo venoso prostático
37 Ligamento da cabeça do fêmur
38 Zona orbicular da articulação do quadril
39 Próstata (zona periférica)
40 Próstata (zona de transição)
41 Ureter
42 Corpo esponjoso
43 Corpo cavernoso
44 Músculo isquiocavernoso
45 Músculo bulboesponjoso
46 Músculo grácil
47 Músculo vasto lateral
48 Músculo vasto intermédio

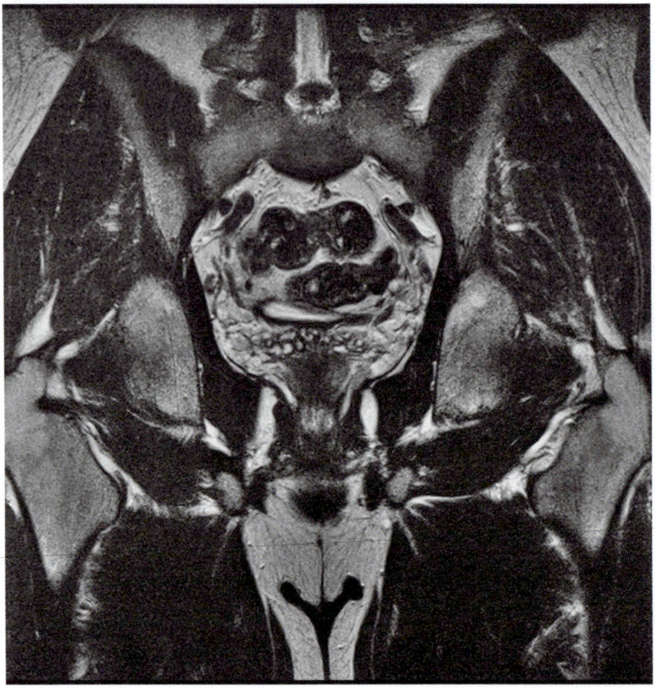

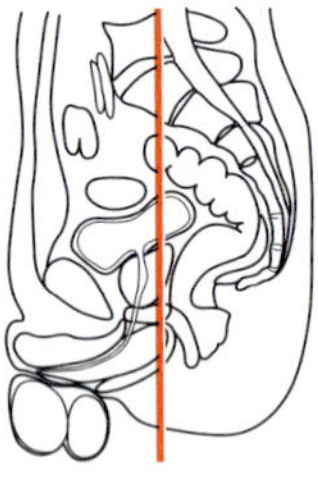

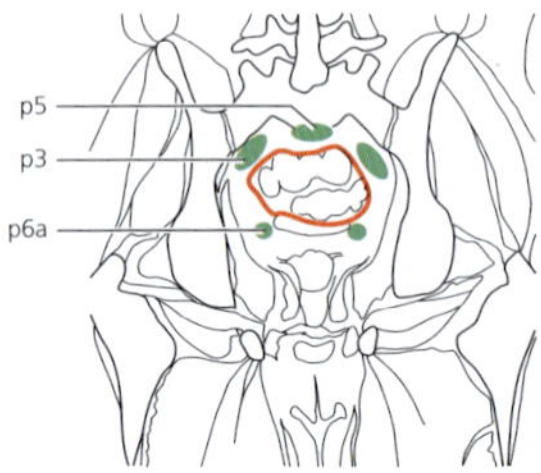

• = Linfonodo (ver 3ª capa)
—— = Peritônio

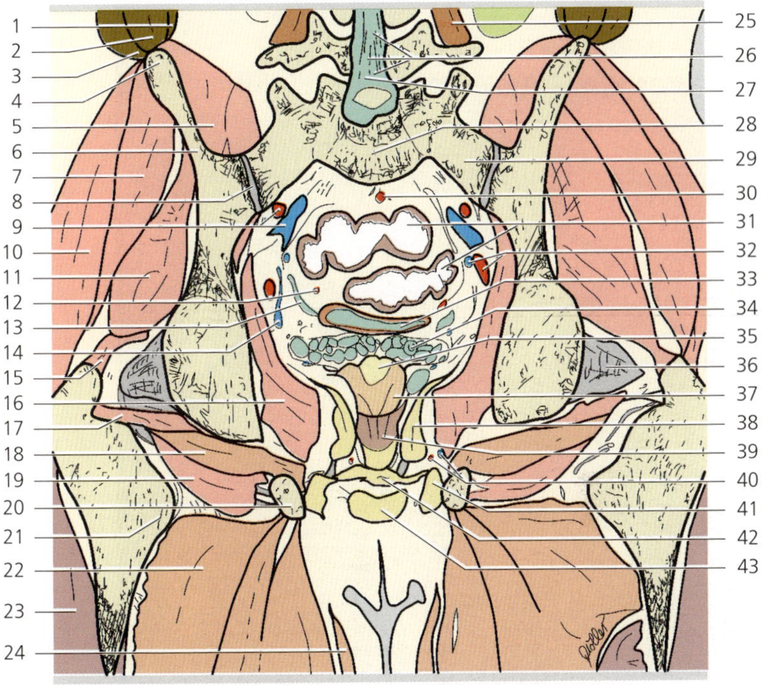

1 Músculo transverso do abdome
2 Músculo oblíquo interno
3 Músculo oblíquo externo
4 Crista ilíaca
5 Músculo ilíaco
6 Ílio
7 Músculo glúteo médio
8 Articulação sacroilíaca
9 Artéria e veia ilíacas internas
10 Músculo glúteo máximo
11 Músculo glúteo mínimo
12 Lábio do acetábulo
13 Ureter
14 Plexo venoso vesical
15 Inserção dos músculos glúteos mínimo e médio (trocanter maior)
16 Músculo obturador interno
17 Músculo gêmeo inferior
18 Músculo obturador externo
19 Músculo quadrado femoral
20 Túber isquiático
21 Trocanter menor
22 Músculo adutor magno
23 Músculo vasto lateral
24 Músculo grácil
25 Músculos transversoespinais (parte do músculo eretor da espinha, trato medial)
26 Cauda equina
27 Dura-máter espinal
28 Sacro
29 Asa do sacro
30 Artéria retal superior
31 Cólon sigmoide
32 Artéria e veia obturatórias
33 Bexiga urinária
34 Vesícula seminal
35 Próstata (zona central)
36 Cápsula articular
37 Próstata (zona periférica)
38 Músculo levantador do ânus
39 Reto (parede)
40 Artéria e veia pudendas internas
41 Músculo isquiocavernoso
42 Diafragma urogenital
43 Músculo bulboesponjoso

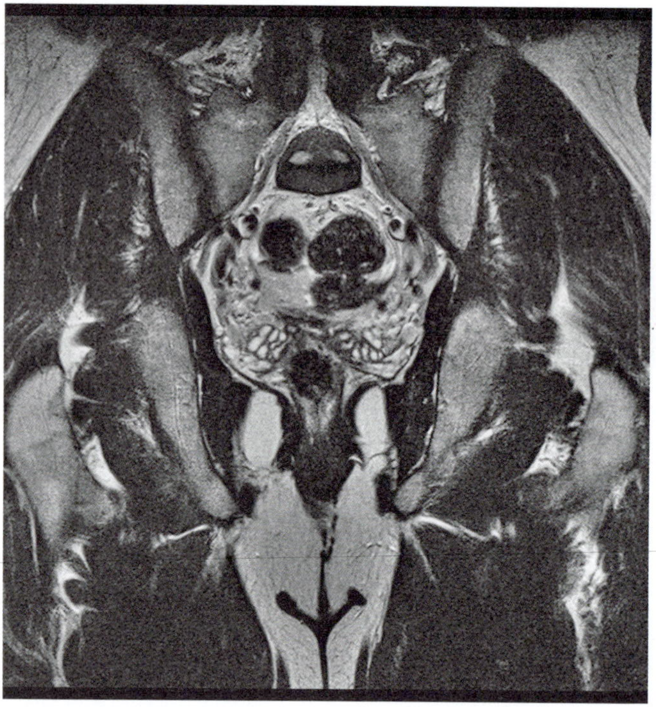

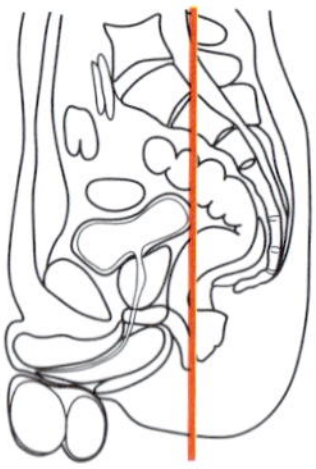

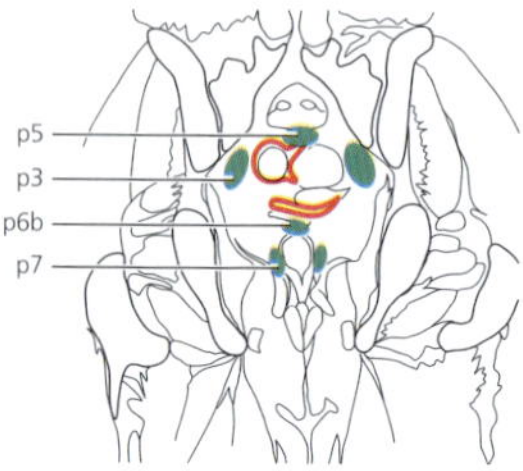

• = Linfonodo (ver 3ª capa)
—— = Peritônio

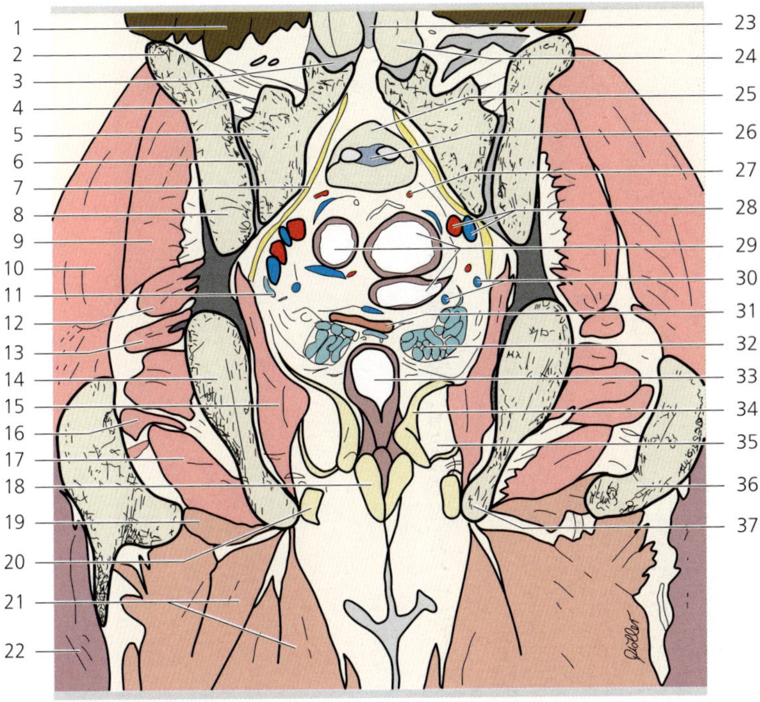

1 Músculo quadrado do lombo
2 Crista ilíaca
3 Articulação zigapofisária
4 Ligamento sacroilíaco interósseo
5 Asa do sacro
6 Articulação sacroilíaca
7 Nervos sacrais
8 Asa do ílio
9 Músculo glúteo médio
10 Músculo glúteo máximo
11 Ureter
12 Músculo piriforme
13 Músculo gêmeo superior
14 Asa do ílio
15 Músculo obturador interno
16 Músculo gêmeo inferior
17 Músculo quadrado femoral
18 Músculo esfíncter externo do ânus
19 Músculo adutor mínimo
20 Músculo isquiocavernoso
21 Músculo adutor magno
22 Músculo vasto lateral
23 Dura-máter espinal
24 Processo articular inferior (zigapófise, L5)
25 Sacro (S1)
26 Disco intervertebral S1–S2
27 Artéria retal superior
28 Artéria e veia ilíacas internas
29 Cólon sigmoide
30 Plexo venoso vesical
31 Bexiga urinária
32 Vesícula seminal
33 Reto (ampola)
34 Músculo levantador do ânus
35 Fossa isquiorretal
36 Crista intertrocantérica
37 Túber isquiático

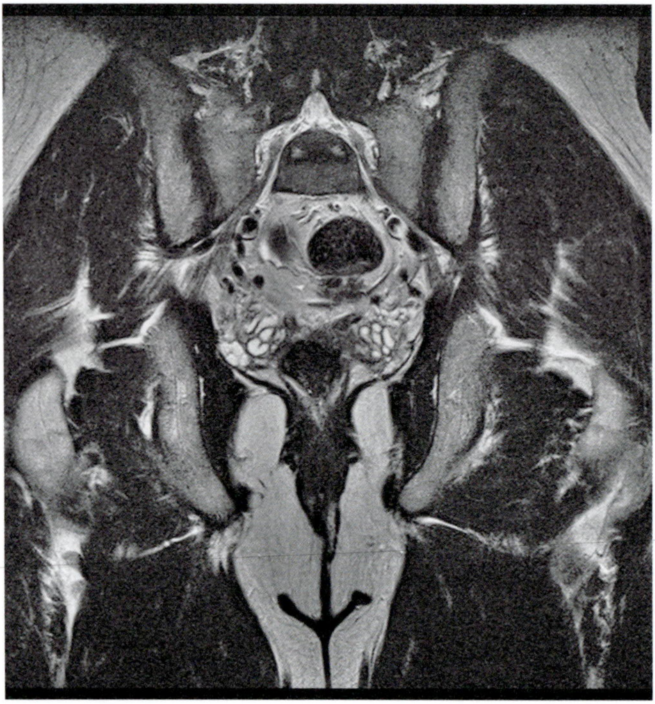

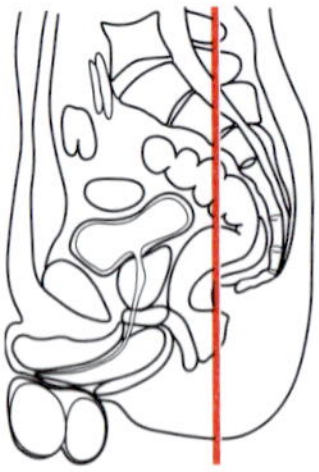

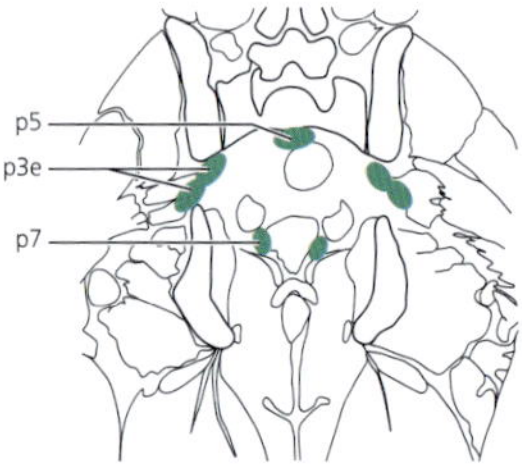

• = Linfonodo (ver 3ª capa)

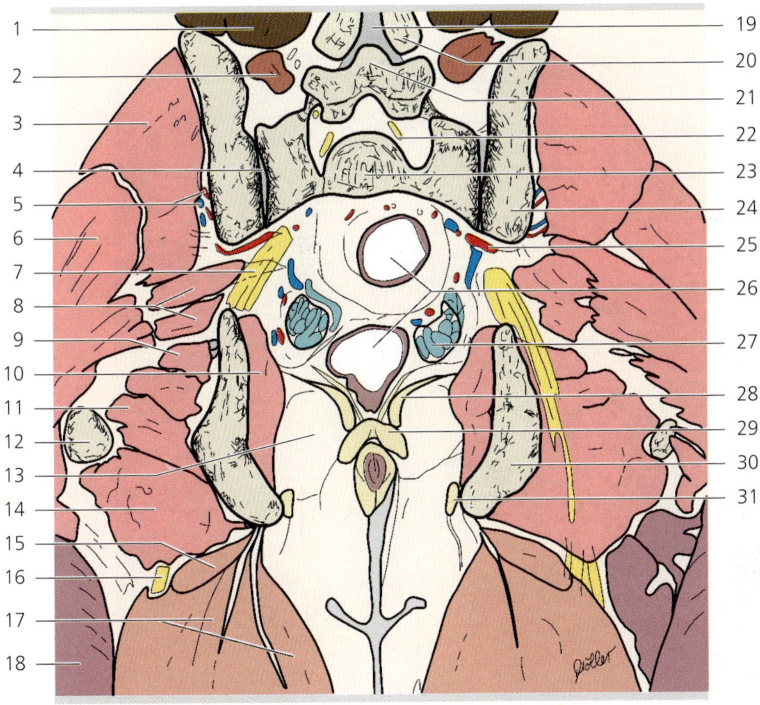

1 Músculo quadrado do lombo
2 Músculo multífido
3 Músculo glúteo médio
4 Articulação sacroilíaca
5 Artéria e veia glúteas superiores
6 Músculo glúteo máximo
7 Plexo sacral
8 Músculo piriforme
9 Músculo gêmeo superior
10 Músculo obturador interno
11 Músculo gêmeo inferior
12 Trocanter maior
13 Fossa isquiorretal
14 Músculo quadrado femoral
15 Músculo adutor mínimo
16 Nervo isquiático
17 Músculo adutor magno
18 Músculo vasto lateral
19 Ligamentos interespinhosos
20 Processo articular inferior (zigapófise, L4)
21 Vértebra lombar (L5)
22 Nervo espinal (L5)
23 Sacro
24 Ílio
25 Artéria e veia ilíacas internas
26 Reto
27 Vesícula seminal
28 Músculo levantador do ânus
29 Músculo esfíncter externo do ânus
30 Ísquio
31 Músculo isquiocavernoso

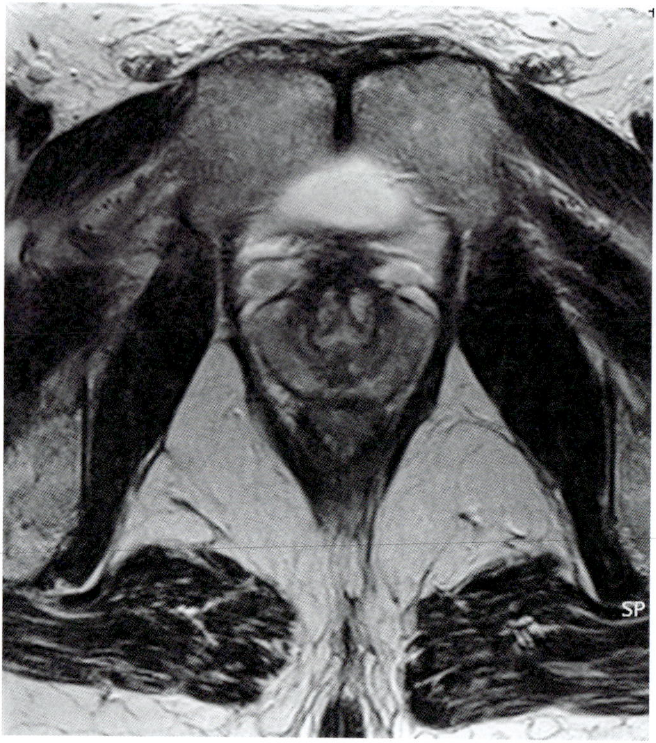
SP

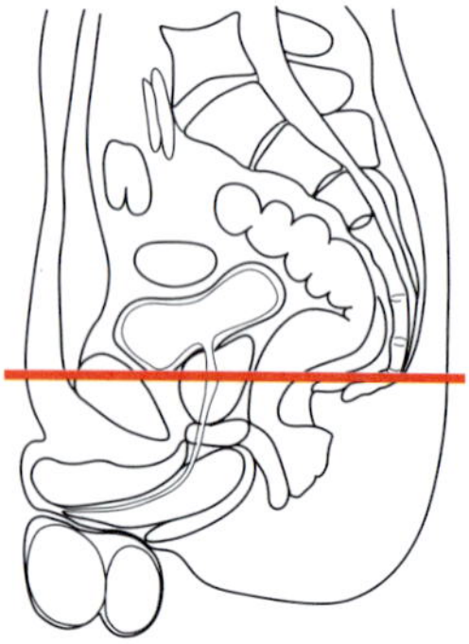

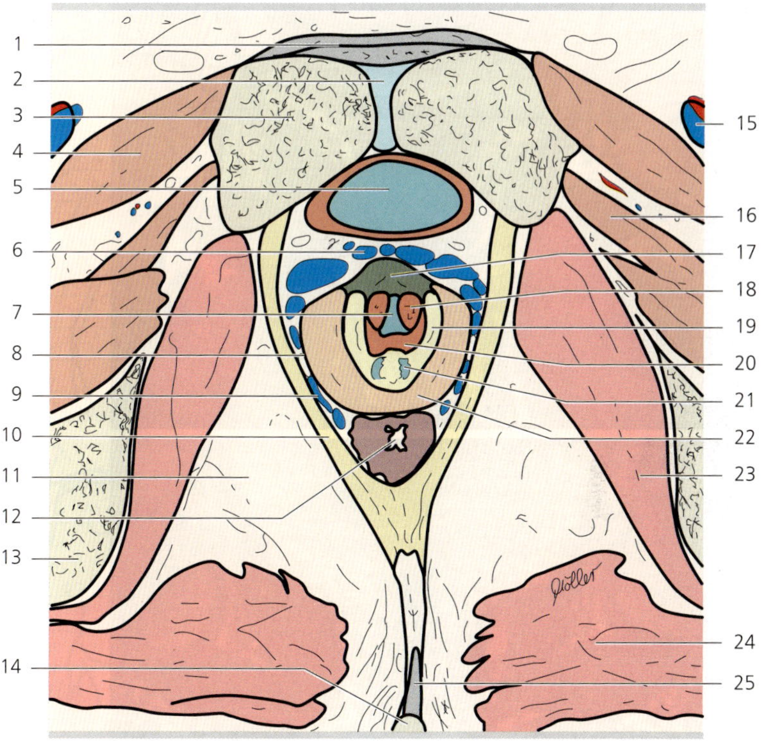

1 Ligamentos fundiforme e suspensor do pênis
2 Sínfise púbica
3 Púbis
4 Músculo pectíneo
5 Bexiga urinária
6 Plexo venoso prostático (plexo venoso anterior de Santorini)
7 Uretra
8 Cápsula da próstata
9 Plexo venoso lateral (feixe neurovascular)
10 Músculo levantador do ânus
11 Fossa isquiorretal
12 Ânus
13 Ísquio
14 Cóccix
15 Artéria, veia e nervo femorais
16 Músculo obturador externo
17 Próstata (parte anterior, estroma fibromuscular anterior, istmo)
18 Próstata (parte central, zona de transição)
19 Próstata (parte central, zona central)
20 Próstata (lobo médio com colículo seminal)
21 Ducto ejaculatório
22 Próstata (zona periférica)
23 Músculo obturador interno
24 Músculo glúteo máximo
25 Ligamento anococcígeo

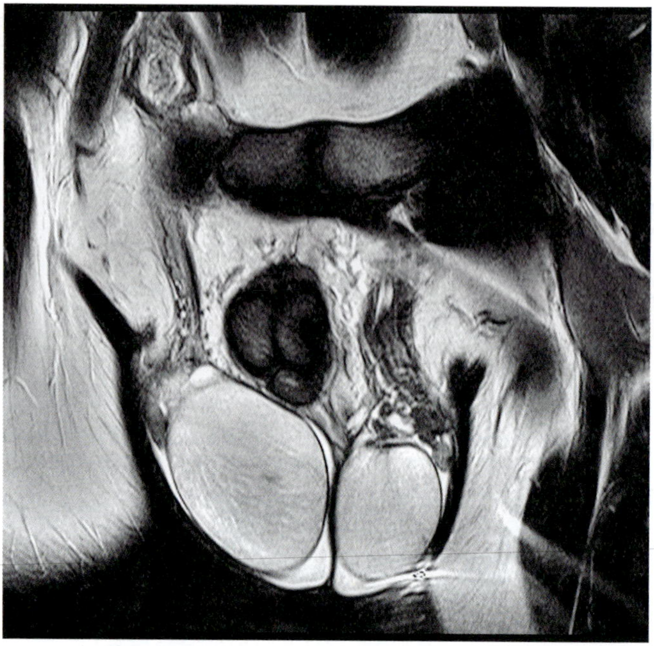

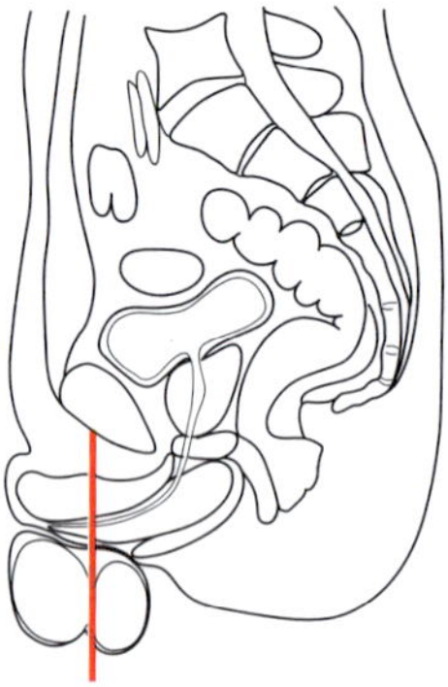

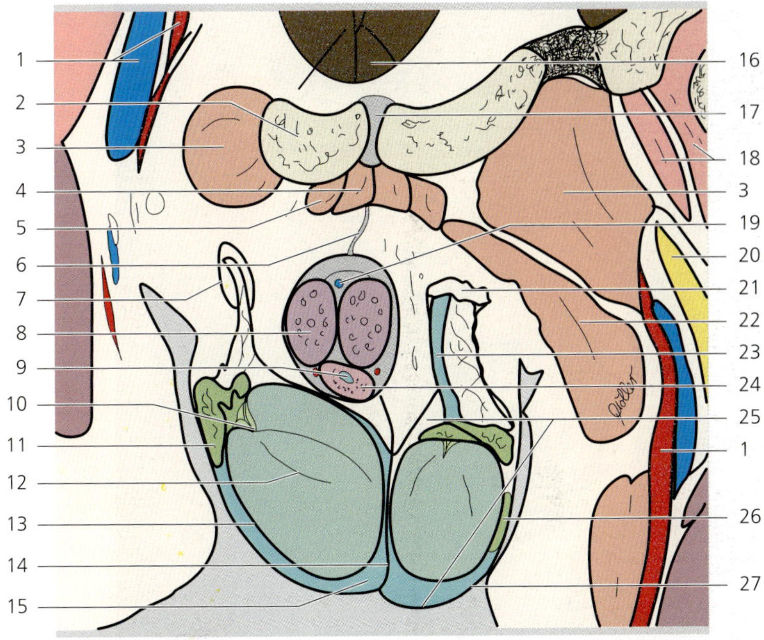

1 Artéria e veia femorais
2 Púbis
3 Músculo pectíneo
4 Músculo adutor longo
5 Músculo adutor curto
6 Ligamento suspensor do pênis
7 Anel inguinal superficial
8 Corpo cavernoso
9 Uretra
10 Mediastino do testículo
11 Epidídimo (cabeça)
12 Septos do testículo
13 Túnica albugínea
14 Septo do escroto
15 Cavidade escrotal
16 Músculo piramidal
17 Sínfise púbica
18 Músculo iliopsoas
19 Veia dorsal profunda do pênis
20 Nervo femoral
21 Fáscia espermática e músculo cremaster
22 Músculo obturador externo
23 Ducto deferente
24 Corpo esponjoso
25 Cavidade escrotal esquerda
26 Epidídimo (corpo)
27 Parede do escroto (com fáscia dartos, fáscia espermática e músculo cremaster)

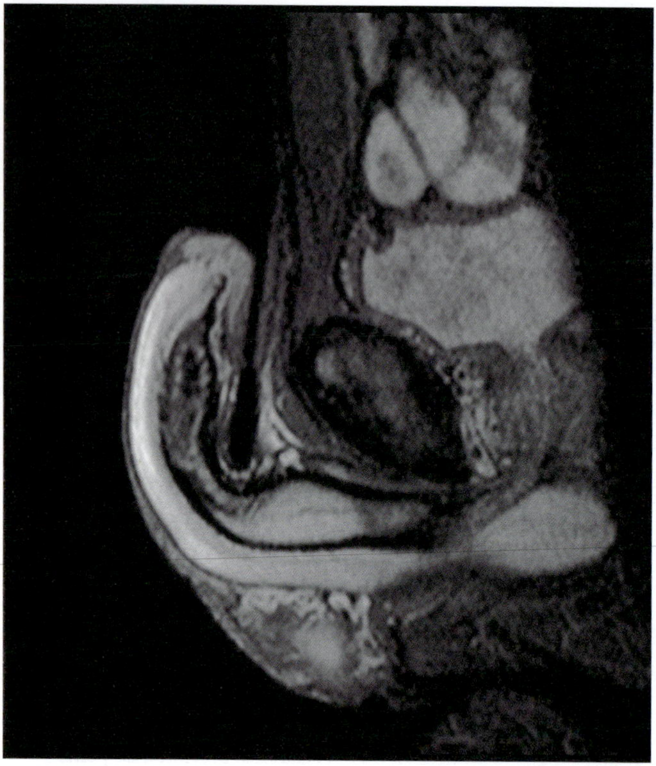

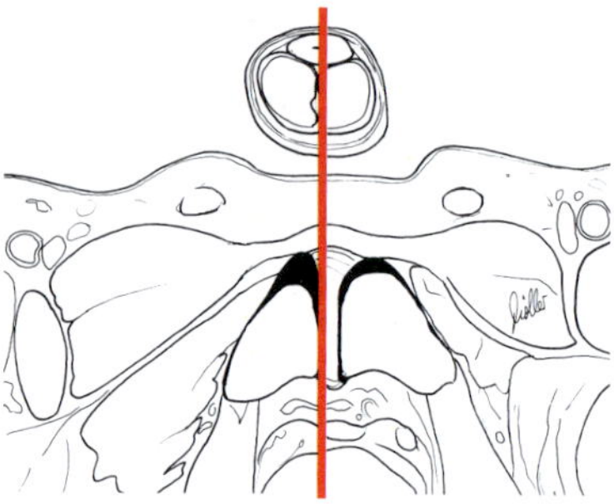

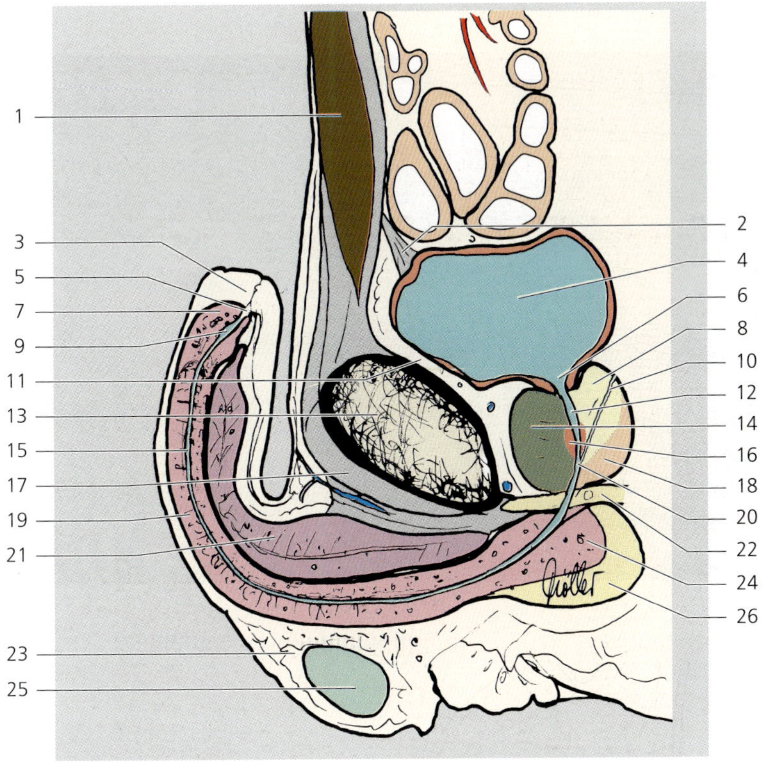

1 Músculo reto do abdome
2 Ligamento umbilical mediano
3 Prepúcio
4 Bexiga urinária
5 Óstio externo da uretra
6 Bexiga (colo)
7 Glande do pênis
8 Próstata (zona central)
9 Uretra (fossa navicular)
10 Ducto ejaculatório
11 Espaço retropúbico
12 Uretra (parte prostática)
13 Sínfise púbica
14 Próstata (estroma fibromuscular anterior)
15 Uretra (parte esponjosa)
16 Próstata (zona de transição)
17 Ligamento suspensor do pênis
18 Próstata (zona periférica)
19 Corpo esponjoso
20 Colículo seminal
21 Corpo cavernoso
22 Músculo transverso profundo do períneo
23 Escroto
24 Bulbo do pênis (corpo esponjoso)
25 Testículo
26 Músculo bulboesponjoso

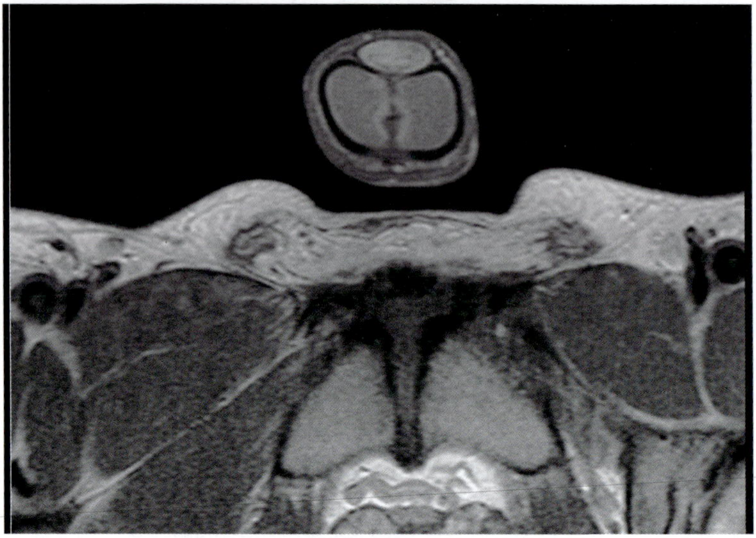

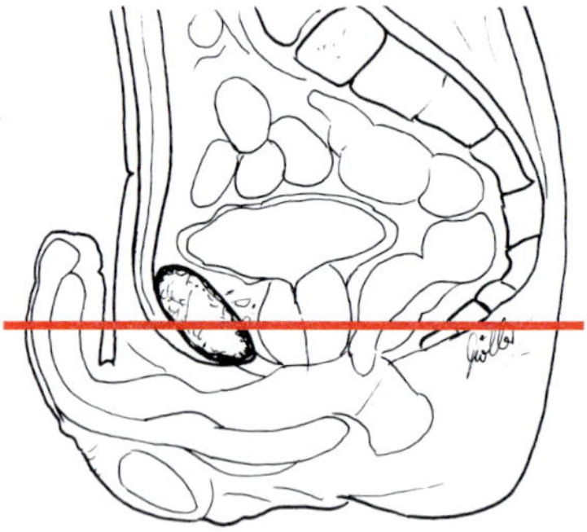

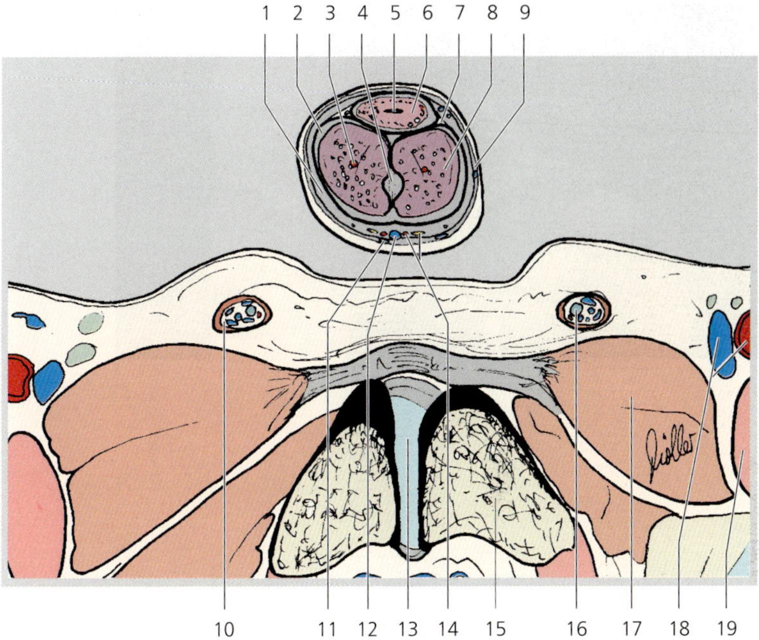

1 Fáscia profunda do pênis (fáscia de Buck)
2 Túnica albugínea dos corpos cavernosos
3 Artéria profunda do pênis
4 Septo do pênis
5 Uretra (parte esponjosa)
6 Corpo esponjoso
7 Túnica albugínea do corpo esponjoso
8 Corpo cavernoso
9 Tecido subcutâneo do pênis (fáscia superficial do pênis, túnica dartos)
10 Funículo (cordão) espermático
11 Veia dorsal superficial do pênis
12 Veia dorsal profunda do pênis
13 Sínfise púbica
14 Artéria e veia dorsais do pênis
15 Púbis
16 Ducto deferente
17 Músculo pectíneo
18 Artéria e veia femorais
19 Músculo iliopsoas

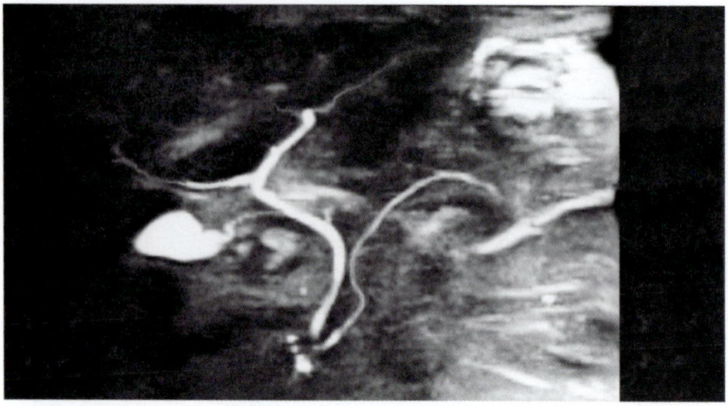

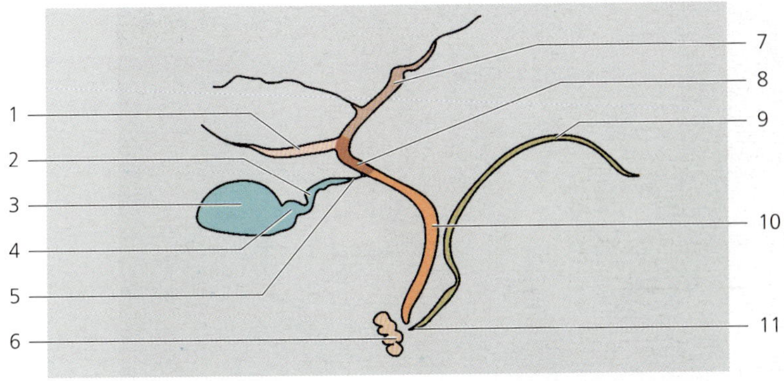

1 Ducto hepático direito
2 Ducto cístico (prega espiral)
3 Corpo da vesícula biliar
4 Colo da vesícula biliar
5 Ducto cístico (partes flácida e reta)
6 Duodeno
7 Ducto hepático esquerdo
8 Ducto hepático comum
9 Ducto pancreático
10 Ducto colédoco
11 Papila duodenal

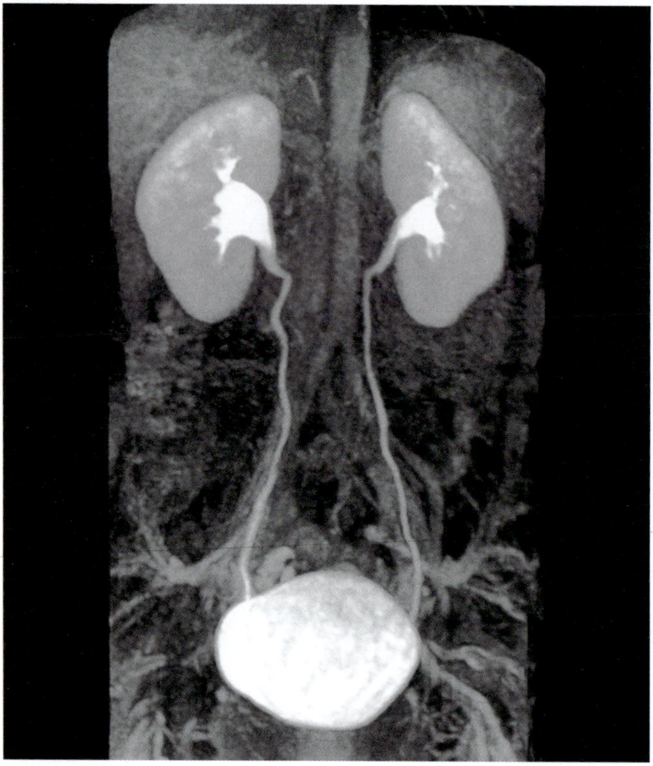

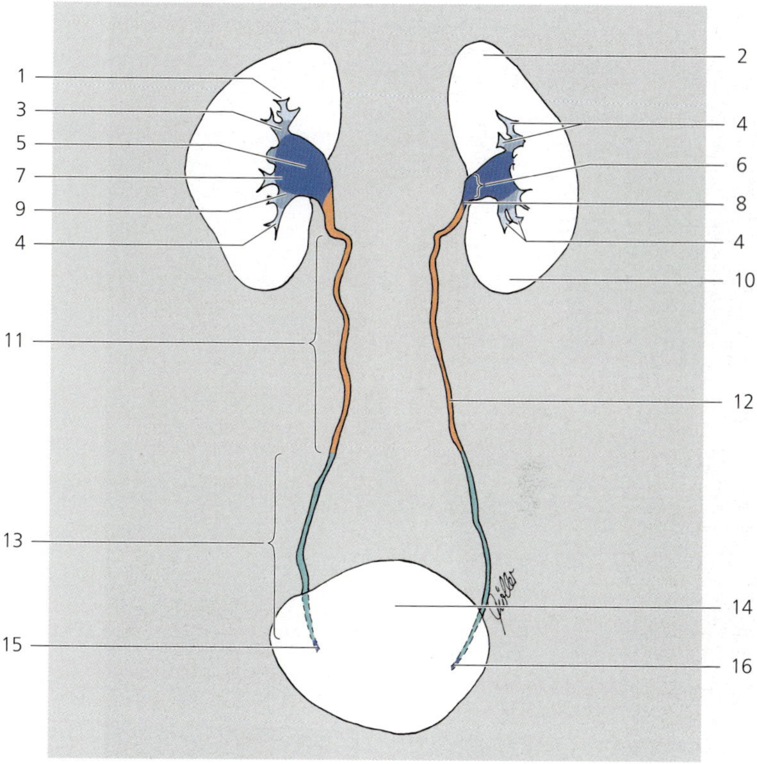

1 Papila renal
2 Polo superior do rim
3 Cálice maior, cálice superior (grupo superior de cálices)
4 Cálices menores
5 Pelve renal
6 Hilo renal
7 Cálice maior, cálice médio (grupo médio de cálices)
8 Junção ureteropélvica
9 Cálice maior, cálice inferior (grupo inferior de cálices)
10 Polo inferior do rim
11 Ureter (parte abdominal)
12 Ureter
13 Ureter (parte pélvica)
14 Bexiga urinária
15 Ureter (parte intramural)
16 Ureter (óstio)

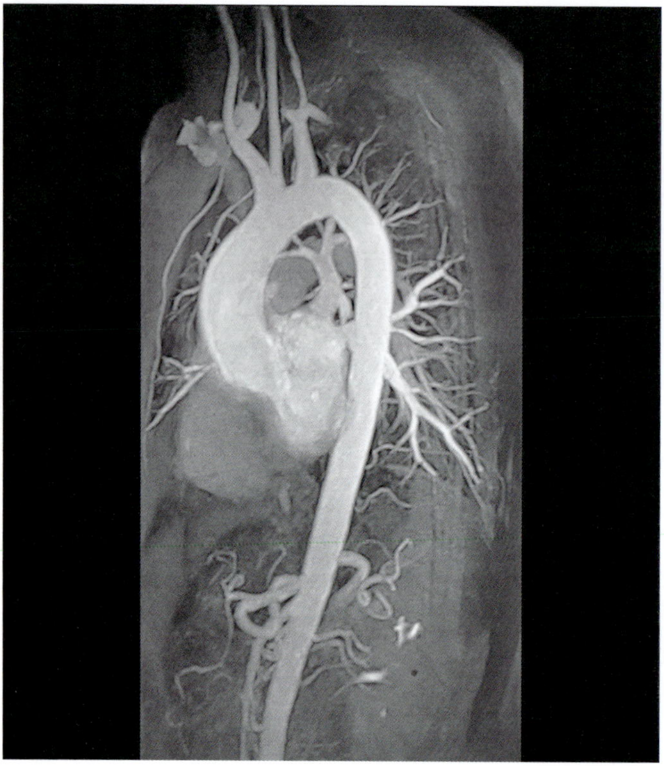

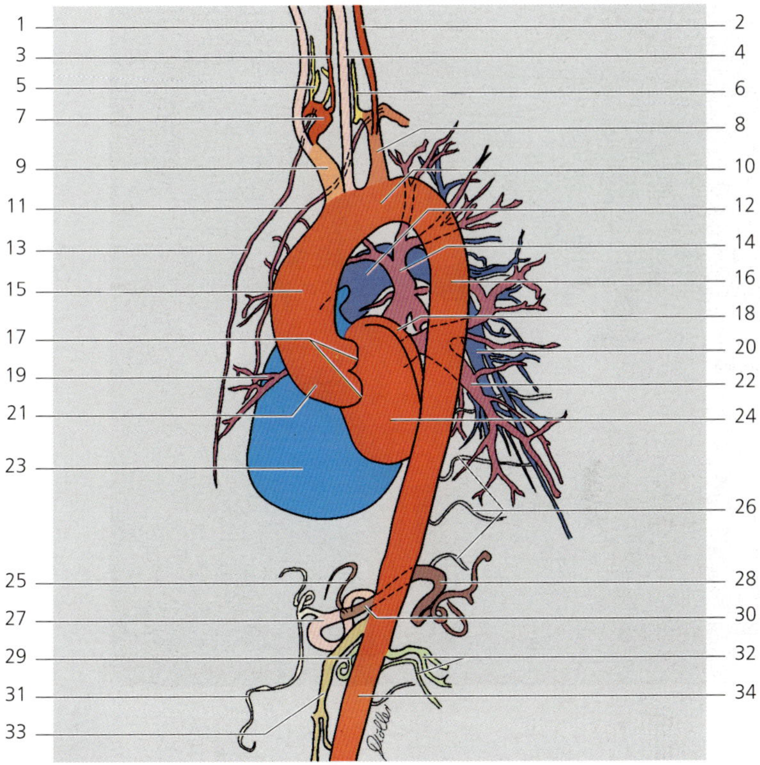

1 Artéria carótida comum direita
2 Artéria vertebral esquerda
3 Artéria vertebral direita
4 Artéria carótida comum esquerda
5 Artéria cervical profunda direita
6 Artéria tireóidea inferior
7 Artéria subclávia direita
8 Artéria subclávia esquerda
9 Tronco braquiocefálico
10 Arco aórtico
11 Artéria torácica interna esquerda
12 Tronco pulmonar
13 Artéria torácica interna direita
14 Veia pulmonar superior esquerda
15 Aorta ascendente
16 Aorta descendente
17 Valva aórtica
18 Átrio esquerdo
19 Veia pulmonar inferior direita
20 Artéria pulmonar esquerda (artérias do lobo inferior)
21 Bulbo aórtico
22 Veia pulmonar inferior esquerda
23 Ventrículo direito
24 Ventrículo esquerdo
25 Artéria gástrica esquerda
26 Artérias lombares
27 Artéria hepática comum
28 Artéria esplênica
29 Artéria renal direita
30 Tronco celíaco
31 Artéria gastroduodenal
32 Artéria renal esquerda (variação: artéria renal dupla)
33 Artéria mesentérica superior
34 Aorta abdominal

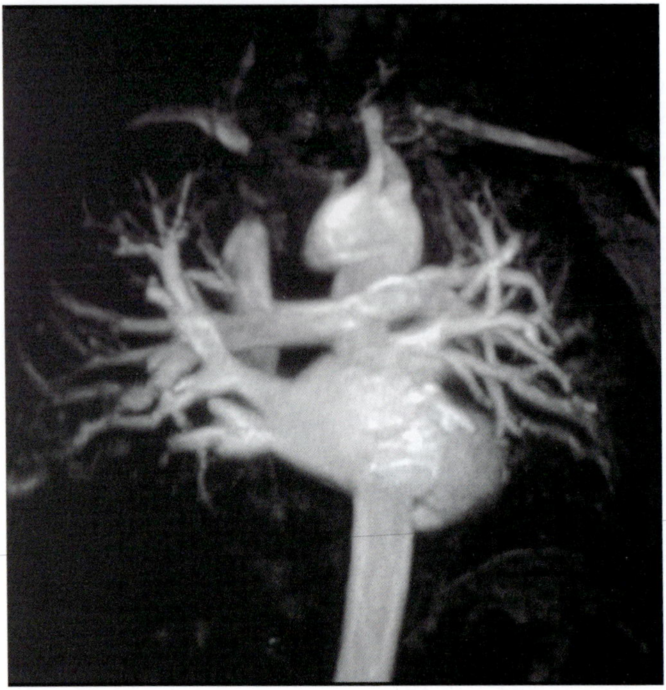

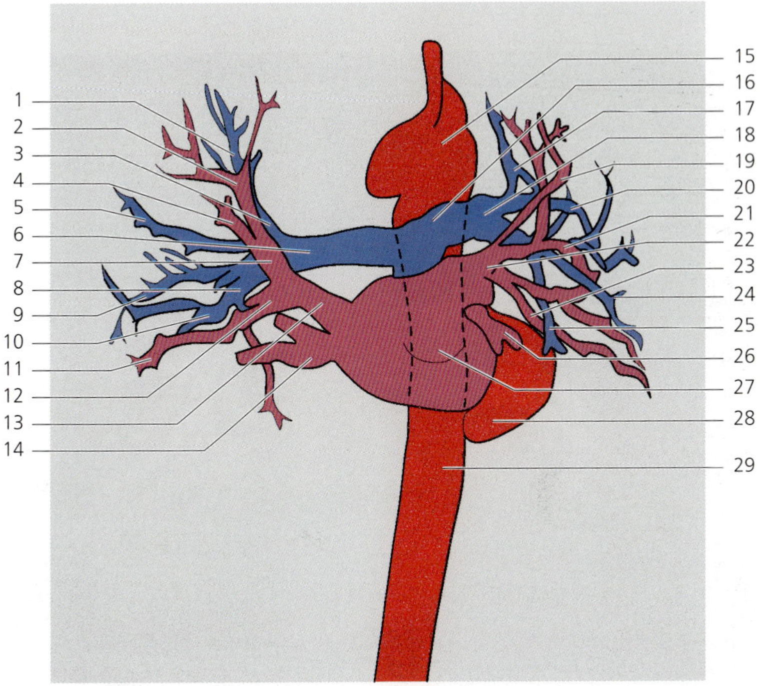

1 Ramo apical para o lobo superior da artéria pulmonar direita
2 Ramo apical da veia pulmonar direita superior
3 Ramo ascendente da artéria pulmonar direita
4 Ramo posterior da veia pulmonar direita superior
5 Ramo posterior para o lobo superior da artéria pulmonar direita
6 Artéria pulmonar direita
7 Ramo anterior da veia pulmonar superior direita
8 Parte basal da artéria pulmonar direita
9 Ramo superior para o lobo inferior da artéria pulmonar direita
10 Ramo basal anterior da artéria pulmonar direita
11 Ramo do lobo médio da veia pulmonar direita
12 Parte medial do ramo do lobo médio da veia pulmonar direita
13 Veia pulmonar direita superior
14 Veia pulmonar direita inferior
15 Arco da aorta
16 Tronco pulmonar
17 Ramos para o lobo superior da artéria pulmonar esquerda
18 Artéria pulmonar esquerda
19 Ramo apicoposterior da veia pulmonar superior esquerda
20 Ramo lingular da artéria pulmonar esquerda
21 Ramo anterior da veia pulmonar superior esquerda
22 Veia pulmonar superior esquerda
23 Ramo lingular da veia pulmonar superior esquerda
24 Ramo basal lateral da artéria pulmonar esquerda
25 Ramo basal posterior da artéria pulmonar esquerda
26 Veia pulmonar inferior esquerda
27 Átrio esquerdo
28 Ventrículo esquerdo
29 Aorta descendente

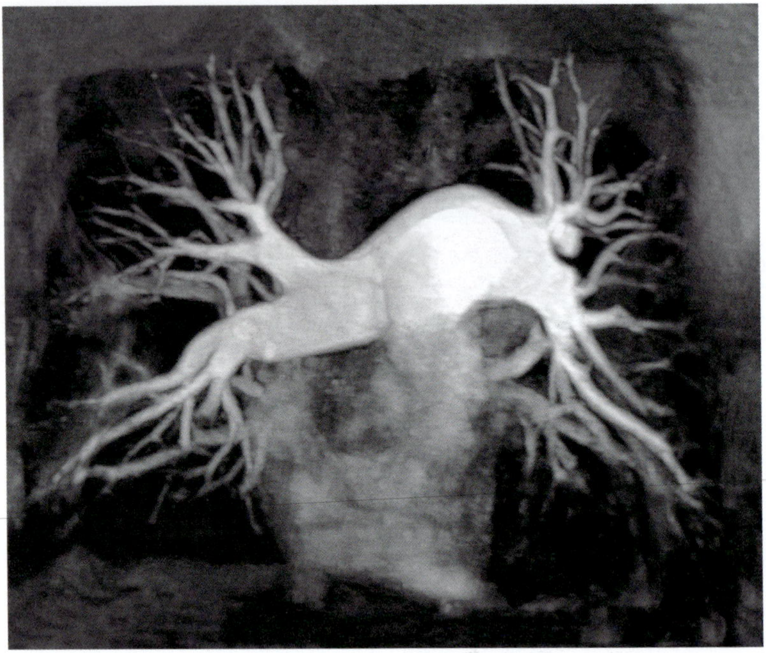

Pulmão Direito

1 Artéria e veia segmentares mediais (da artéria lobar média)
2 Artéria segmentar basal lateral (da artéria lobar inferior), IX
3 Artéria segmentar medial (da artéria lobar média), IV
4 Artéria segmentar superior (da artéria lobar inferior), VI ▶

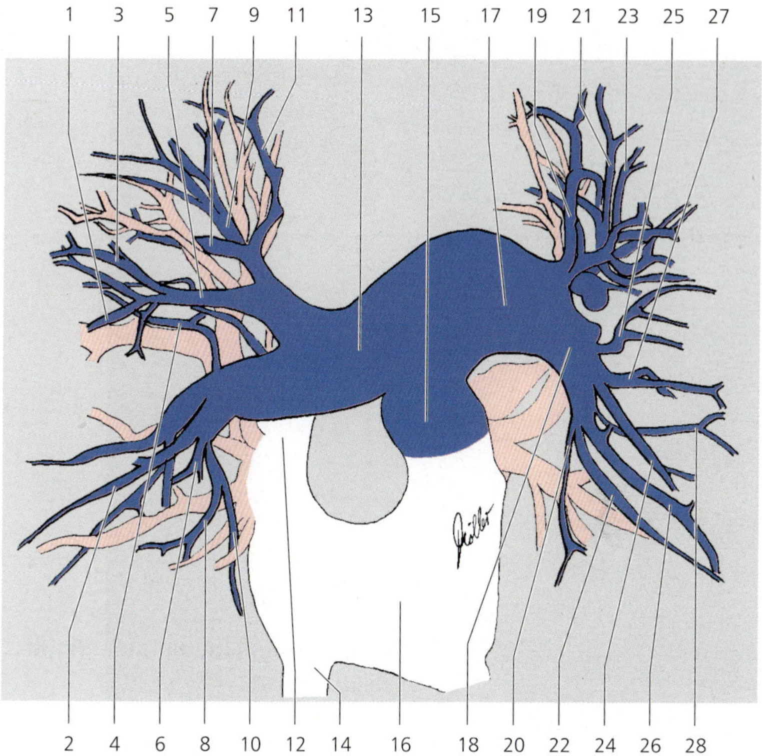

5 Artéria lobar média
6 Artéria segmentar basal anterior (da artéria lobar inferior), VIII
7 Artéria segmentar anterior (da artéria lobar superior), III
8 Artéria segmentar basal posterior (da artéria lobar inferior), X
9 Artéria segmentar posterior (da artéria lobar superior), II
10 Artéria segmentar basal medial (da artéria lobar superior), VII
11 Artéria segmentar apical (da artéria lobar superior), I
12 Veia cava superior
13 Artéria pulmonar direita
14 Veia cava inferior
15 Tronco pulmonar
16 Ventrículo direito
17 Artéria pulmonar esquerda

Pulmão Esquerdo

18 Artéria lobar média
19 Artéria segmentar basal anterior (da artéria lobar superior), I
20 Artéria segmentar basal medial (da artéria lobar inferior), VII
21 Artéria segmentar posterior (da artéria lobar superior), II
22 Artéria segmentar basal posterior (da artéria lobar inferior), X
23 Artéria segmentar anterior (da artéria lobar superior), III
24 Artéria segmentar basal anterior (da artéria lobar inferior, VIII
25 Artéria segmentar superior (da artéria lobar inferior), VI
26 Artéria segmentar basal lateral (da artéria lobar inferior), IX
27 Artéria lingular superior, IV
28 Artéria lingular inferior, V

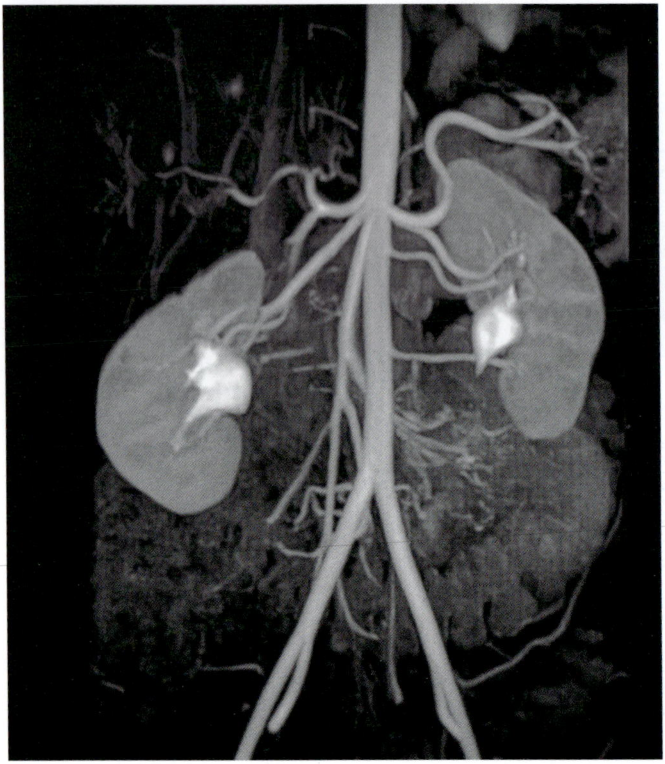

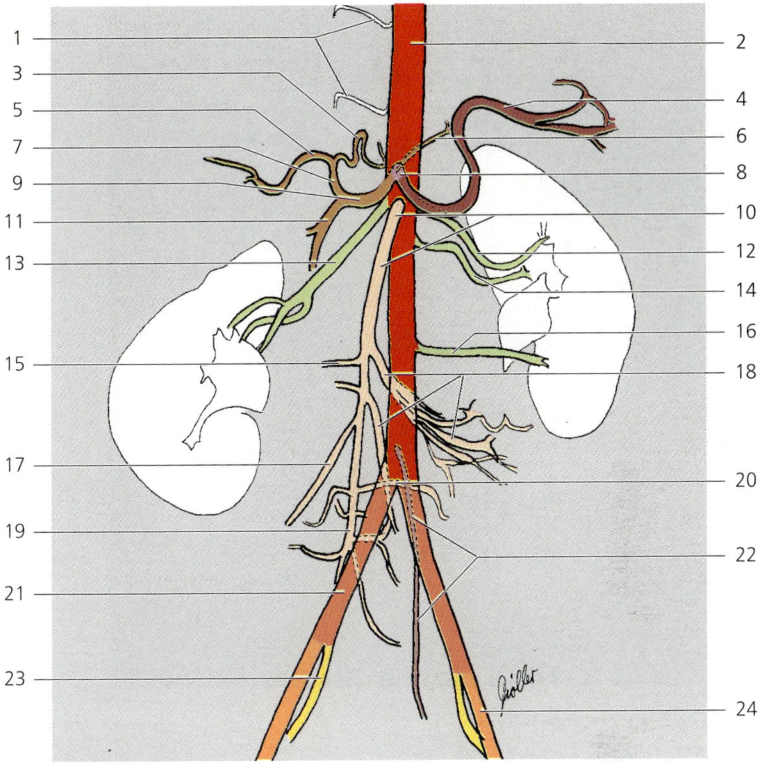

1 Artérias lombares
2 Aorta abdominal
3 Artéria hepática propriamente dita (ramo esquerdo)
4 Artéria esplênica
5 Artéria hepática propriamente dita (ramo direito)
6 Artéria gástrica esquerda
7 Artéria hepática propriamente dita
8 Tronco celíaco
9 Artéria hepática comum
10 Artéria mesentérica superior
11 Artéria gastroduodenal
12 Artéria renal esquerda (ramo posterior)
13 Artéria renal direita
14 Artéria renal esquerda (ramo anterior)
15 Artéria pancreaticoduodenal posteroinferior
16 Artéria segmentar inferior (da artéria renal esquerda)
17 Artéria cólica direita
18 Artérias jejunais e ileais
19 Artéria ileocólica
20 Bifurcação aórtica
21 Artéria ilíaca comum (direita)
22 Artéria mesentérica inferior
23 Artéria ilíaca interna
24 Artéria ilíaca externa

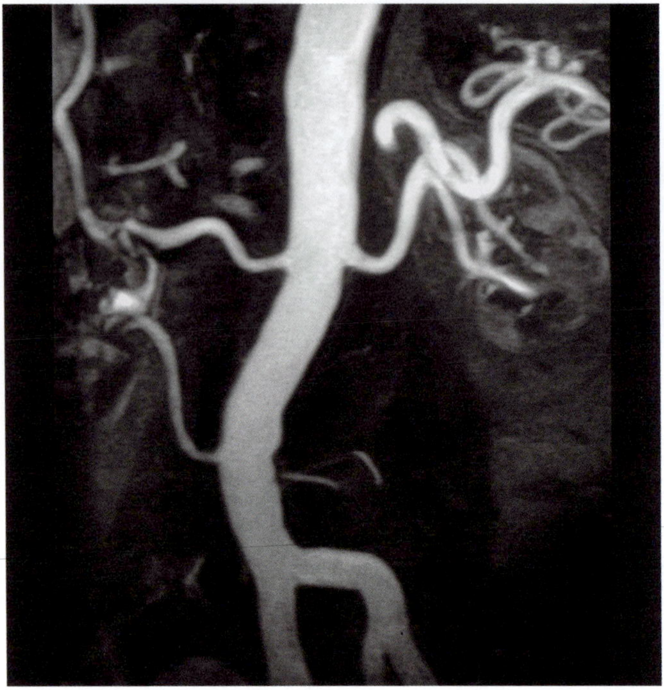

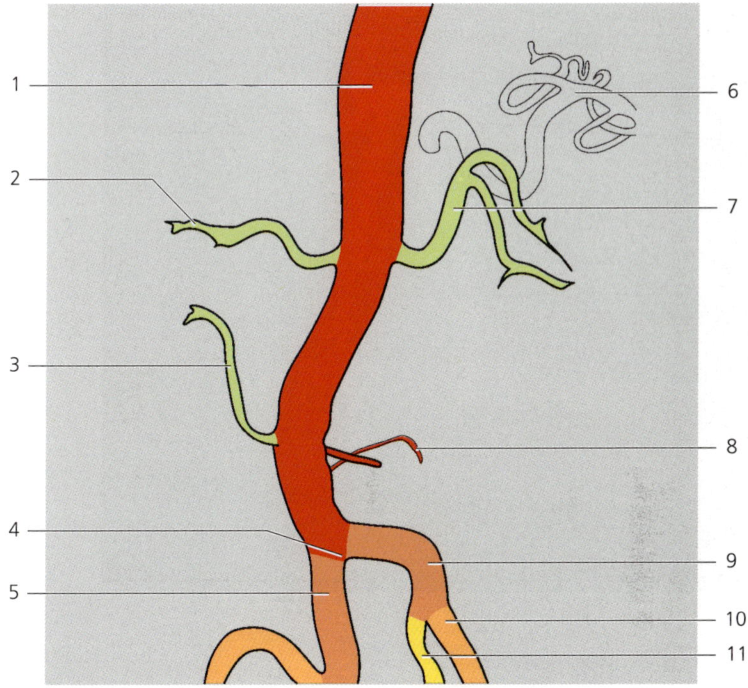

1 Aorta abdominal
2 Artéria renal direita
3 Ramo capsular inferior da artéria renal
4 Bifurcação aórtica
5 Artéria ilíaca comum direita
6 Artéria esplênica
7 Artéria renal esquerda
8 Artérias lombares
9 Artéria ilíaca comum esquerda
10 Artéria ilíaca externa
11 Artéria ilíaca interna

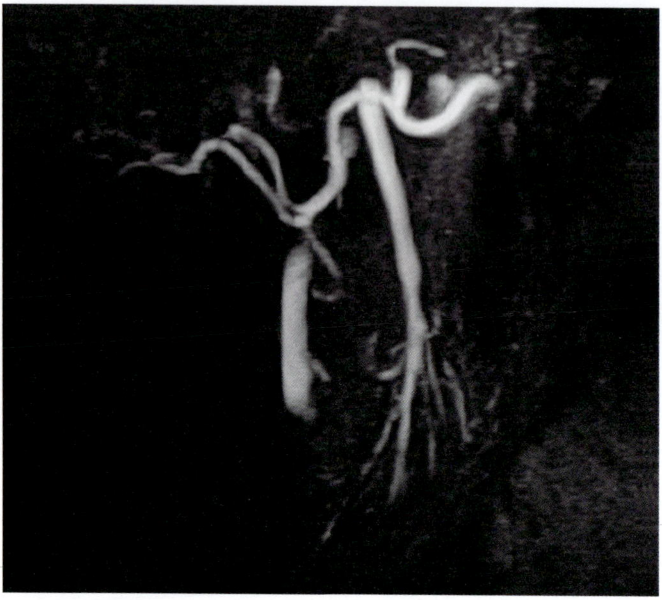

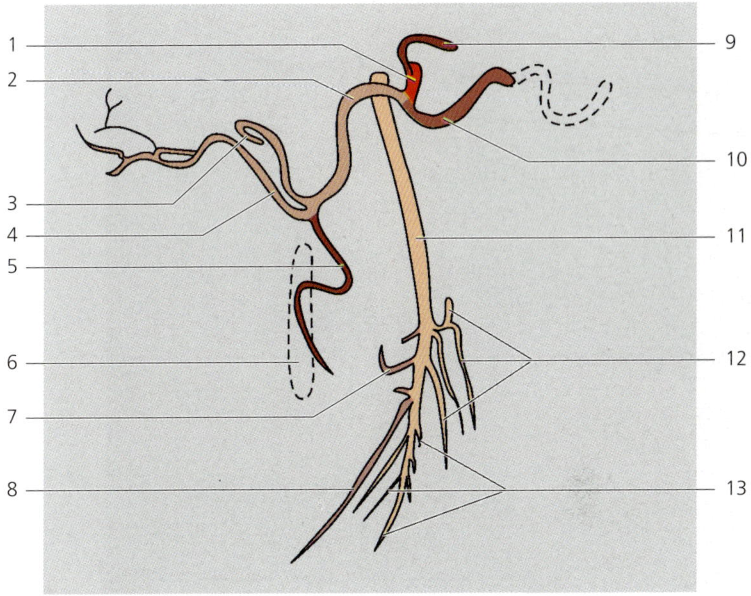

1 Tronco celíaco	8 Artéria ileocólica
2 Artéria hepática comum	9 Artéria gástrica esquerda
3 Artéria hepática esquerda	10 Artéria esplênica
4 Artéria hepática direita	11 Artéria mesentérica superior
5 Artéria gastroduodenal	12 Artérias jejunais
6 Aorta abdominal	13 Artérias ileais
7 Artéria cólica direita	

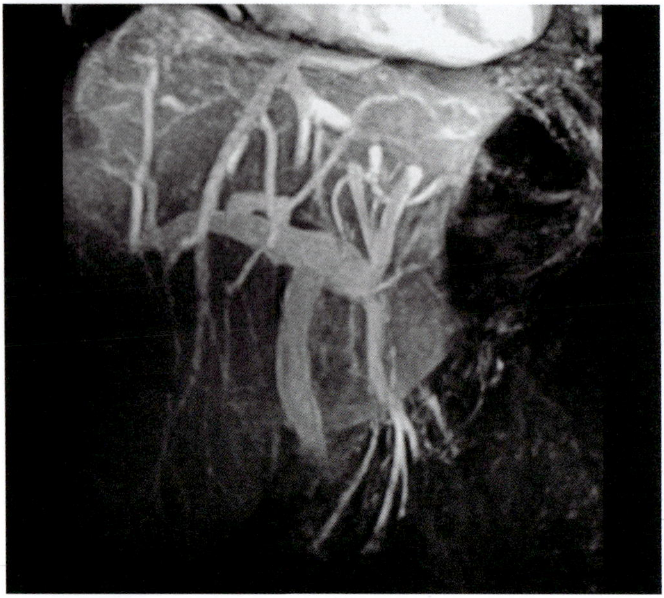

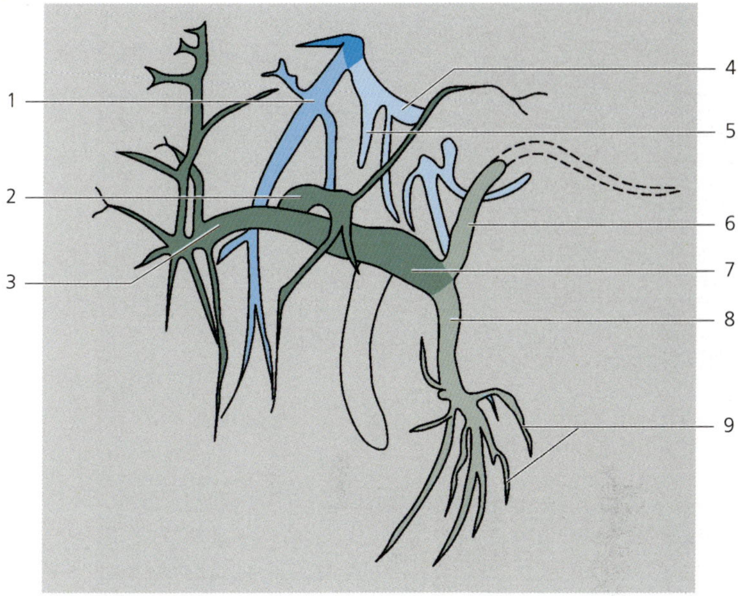

1 Veia hepática direita
2 Ramo esquerdo da veia porta
3 Ramo direito da veia porta
4 Veia hepática esquerda
5 Veia hepática intermediária
6 Veia esplênica
7 Veia porta
8 Veia mesentérica superior
9 Veias jejunais e ileais

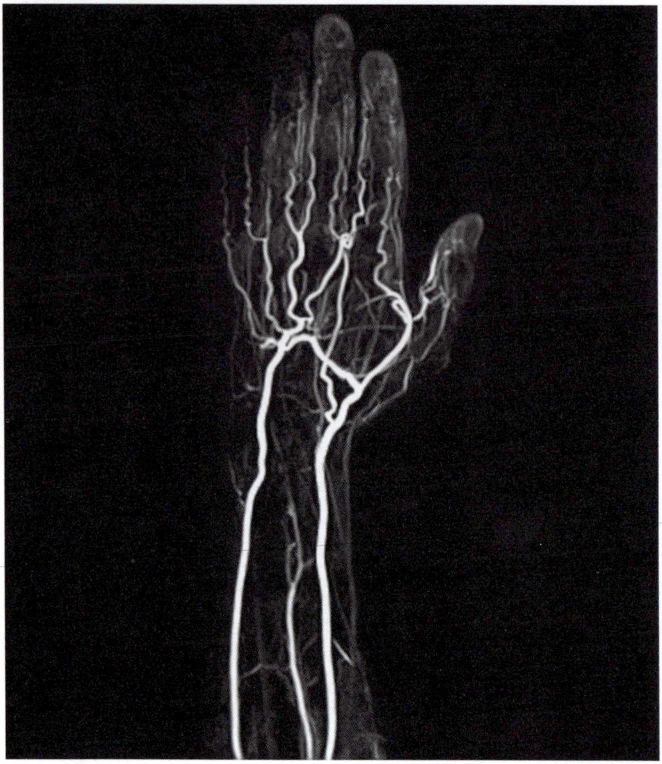

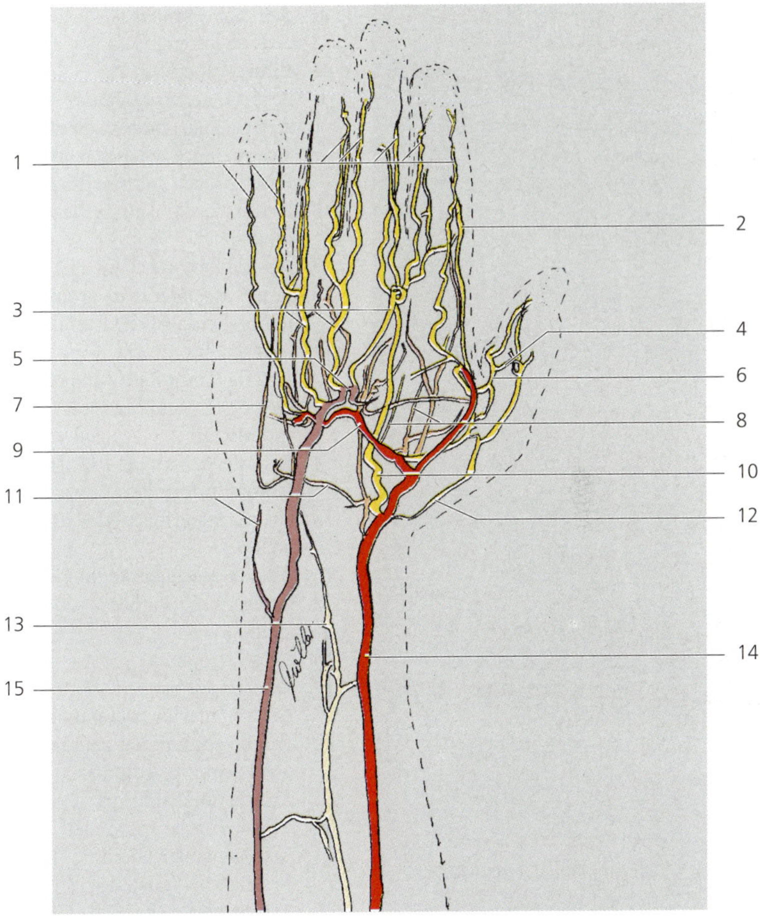

1 Artérias digitais palmares propriamente ditas
2 Artéria radial do indicador
3 Artérias digitais palmares comuns
4 Arco digital
5 Arco palmar superficial
6 Artéria digital palmar propriamente dita do polegar
7 Ramo palmar profundo
8 Artérias metacarpais dorsais
9 Arco palmar profundo
10 Ramo palmar superficial da artéria radial
11 Ramo carpal dorsal
12 Artéria principal do polegar
13 Artéria interóssea anterior
14 Artéria ulnar
15 Artéria radial

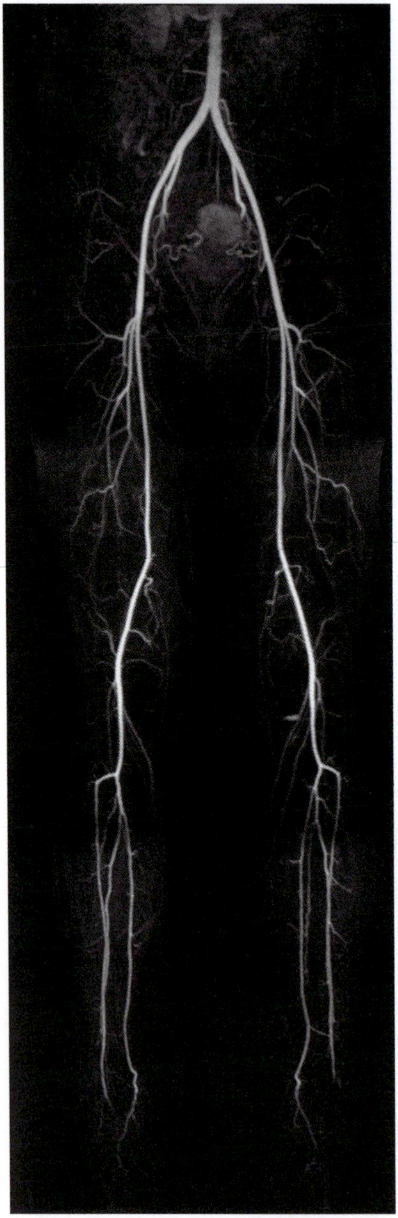

1 Aorta abdominal
2 Artéria lombar (IV)
3 Bifurcação aórtica
4 Artéria sacral mediana
5 Artéria ilíaca interna direita
6 Artéria ilíaca externa esquerda
7 Artéria ilíaca comum direita
8 Artéria femoral circunflexa medial
9 Artéria femoral
10 Ramo ascendente da artéria femoral circunflexa lateral
11 Artéria obturatória
12 Artéria femoral profunda
13 Artéria femoral (femoral superficial)
14 Artérias perfurantes da artéria femoral profunda
15 Artéria superior medial do joelho
16 Artéria descendente do joelho
17 Artéria superior lateral do joelho
18 Artéria poplítea
19 Artérias surais
20 Artéria inferior lateral do joelho
21 Tronco comum das artérias tibial posterior e fibular
22 Artéria tibial anterior
23 Artéria fibular (peroneal)
24 Artéria plantar lateral
25 Artéria tibial posterior
26 Artéria plantar medial
27 Artéria dorsal do pé

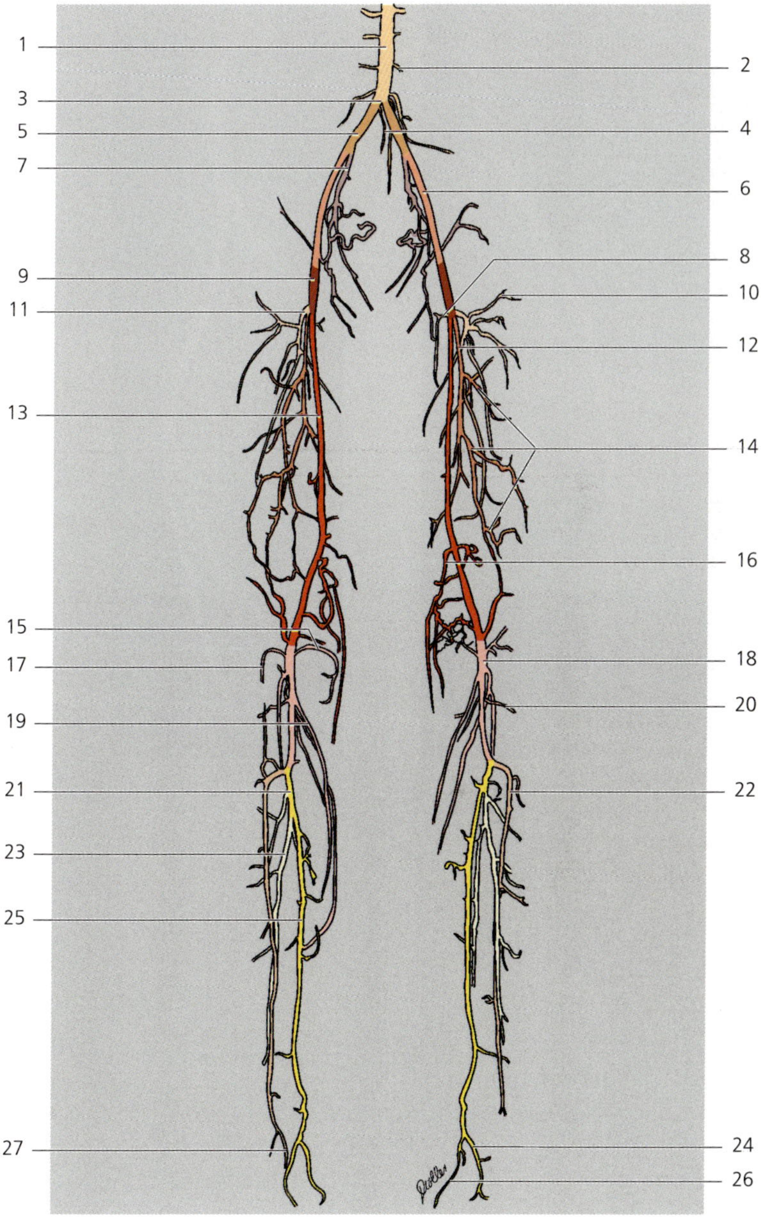
1
2
3
4
5
6
7
8
9
10
11
12
13
14
15
16
17
18
19
20
21
22
23
24
25
26
27

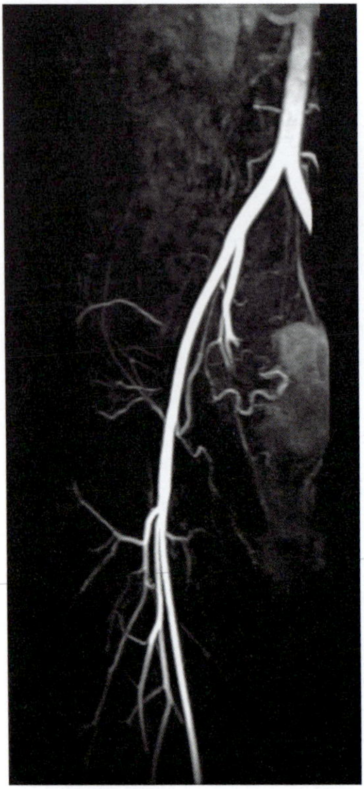
AP (oblíqua 10°)

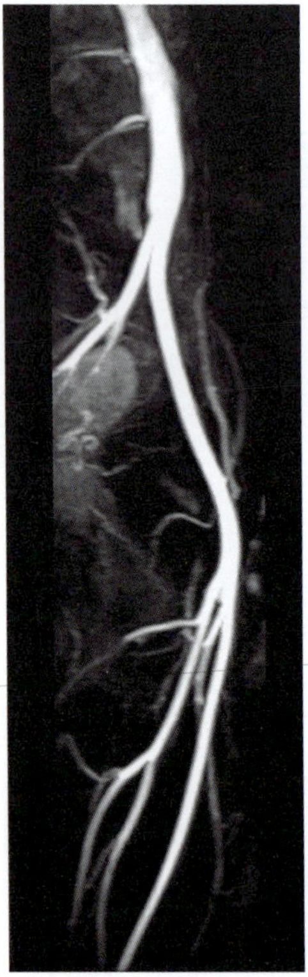
Lateral

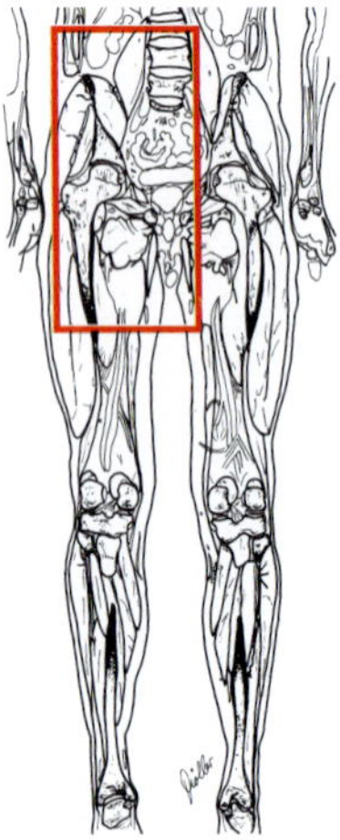

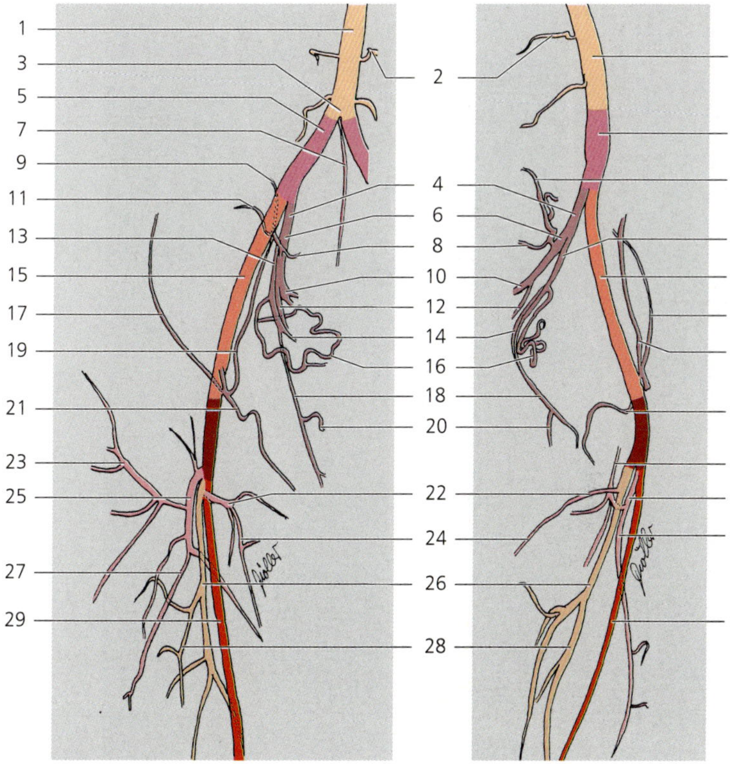

1 Aorta abdominal
2 Artéria lombar
3 Bifurcação aórtica
4 Artéria ilíaca interna
5 Artéria ilíaca comum (direita)
6 Artéria ilíaca interna (parte posterior)
7 Artéria sacral mediana
8 Artéria sacral lateral
9 Artéria iliolombar
10 Artéria glútea superior
11 Artéria ilíaca circunflexa profunda
12 Artéria glútea inferior
13 Artéria ilíaca interna (parte anterior)
14 Artéria pudenda interna
15 Artéria ilíaca externa (direita)
16 Artéria uterina
17 Artéria ilíaca circunflexa profunda
18 Artéria obturatória
19 Artéria epigástrica inferior
20 Artérias vesicais superiores
21 Ramo obturatório da artéria epigástrica inferior
22 Artéria femoral circunflexa medial
23 Ramo ascendente da artéria femoral circunflexa lateral
24 Ramo profundo da artéria femoral circunflexa medial
25 Artéria femoral circunflexa lateral
26 Artéria femoral profunda
27 Artéria femoral circunflexa lateral (ramo descendente)
28 Ramos perfurantes da artéria femoral profunda
29 Artéria femoral (superficial)

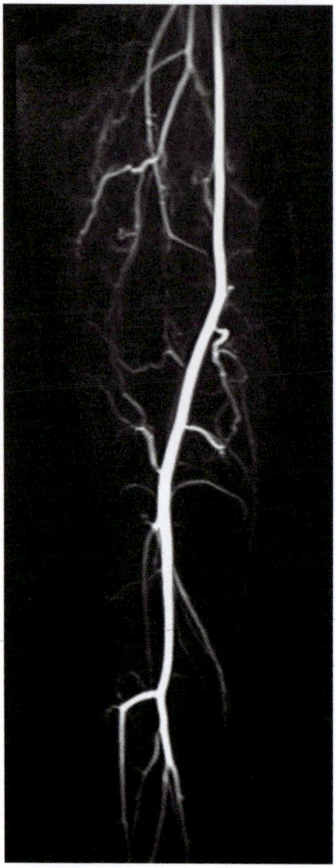

AP (oblíqua 10°)

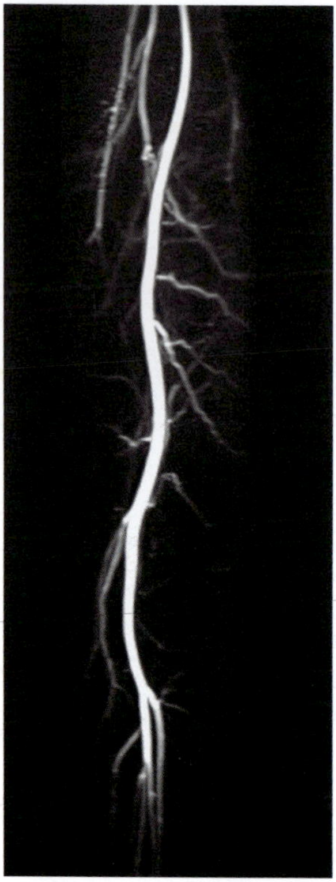

Lateral

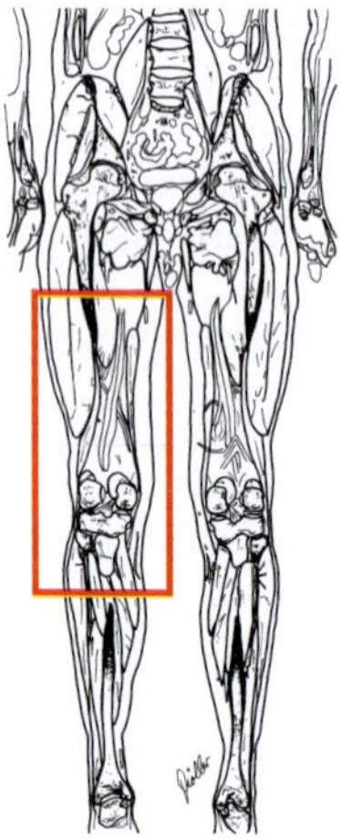

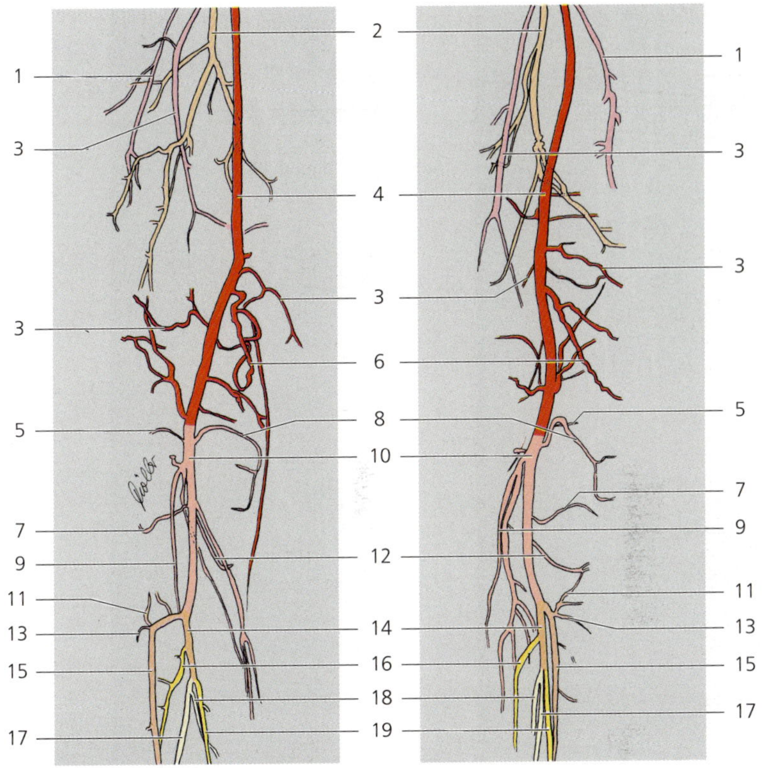

1 Artéria femoral circunflexa lateral (ramo descendente)
2 Artéria femoral profunda
3 Artérias perfurantes
4 Artéria femoral (superficial)
5 Artéria lateral superior do joelho
6 Artéria descendente do joelho
7 Artéria lateral inferior do joelho
8 Artéria medial superior do joelho
9 Artérias surais
10 Artéria poplítea
11 Artéria recorrente tibial posterior
12 Artéria medial inferior do joelho
13 Artéria recorrente tibial anterior
14 Tronco tibial posterior (tronco comum das artérias tibial posterior e fibular [peroneal])
15 Artéria tibial anterior
16 Artéria fibular (peroneal) circunflexa
17 Artéria fibular (peroneal)
18 Ramo muscular da artéria fibular (peroneal)
19 Artéria tibial posterior

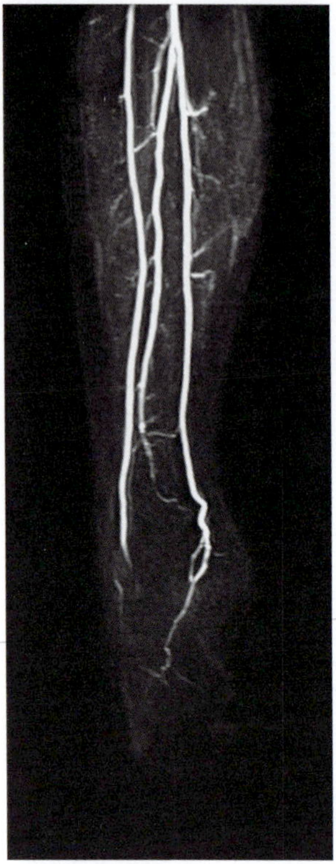

AP (oblíqua 10°)

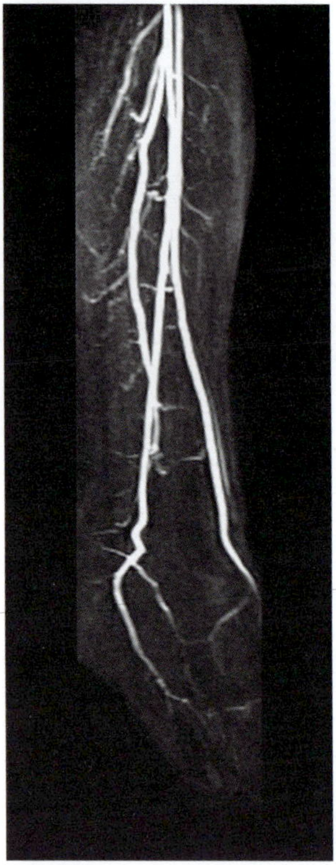

Lateral

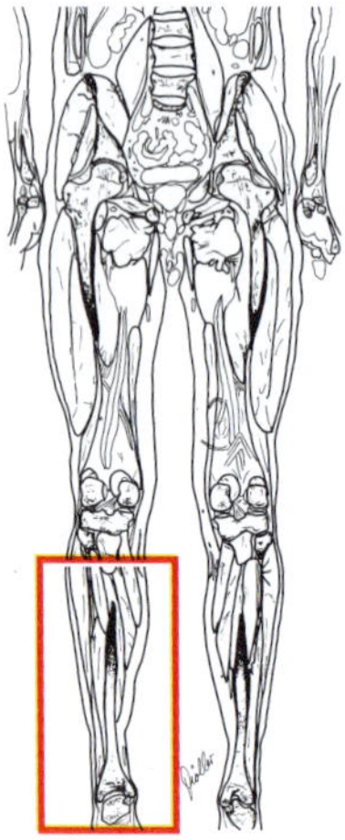

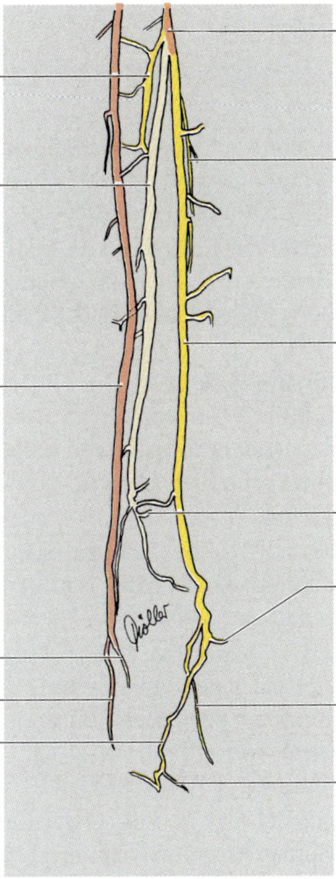

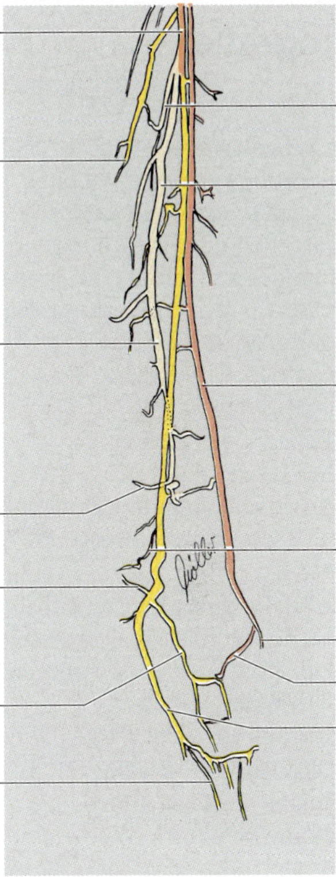

1 Artéria fibular (peroneal) circunflexa
2 Tronco tibial posterior (tronco comum da artéria tibial posterior e artéria fibular [peroneal])
3 Artéria fibular (peroneal)
4 Ramo muscular da artéria tibial posterior
5 Artéria tibial anterior
6 Artéria tibial posterior
7 Ramo maleolar medial da artéria tibial posterior
8 Ramo muscular da artéria fibular (peroneal)
9 Artéria dorsal do pé
10 Ramos calcâneos da artéria tibial posterior
11 Artéria tarsal lateral
12 Artéria plantar medial
13 Artéria plantar lateral
14 Artérias metatarsais plantares

Bibliografia

Austen WG, Edwards J, Frye RL *et al.* A reporting system on patients evaluated for coronary artery disease. Report of the Ad Hoc Committee for Grading of Coronary Disease, Council on Cardiovascular Surgery, American Heart Association. Circulation 1975;51(Suppl 4):5-40

Beyer-Enke SA, Tiedemann K, Görich J *et al.* Dünnschichtcomputertomographie der Schädelbasis. Radiologe 1987; 27:438-8

Bhosale PR, Patnana M, Viswanathan C *et al.* The inguinal canal: anatomy and imaging features of common and uncommon masses. Radiographics 2008;28:819-35

Cahill DR, Orland MJ, Reading CC. Atlas of Human Cross-Sectional Anatomy. New York: Wiley-Liss; 1995

Chacko AK, Katzberg RW, MacKay A. MRI Atlas of Normal Anatomy. New York: McGraw-Hill; 1991

Dauber W. Pocket Atlas of Human Anatomy. Stuttgart: Thieme; 2006

El-Khoury GY, Bergman RA, Montgomery EJ. Sectional Anatomy by MRI/CT. New York: Churchill Livingstone; 1990

Faucheron N, Reimer P. Koronare Herzcomputertomographie. Radiologe 2008;48:681-96

Federle MF, Rosado-de-Christenson ML, Woodward PJ *et al.* Imaging Anatomy: Chest, Abdomen, Pelvis. Salt Lake City: Amirsys; 2006

Fritsch H, Kühnel W. Color Atlas of Human Anatomy. Stuttgart: Thieme; 2007

Goo HW, Park IS, Ko JK *et al.* CT of congenital heart disease: normal anatomy and typical pathologic conditions. Radiographics 2003;23(Suppl 1):147-165

Hagens G von, Romrel LJ, Ross MH, Tiedemann K. The Visible Human Body. Philadelphia: Lea & Febinger; 1991

Hoffmann U, Pena AJ, Cury RC *et al.* Cardiac CT in emergency department patients with acute chest pain. Radiographics 2006;26:963-78

Hombach V, Grebe O, Botnar RM. Kardiovaskuläre MRT. Stuttgart: Schattauer; 2005

Hricak H, Marotti M, Gilbert TJ *et al.* Normal penile anatomy and abnormal penile conditions: evaluation with MR imaging. Radiology 1988;169:683-90

Koritke JG, Sick H. Atlas of Sectional Human Anatomy. Baltimore: Urban & Schwarzenberg; 1988

Leyendecker JR, Barnes CE, Zagoria RJ. MR urography: techniques and clinical applications. Radiographics 2008;28:23-48

Lombardi M, Bartolozzi C. MRI of the heart and vessels. Milan: Springer; 2005

Meschan I. Synopsis of Radiologic Anatomy. Philadelphia: W.B. Saunders: 1978

Miller TB, Reif E. Pocket Atlas of Sectional Anatomy, Vol. I. Head, Neck. Stuttgart: Thieme; 2006

Miller TB, Reif E. Pocket Atlas of Sectional Anatomy, Vol. III. Spine, Extremities, Joints. Stuttgart: Thieme; 2006

Miller TB, Reif E. Atlas of Sectional Anatomy: The Musculoskeletal System. Stuttgart: Thieme; 2009

Moeller TB, Reif E. Pocket Atlas of Radiographic Anatomy. Stuttgart: Thieme; 2010

Nagel E, van Rossum AC, Fleck E, eds. Kardiovaskuläre MRT. Darmstadt: Steinkopf; 2002

Netter FH. Atlas of Human Anatomy, 4th ed. Philadelphia: Saunders; 2006

Ohashi I, Ina H, Okada Y *et al.* Segmental anatomy of the liver under the right diaphragmatic dome: evaluation with axial CT. Radiology 1996;200:779-83

Pannu HK, Flohr TG, Corl FM, Fishman EK. Current concepts in multi-detector row CT evaluation of the coronary arteries: principles, techniques, and anatomy. Radiographics 2003;23:S 111-25

Pretorius WS, Siegelmann ES, Ramchandani P *et al.* MR imaging of the penis. Radiographics 2001;21:283-99

Rauber A, Kopsch F. In: Leonhardt H, Tillmann B, Töndury G, Zilles H, eds. Anatomie des Menschen. Lehrbuch and Atlas. Bd. 1. Stuttgart: Thieme; 2003

Reiser MF, Takahashi M, Modic M, Becker CR, eds. Multislice CT. Berlin: Springer; 2004

Richter E, Feyerabend T. Normal lymph node topography. Berlin: Springer; 1991

Rummeny EJ. MR imaging of the body. Stuttgart: Thieme; 2008

Schünke M, Schulte E, Schumacher U, Ross LM, Lamperti E. Thieme Atlas of Anatomy - Neck and Internal Organs. New York: Thieme; 2010

Stark DD, Bradley WG. Magnetic Resonance Imaging. St. Louis: Mosby; 1999

Sugita R, Yamazaki T, Fujita N, Naitoh T, Kobari M, Takahashi S. Cystic artery and cystic duct assessment with 64-detector row CT before laparoscopic cholecystectomy. Radiology 2008;248:124-31

Tiedemann K. Anatomy of the Head and Neck. Weinheim: VCH; 1993

Witzig H. Punkt-Punkt-Komma-Strich. Niedernhausen: Falken; 2000

Yoo E, Kim JH, Kim MJ *et al.* Greater and lesser Omenta: Normal Anatomy and Pathologic Processes. RadioGraphics 2007;27:707-720

Índice Remissivo

N

O

P

Q

X

Z